肩关节复合体：评估、治疗与康复

The Vital Shoulder Complex
An Illustrated Guide to Assessment, Treatment, and Rehabilitation

---

作　者　［英］约翰·吉本斯（John Gibbons）
主　译　朱　毅　张詠霓　李长江
副主译　张　绪　陈　斌　杨雨洁　马全胜

北京科学技术出版社

Copyright © 2019 by John Gibbons.
The Vital Shoulder Complex: An Illustrated Guide to Assessment, Treatment, and Rehabilitation 由北京科学技术出版社进行翻译，并根据北京科学技术出版社与Lotus Publishing和North Atlantic Books的协议约定出版。
绘图：Amanda Williams
摄影：Lan Taylor
封面设计：Wendy Craig

著作权合同登记号　图字：01-2020-6721号

图书在版编目（CIP）数据

肩关节复合体：评估、治疗与康复 / （英）约翰·吉本斯 (John Gibbons) 著；朱毅，张詠霓，李长江主译 . — 北京：北京科学技术出版社，2021.3（2023.1 重印）
书名原文：The Vital Shoulder Complex: An Illustrated Guide to Assessment, Treatment, and Rehabilitation
ISBN 978-7-5714-1223-4

Ⅰ.①肩… Ⅱ.①约… ②朱… ③张… ④李… Ⅲ.①肩关节–关节疾病–诊疗 Ⅳ.①R684

中国版本图书馆CIP数据核字(2020)第228199号

责任编辑：于庆兰
责任校对：贾　荣
图文制作：北京永诚天地艺术设计有限公司
责任印制：吕　越
出 版 人：曾庆宇
出版发行：北京科学技术出版社
社　　址：北京西直门南大街16号
邮政编码：100035
电　　话：0086-10-66135495（总编室）
　　　　　0086-10-66113227（发行部）

网　　址：www.bkydw.cn
印　　刷：北京捷迅佳彩印刷有限公司
开　　本：889mm×1194mm　1/16
字　　数：430千字
印　　张：17.5
版　　次：2021年3月第1版
印　　次：2023年1月第3次印刷
ISBN 978-7-5714-1223-4

定　　价：178.00元

译者名单

主　译　朱　毅　张詠霓　李长江

副主译　张　绪　陈　斌　杨雨洁　马全胜

译　者（按姓氏拼音排序）

藏雅宁　上海体育学院

曹　庆　上海体育学院

曹武婷　四川省妇女儿童医院

陈　斌　同济大学附属养志康复医院

陈炳霖　徐州医科大学

陈灵君　美国伊利诺伊大学厄巴纳 - 香槟分校

郭佳宝　徐州医科大学

纪美芳　昆明医科大学第一附属医院

李聪慧　郑州大学

李长江　新疆医科大学第五附属医院

李孝熠　郑州大学

陆悦美　美国密歇根州立大学

马全胜　首都医科大学附属北京康复医院

平　洋　英国伯明翰大学

杨雨洁　香港城市大学

俞　君　无锡市第九人民医院

张　绪　香港城市大学

张詠霓　上海中医药大学附属岳阳中西医结合医院

周　雪　郑州大学

朱　毅　郑州大学第五附属医院

主　审　廖麟荣　广东医科大学附属东莞第一医院

　　　　陈志明　香港伊利沙伯医院

　　　　张志杰　河南省洛阳正骨医院

序言

本书作者约翰·吉本斯（John Gibbons）是我和朱毅教授的良师益友。我们曾邀请他来中国进行肌肉能量技术培训，在那之前都是通过视频学习他的理论和技术。通过长时间学习后，我们被他精湛的技术深深地折服。他在英国是一名资深的物理治疗师，创立 Bodymaster 物理治疗学院，并且将多年临床经验归纳总结形成了自己的理论体系，经常在全球开展 Bodymaster 理论培训。此外，他还拥有自己的运动康复诊所，为英国参加奥运会的运动员和英国牛津大学划船队提供康复治疗服务。

众所周知，肩关节是人体非常复杂的关节，随着人口老龄化及爱好运动的人逐渐增多，肩关节疾病的发生率也在升高。本书能够引导读者系统学习肩关节解剖、运动功能评估和康复治疗技术。

本书内容丰富，包括肩关节解剖学、生物力学、肩关节常见疾病的临床诊断、肩关节周围软组织处理技术等，非常实用，且易于操作，适合骨科、运动医学科、康复科和中医科等医务工作者学习。

我们研究团队长期从事运动损伤和肌骨康复的治疗及研究工作。在本书的翻译和校稿过程中，我们得到国内多位康复专家的帮助和指导，在此表示由衷感谢！书中文字翻译难免有误，敬请读者斧正。

张志杰

2020 年 9 月于洛阳

前 言

我曾一度认为本书会是我的第 1 本出版物而不是第 5 本。多年来,我一直在牛津大学教授肩关节复合体的研究生课程,这是迄今为止我最受物理治疗师欢迎的课程之一。在我看来,它受欢迎的主要原因是,许多治疗师甚至是前来就诊的患者或运动员,都在与身体的这个特定区域做斗争。通读本书时,你会发现书中介绍了很多影响肩关节复合体及与之相关的因素:如胆囊或者肝脏的问题可以表现为肩部疼痛。如果你对此不甚理解,那么我希望"鉴别诊断"这一部分内容会对你有一定的帮助。许多治疗师认为,所有的肩部和手臂疼痛都来源于颈椎,于是他们把精力都集中在颈椎上,而完全忽视了肩关节复合体。在本书中我强调了关于肩关节复合体重要性的观点。

我在朋友 Howard Weller 身上进行了一种"案例研究",在授课或者去诊所上班前,我常与他一起锻炼。我之所以提到 Howard Weller,是因为他刚满 50 岁却已经进行了双侧肩关节置换。他没有遵从"不要举任何重物"的医嘱,而继续坚持锻炼。老实说,我不得不承认他自从进行了双侧肩关节置换术之后,肩部的力量和活动度都有了很大的提升。我很喜欢与他一起定期训练的过程,所以谢谢 Howard!

当然,肩关节复合体在名称和本质上都很复杂,在活跃的个体中更为复杂。在关于骨盆和臀肌的内容中,我对来我这里就诊的一些有肩部疼痛的患者案例进行了讨论研究。同样,很多章节中都涉及临床使用的肩关节复合体的评估步骤和各种治疗策略,包括肌肉能量技术,应用主、被动运动的软组织松解术和贴扎技术。本书的最后一章是关于康复训练的,在患者(或运动员)完成治疗后,你可以建议他们在家中继续进行康复训练。

致 谢

感谢 Lotus 出版公司的 Jon Hutchings，他让我有了信念和信心，激励我继续实现写作的梦想——如果没有你，我所有的书，包括这一本，都不会撰写完成并随后出版。

感谢 Ian Taylor 花费了大量的时间和精力拍摄本书的插图并对其进行编排，他完成了一件了不起的工作。

感谢 Stephanie Pickering（编辑），如果没有她的耐心和投入，这本书的语言将远不如现在这般流畅。

感谢 Amanda Williams 为本书绘制精彩的插图，尽管很多次她也许都不知道我想要什么，但这些插图可能对我所有的书都适用！

感谢我的母亲 Margaret Gibbons 和我的妹妹 Amanda Williams 及她的先生 Philip，感谢他们的孩子 Victoria 和 James，感谢"陪伴"我的所有人，因为我知道过去一年无论对我自己还是对我生活中的每个人而言都非常糟糕。

Denise Thomas，我的未婚妻兼书中的模特，与我同甘共苦，特别是在 2017 年，我的儿子因摩托车事故不幸逝世。我由衷地感谢她一直以来对我的支持、爱，尤其是鼓励。

自从我的儿子去世后，我开始意识到自己的人生目标，就是尽我所能地帮助全世界的治疗师实现他们在职业生涯中取得重大成就的理想。我希望通过我的课程和著作帮助他们实现梦想。因此，感谢我的读者们，如果没有你们一直以来的支持，我绝对无法完成这些。

献给我亲爱的儿子 Thomas Rhys Gibbons，他于 2017 年 2 月 28 日下午 10 点 51 分离开了我，生命终止于 17 岁 17 天。安息吧，我的小 Tom，我会永远思念你！我确信我们终会再次相见，但不是现在，因为我这一生还有很多事情要去完成，而令人悲伤的是，是你让我意识到了这一点！

引言

我写这篇文章有很多目的，但主要的目的单纯是为你们，我的读者，无论是物理治疗师、医生，还是患有慢性肩痛的患者或运动员，将更好地了解肩部区域内部的实际情况，并且更好地了解为什么可能会有这种疼痛，更重要的是，你能做些什么。

这是我撰写并出版的第 5 本书，2010 年开始写书时，我从未想到这些书会是如此成功。我曾在中国、新加坡、迪拜、印度、塞尔维亚、葡萄牙、爱尔兰，当然还有英国等国家和地区培训过数以千计的物理治疗师，非常荣幸他们和我的读者都给予了相当正向的反馈。到目前为止，写作和授课是我一生中最自豪的事：它不仅给我带来快乐，而且我相信我正在改变着很多医师的生活，并使他们成为更好的物理治疗师，改善更多患者的整体健康状况。

本书中包含许多案例研究，这些都选自我在牛津大学诊所接诊的患者和运动员的真实案例。我希望广大治疗师会感兴趣，并且可以将这些研究与他们的诊疗联系起来，也许能从中获得一些灵感——如果能够有一点帮助，我的目的就达到了。

在肩部损伤方面，本书的某些读者可能并没有接受过任何形式的物理治疗培训，而只是想了解一些有关肩部功能和损伤等方面的知识。在这里我想说一个我遭受过的一种特殊损伤（从很多损伤中）——肩锁关节（这个关节的结构十分有趣）损伤。那次受伤发生在 2015 年 12 月，当时我和儿子一起骑山地自行车去南威尔士山谷。这是自行车越野下坡的绝佳去处！我们之前去过那里几次，但这次有所不同，为了节约资金，我决定骑我们自己的自行车，而不是租自行车。在第三次越野下坡的时候，自行车的后刹出现了故障，因此我当时只能利用一个前刹来减慢我的下冲速度。无论如何，在我意识到问题之前，我正在一个弯道上快速骑行并急刹车，虽然看起来我当时就像在空中飞翔，但我却想着自己"要受伤了……"。结果，我的右侧肩胛骨和头着地（幸运的是我戴了全包式头盔），我当即感到右侧肩锁关节脱位了。当我躺在那里时，我的儿子骑回来看我，他说的第一句话是："爸爸，快起来，我们再来一次！"我为自己感到非常抱歉，说："我需要拍 X 线片！"甚至可以说开车回家都是很棘手的一件事，最终，2 小时后，X 线片显示肩锁关节脱位（Ⅱ级）。当时我还以为我在一个月内就可以再做针对肱三头肌的臂屈伸、引体向上、卧推和肩水平推——我错了！即使到了 2 年后的今天，我进行抗自身重力下臂屈伸动作也还是很困难，因为支撑肩锁关节的结构（简单来说可将其视作一类产生运动的机械支撑、铰链或连杆）的韧带已损伤。因此，当我在教学或面对患有肩锁关节脱位的患者时，我通常会对他们说，无论他认为恢复正常功能需要花多长时间，都至少需要将时长增加 3 倍。我认为这更现实一些。

你也许猜得到，对大多数患者而言这并不是个受欢迎的消息——他们不愿听到自己的损伤愈合需要数月，甚至一年或更久，尤其是当他们原以为这只需要几周就能康复时。

身体在自然情况下是可以自愈的，它天生如此。但身体的某些部位却并不容易痊愈。尤其是膝关节的前交叉韧带，这可能是书中提及的最容易损伤的部位，因为它一旦完全撕裂，身体几乎无法自我修复，且多数时候都需要手术干预。我提到前交叉韧带只是想提醒读者，医师无法解决所有问题，有时我们需要其他专业人员的指导和帮助，我希望读者在有需要的时候能记得并放心地去寻求帮助。

在阅读本书时，读者将会看到许多图片。在过去，你我都发现，仅使用静态图片来阐明解剖关系及试图描绘和展示各种评估、治疗和康复技术是有一定难度的，尤其是想要完全理解像肩关节这样精妙却高度复杂的结构时，其与颈椎之间存在潜在复杂性和相关的传出神经通路。我写本书的总体目标是，利用相关的图片、图表和案例研究来帮助读者更好地理解有关肩关节复合体的概念。我希望我能实现这个目标，但更重要的是，读者能真正喜欢阅读本书，并且愿意将本书推荐给朋友。读者中的有些人可能已经是我 YouTube 视频的订阅者，目前我有数百个关于手法治疗和运动医学相关主题的视频可供免费观看，其中一些视频将涵盖大部分（并非全部）我在本书中所展示的技术内容。

最后，希望广大读者喜欢我为你们写的这本书。

约翰·吉本斯
（John Gibbons）

缩略词表

AC joint/ACJ（acromioclavicular joint）肩锁关节

ACL（anterior cruciate ligament）前交叉韧带

AHC（anterior horn cell）前角细胞

AROM（active range of motion）主动关节活动度

ASIS（anterior superior iliac spine）髂前上棘

CSP（cervical spine）颈椎

DDD（degenerative disc disease）椎间盘退行性病变

EMG（electromyogram）肌电图

GHJ（glenohumeral joint）盂肱关节

GIRD（glenohumeral internal rotation dysfunction）盂肱内旋功能障碍

Gmax（gluteus maximus）臀大肌

GTO（Golgi tendon organ）高尔基腱器

HVT（high velocity thrust）快速冲击手法

IGHL（inferior glenohumeral ligament）盂肱下韧带

ITB（iliotibial band）髂胫束

LOAF muscles［lateral lumbricals (first and second), opponens pollicis, abductor pollicis brevis, flexor pollicis brevis］外侧蚓状肌（第一、第二）、拇对掌肌、拇短展肌、拇短屈肌

MET（muscle energy technique）肌肉能量技术

MGHL（middle glenohumeral ligament）盂肱中韧带

MRI（magnetic resonance imaging）磁共振成像

OA（osteoarthritis）骨关节炎

PHC（posterior horn cell）后角细胞

PIR（postisometric relaxation）等长收缩后放松

PROM（passive range of motion）被动关节活动范围

PSIS（posterior superior iliac spine）髂后上棘

QL（quadratus lumborum）腰方肌

RI（reciprocal inhibition）交互抑制

ROM（range of motion）关节活动范围

SAB（subacromial bursa）肩峰下滑囊

SALT and Pepper muscles（subscapularis, anterior deltoid, latissimus dorsi and teres major plus pectoralis major）肩胛下肌、三角肌前束、背阔肌和大圆肌及胸大肌

SAS（subacromial space）肩峰下间隙

SC joint/SCJ（sternoclavicular joint）胸锁关节

SGHL（superior glenohumeral ligament）盂肱上韧带

SCM（sternocleidomastoid）胸锁乳突肌

SIJ（sacroiliac joint）骶髂关节

SITS muscles（supraspinatus, infraspinatus, teres minor and subscapularis）冈上肌、冈下肌、小圆肌和肩胛下肌

SLAP lesion［superior labral (tear from) anterior (to) posterior］肩胛上盂唇自前向后撕裂伤

SRP（symptom-reducing protocol）症状减轻方案

SSMP（shoulder symptom modification procedure）肩部症状改善过程

STJ（scapulothoracic joint）肩胛胸壁关节

THL（transverse humeral ligament）横韧带

TOS（thoracic outlet syndrome）胸廓出口综合征

TP（transverse process）横突

TRX（total body resistance exercise）全身抗阻训练

TVA（transversus abdominis）腹横肌

UCS（upper crossed syndrome）上交叉综合征

US（ultrasound）超声

目 录

第一章
肩关节复合体的功能解剖

尽管世界上关于这个主题的医学书浩如烟海，但不得不说，我发现它们绝大多数都晦涩难懂，通常枯燥无味且行文复杂而难以遵循。我不喜欢它们的印刷（通常字体太小），以及没有足够多的彩图……或许这只是个人看法，但是就我教授的数以千计的学生而言，他们绝大多数也是这样认为的。我之所以采用目前这种方式来编写本书，是为了让所有的物理治疗师，乃至患有肩部和颈部疼痛的患者，通过阅读本书能够真正理解我所写的内容。

在继续讨论肩关节的所有区域及其附属结构之前，我需要阐明一些基础概念。首先，肩关节实际上应该称为盂肱关节（盂，关节盂，呈窝状；肱，指肱骨，是上肢的长骨）。这个特定部位很可能是医生和物理治疗师接诊的患者肩痛的主要所在。然而，正如你在接下来的章节中所看到，肩部还有许多其他的关节及其附属结构也可能会成为肩痛症状的来源（成因）。因此，本书用肩关节复合体（shoulder complex）这个术语来描述会更为贴切。

肩关节复合体的主要功能是简单而有效地放置和定位手指。例如，若将手高举过头，无论是去够橱柜高层的玻璃杯、在背上抓痒或是绕过身体去系车里的安全带，我们都需要依靠肩关节复合体来完成。

肩关节复合体的构造很特殊，因为与我们身体的其他关节相比（除喙肩韧带外），它的大多数韧带和关节囊并不是特别稳固。这是因为肩关节复合体不得不通过牺牲稳定性来获得更好的活动性。这给附属的肩袖肌群施加了额外的压力，使这些肌肉发挥双重作用，既提供所需的活动性又要维持关节的整体稳定。

本章旨在将肩关节复合体的基础解剖与简单的日常功能联系起来，即功能解剖的概念。

综上我想表达的是：与其使用一般的方式去陈述事物，如这个"肩胛骨上角"是肩关节的"骨性标志"，或这个骨性标志是肱骨大结节等，不如贯彻我的整体计划，尝试让理解肩关节复合体的解剖、评估甚至是治疗和康复训练变得更加吸引人，或者说至少变得更加有趣。所以我想要从一个与先前相比略有不同的角度去分析解剖学。例如，我们所熟知的在肩胛骨上角和肩胛骨内侧缘上部附着的肩胛提肌，当其收缩时可以辅助肩胛骨上提（肩带抬高）；同时肩胛提肌也有助于颈椎的侧屈运动（侧屈）；这可能是因为它还附着于C1~C4节段的颈椎横突上。当颈椎前伸或在头前倾姿势下，肩胛提肌会通过离心收缩来维持姿势，因此患者会感受到由于不自然的头前倾姿势所导致的肩胛提肌应力增加而产生两侧肩胛骨上角的不适感。在我们治疗肩胛提肌的时候，自然会想到去牵伸，然而，如果由于各种原因颈椎已经处于前伸状态，肩胛提肌已经是在拉长（离心收缩）位置，那么治疗应该是尝试去改变颈椎和肩带的姿势，通过改善特定的活动以减轻该肌肉的负担。

上述讨论是想让读者通过非传统方式去理解功能解剖，希望它被更合理地理解，并最终使读者对本书中的某些内容印象更为深刻。我特别希望本书能够为有需要的读者提供帮助，尤其是当治疗师站在患者面前为其进行骨骼肌肉评估和制订随后的治疗计划时。最后，我最不希望看到的是，作为一名手法治疗师，在处理患者时只关注患者主诉疼痛的部位。请始终牢记 Ida Rolf 博士的话："疼痛所在，并非问题所在！"

我很期待物理治疗的同仁和学生能真的喜欢阅读本书，特别是因为我解释肩关节复合体的解剖结构的方式和上肢的这个特定区域与许多（如果不是全部）骨骼肌肉系统的其他区域相互作用的方式，我会倍感荣幸。但在此之前，我们仍需要先讨论肩关节复合体的一些解剖结构，这样才能使读者真正理解"功能解剖学"。首先，就从对骨骼的研究开始。

■ 骨学——骨骼研究

肩胛骨

肩胛骨（肩胛）是一块扁平的三角形骨，它的拉丁文名称来源于它类似镘刀和铁锹一样的外形。肩胛骨的希腊语 *omos*，意为肩。它有许多骨性标志为其软组织（肌腹、肌腱和韧带等）提供重要附着点（图 1.1a~c）。

角

肩胛骨有 3 个角：上角、下角和外侧角。

上角相对光滑且圆润，它被斜方肌上部覆盖并为肩胛提肌的部分纤维提供附着点。上角大致平对第 2 胸椎（T2）。

下角为内侧缘与外侧缘交界处，是肩胛骨解剖位置最低处，与上角相比更厚且粗糙。背阔肌部分纤维穿过并附着于下角。下角同时为大圆肌提供重要附着点。下角大致平对第 7 胸椎（T7）。

外侧角也称肩胛骨的头部，是迄今为止发现的

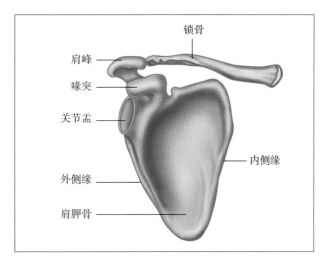

图 1.1a　肩胛骨解剖标志前面观

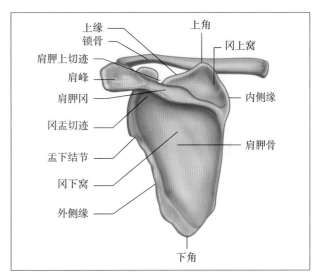

图 1.1b　肩胛骨解剖标志后面观

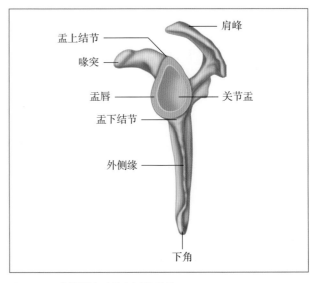

图 1.1c　肩胛骨解剖标志侧面观

肩胛骨的最厚部分，自然地形成浅窝，称为关节盂。其表面有透明软骨或关节软骨覆盖，凸起的边缘为纤维软骨，称为盂唇。关节盂上方的小附着点称为盂上结节，有肱二头肌长头附着于此。关节盂下方的小附着点称为盂下结节，有肱三头肌长头附着于此。

缘

肩胛骨有 3 个缘：上缘、内侧缘（或脊柱缘）和外侧缘（或腋缘）。

上缘在 3 个缘中最短而薄，从上角延伸至喙突下。上缘外侧有一处区域称肩胛上切迹，在此切迹和喙突之间有一条韧带，称肩胛上横韧带。此韧带下方形成一个自然空间，称肩胛上孔，允许肩胛上神经通过。此特定的神经起自臂丛神经颈段的 C5 和 C6，支配冈上肌和冈下肌。

内侧缘即脊柱缘，位于肩胛上角和肩胛下角之间，在三个缘中最长。此缘有 4 块肌肉附着：从最高处开始为肩胛提肌，中部为小菱形肌，下部为大菱形肌，内侧缘前面为前锯肌的长附着点。

外侧缘即腋缘，起自关节盂下，止于肩胛下角，在三个缘中最厚。附着于此的肌肉分别为：开始于最高处为附着于盂下结节的肱三头肌长头，它位于关节盂下方并附着于外侧缘上，接下来为小圆肌，最后为大圆肌；外侧缘前面附着有肩胛下肌。

肩胛冈

肩胛冈大致平对第 3 胸椎（T3）。它是骨的嵴状凸起，其根部起自内侧缘，向外延伸止于肩峰。肩胛冈上、下的浅窝，分别称冈上窝和冈下窝，分别有冈上肌和冈下肌附着。肩胛冈上缘有斜方肌附着，肩胛冈下缘有三角肌直接附着。在冈上窝和冈下窝之间有一孔，称冈盂切迹，允许肩胛上神经通过，支配冈下肌。

肩峰

肩峰是肩胛冈向外延伸的扁平凸起；与锁骨远端肩峰端形成肩锁关节（ACJ）。肩峰组成了盂肱关节（GHJ）的顶部，如 Bigliani 等所述（1986），已知它具有三种不同的形状，即 Ⅰ 型（平坦型）、Ⅱ 型（弧型）和 Ⅲ 型（钩型）。肩峰的特定形状可能与肩袖肌群，特别是冈上肌的特定撕裂有关。肩峰越是从平坦型趋近于弧型或者钩型，肩袖病变的发生率越高。肩峰上附着有斜方肌和三角肌。

喙突

这个特殊的凸起部分因其形似乌鸦的喙而得名，它为肩关节和肩峰提供了稳定性。胸小肌、肱二头肌短头和喙肱肌 3 块肌肉附着于喙突。同时有许多韧带附着，斜方韧带和锥状韧带组成喙锁韧带；喙肩韧带和喙肱韧带分别附着于肩峰和肱骨（图 1.2）。

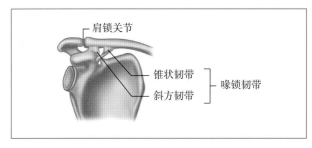

图 1.2　喙突的韧带附着

肱骨

此长骨连接肩胛骨和肘部，同时自然地连接了前臂的桡骨和尺骨。肱骨近端（上端）由一个圆头构成，它有 2 个颈，一个是解剖（真正的）颈，另一个是外科颈，后者是骨折的常见点，因而成为外科干预的常见部位。

肱骨有 2 个骨性标志，称为结节（图 1.3）。大结节有冈上肌附着，在其稍后方 / 下方是冈下肌和小圆肌的附着点。小结节有肩胛下肌附着。在这 2 个骨性标志之间的区域有时被称为结节间沟或简称为肱二头肌沟。如此命名，是因为有肱二头肌长头穿过两结节间的凹槽。肱二头肌长头同时被横韧带所固定，如果此韧带发生撕裂，肱二头肌长头肌

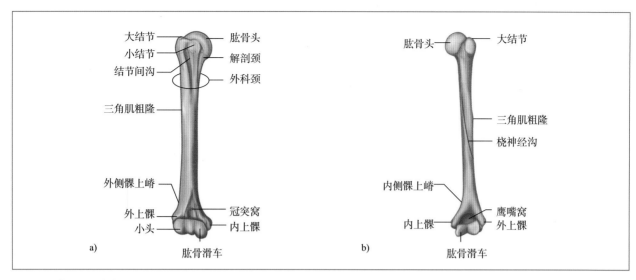

图 1.3 肱骨的解剖标志

腱可能会从这个自然凹槽中滑脱并引起弹响型的肩关节不适。

肱骨干内侧近端附着有胸大肌、大圆肌和背阔肌。在学解剖学时，我的老师在课堂上提到了一种比较容易记住肱骨特定位置肌肉附着的简便方法：有一位"女士"，指肱二头肌长头腱，她躺在两位"少校"（胸大肌和大圆肌）之间，在她脚下是背阔肌。我从未忘记这个，我的解剖学老师通过各种有趣的比喻使学习变得更加有趣。我特别喜欢这种形象化的比喻，因为我曾经在英国军队中服役，所以"少校"的说法使我忍俊不禁。

在肱骨干下方，肱骨外侧缘附近，有一个粗糙的三角形区域，称三角肌粗隆。如你所想，这是三角肌的附着点。

注释： 需要注意的是，许多因肩部疼痛就诊的患者实际上都指向了三角肌粗隆这个区域，并说他们认为是"三角肌"造成的疼痛，但我可以保证这并不是问题的真正所在。因为，正如整本书所述，三角肌粗隆是牵涉痛的常见部位。

案例研究

一位美国教授因三角肌粗隆区域疼痛持续数天来就诊。某天清晨遛狗时他将手插在口袋里，狗看见一只兔子并开始追逐，由于牵着狗绳教授的右手被从口袋里拉出，他当即感到疼痛并开始按摩三角肌附着在肱骨的区域（三角肌粗隆）。当我对他进行简单评估时，我发现被动外旋肩关节（由我辅助患者运动）会导致患者三角肌粗隆区域的不适，于是我做了肱骨的抗阻内旋测试（嘱患者在抗阻条件下进行内旋）。我的诊断为肩胛下肌部分撕裂（拉伤）。数天后教授在美国拜访他的顾问医生时所做的磁共振成像证实了这一点。我告诉他，因为肩胛下肌是肩袖肌群的一部分，是关节囊和韧带不可或缺的一部分，肩袖的这些肌肉和关节囊的损伤极易引起三角肌粗隆区域疼痛。（本例中我所使用的评估技术在本书中会论及。）

锁骨

锁骨是长骨，并且是全身唯一水平位的长骨。当肩关节外展时锁骨的轴向旋转就像用钥匙开锁，因而在拉丁语中它被称为"小钥匙"。它和肩胛骨一起构成肩带，并在肩胛骨和胸骨之间起到类似撑杆一样的支持作用。它是人体最容易骨折的骨，通常发生于手臂向外伸展时摔倒或受到直接暴力。锁骨内侧端与胸骨柄形成关节，锁骨近端一般较圆，称为胸锁关节（SC 关节或 SCJ）。它的外侧端或远

端通常外形更扁平，与肩胛骨的肩峰形成关节，称
为肩锁关节（AC 关节或 ACJ）（图 1.4）。

有许多肌肉和韧带附着于锁骨，包括胸大肌、
斜方肌上部、三角肌前束、胸锁乳突肌、锁骨下肌
和胸骨舌骨肌。组成喙锁韧带的斜方韧带和锥状韧
带都附着于锁骨远端。

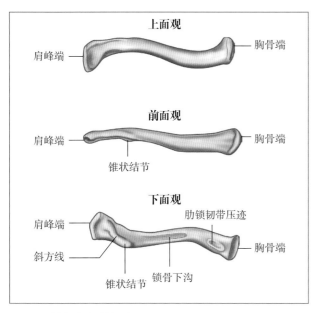

图 1.4　锁骨的解剖标志

■ 关节学——关节研究

肩关节复合体由 4 个独立的关节构成，即盂
肱关节、胸锁关节、肩锁关节和肩胛胸壁关节
（STJ）（图 1.5）。

盂肱关节（图 1.6）

盂肱关节是一个典型的球窝滑膜关节，位于肱
骨近端圆形的凸头和关节盂（凹陷）的凹面之间
（图 1.6）。盂肱关节像一个高尔夫球（肱骨头）坐
在一个高尔夫球钉（关节盂）上——如果你打高尔
夫球或看高尔夫球比赛，你将会理解这个概念。它
有着极好的灵活性，然而，这是以牺牲和减少盂肱
关节的固有稳定机制为代价的。因为 GHJ 在自然
状态下不稳定，它必须依靠其他被动稳定结构和动
力学的结构来辅助稳定：被动稳定结构有盂唇、关
节囊及其附属韧带；动力学稳定结构由肩袖肌群和
肱二头肌长头组成。

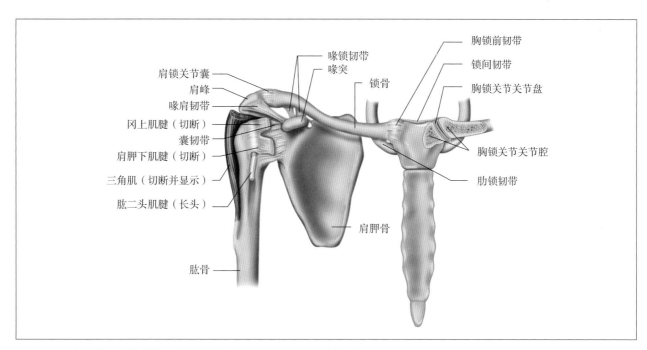

图 1.5　盂肱关节、胸锁关节、肩锁关节和肩胛胸壁关节的解剖标志

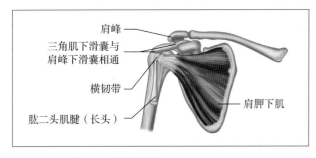

图 1.6 盂肱关节的解剖标志

盂唇和关节囊 / 韧带

盂唇被认为是致密纤维结缔组织的多余褶皱，并有少量纤维软骨（图 1.7）。盂唇这样独特的结构，可使关节盂的深度增加约 50%。部分盂肱韧带和肱二头肌长头腱附着在盂唇上。关节囊的结构十分有趣，与身体的其他关节囊相比它总体上很松弛（相对而言），这是由于盂肱关节需要在特定运动中产生大幅度的自然偏移——记住肩关节会牺牲稳定性来获得灵活性。

然而，首先关节囊的稳定性还可以通过肩袖肌群的协同整合来增强。其次，盂肱韧带也可以起到一定作用。盂肱韧带是关节囊增厚形成的，由盂肱上韧带（SGHL）、盂肱中韧带（MGHL）和盂肱下韧带（IGHL）组成；它们起自关节盂的前部、下部及盂唇，止于肱骨头的解剖颈。最后，喙肱韧

带也加强并促进了关节囊的整体稳定机制。盂肱下韧带被认为是其中最重要的稳定结构，特别是在防止肩关节向前下方脱位时，同时它也是在脱位时最容易损伤的结构。此韧带实际上由前束、后束和腋束 3 部分组成。前束（也称下韧带的上束）和后束在外观和功能上与吊床结构相似。我敢肯定，我们都曾有某一刻想躺在吊床上，有时场面一度很滑稽（例如从吊床一侧掉下去时）。

关节囊的内部衬有一层滑膜，由滑液润滑。当肱二头肌腱穿过关节囊时，就到达了肱二头肌腱的滑液鞘。与盂肱关节的特定运动相关，外旋会收紧关节囊前部；水平屈曲收紧关节囊后部；而在站立位前臂自然下垂处于放松的体位时，关节囊上部会持续拉紧；关节囊下部（支持最少）在肩屈曲和外展达到最大角度时被最大限度地拉伸。

盂肱关节固有的整体被动稳定性来自包括盂唇、关节囊、盂肱韧带等静态稳定结构和两个相对的骨表面的自然形状及位置，以及包括肩袖、肱二头肌长头腱和肩胛骨的旋转肌群在内的动态稳定肌群。不幸的是，如前文所述，此关节囊十分松弛，故在一定方向上施加牵引力时，盂肱关节可能会分离 1~3cm。

肩关节前方比后方稳定更受关注。这是由于大多数脱位和半脱位都发生在前下方。就肩关节韧带

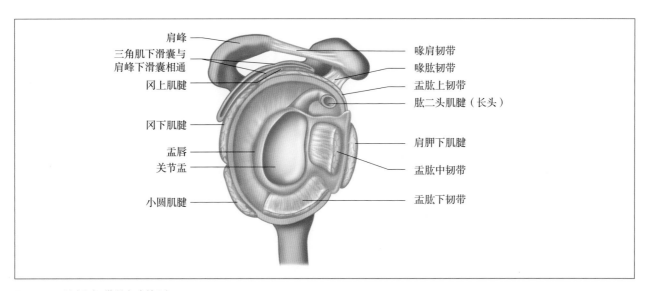

图 1.7 盂唇和韧带的解剖标志

的功能而言，盂肱上韧带和喙肱韧带将肱骨头向下固定；在外展45°~60°时，盂肱中韧带和肩胛下肌腱可提供前方稳定性。与此同时，它们中最小的韧带，盂肱上韧带会松弛，前下方的盂肱下韧带会提供最佳的稳定性。

胸锁关节

胸锁关节常被归类为滑膜平面关节，它实际上包括两个鞍状面。一个位于锁骨的内侧/近端，另一个位于由胸骨上部的胸骨柄形成的切迹。胸锁关节是上肢骨与躯干骨的唯一骨性连结。由于一个纤维软骨盘分隔了关节间隙，锁骨并没有与胸骨柄直接接触。该纤维软骨盘使锁骨和胸骨的连结更为一致，并将胸锁关节分为两个单独的关节腔。该纤维软骨盘还具有承受从锁骨的外侧端沿锁骨传来的应力的功能。纤维性关节囊和以下三条韧带稳定了胸锁关节，韧带分别是：胸锁韧带、肋锁韧带和锁间韧带（图1.8）。

肩锁关节

肩锁关节也被归类为滑膜平面关节，尽管它基本是一个假关节。它位于肩胛骨肩峰的凹面与锁骨远端的凸面之间，主要功能是支持手臂上举过头，此时肩锁关节将支持肩胛骨在胸廓上进行附属运动。2岁之前，肩锁关节最初只是一个没有关节间隙的纤维软骨联合。大约3岁时，关节间隙发展成两个独立的关节腔并且形成一个小关节盘，该关节盘在20岁时会变成新月形结构。肩锁关节附着的

上方韧带和下方韧带，以及由斜方（外侧）韧带和锥状（内侧）韧带构成的喙锁韧带可增强关节的稳定性。它们将肩胛骨牢固地固定在锁骨上（图1.9）并可防止任何过度旋转。

肩胛胸壁关节或肩肋关节

此关节位于肩胛骨和胸廓之间，因其缺少关节囊、滑膜和滑液及韧带支持，故被归类为假关节。然而，肩胛胸壁关节无论如何都是肩关节复合体不可或缺的一部分。肩胛胸壁关节由胸廓后方的凸面和肩胛骨前方的凹面构成，其主要作用是为肱骨提供足够的空间并协助整体姿势处于一个最佳的力线位置，从而增加对盂肱关节的功能性支持。

■ 肩胛骨的中立位置和肩胛骨平面或肩胛面

肩胛骨理想状态下位于第2至第7胸椎（T2~T7）之间，肩胛骨距椎骨或者肩胛骨内侧缘距胸椎的棘突约2英寸（约5cm）。肩胛骨通常位于与冠状轴成约30°的位置，关节盂朝向前方；该位置称为肩胛骨平面，在此特定平面内的运动通常称为肩胛骨平面运动（图1.10）。肩胛骨平面或肩胛面被认为是肩关节复合体最具功能性的位置，因

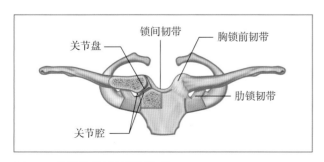

图1.8　胸锁关节及其附属韧带

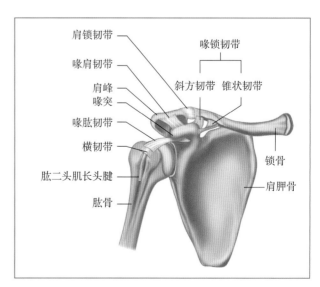

图1.9　肩锁关节及其附属韧带

为此中立位置有助于降低肩关节复合体尤其是盂肱关节的撞击综合征发生率。

肩胛胸壁运动

Osar（2012）讨论了肩胛胸壁关节的 12 个主要运动：前伸、后缩、上提、下降、上回旋、下回旋、内旋、外旋、后倾、前倾、内收和外展（图 1.11）。

- **前伸**。整个肩关节复合体在水平面上的前向运动。肩关节前伸涉及前锯肌、胸大肌和胸小肌。
- **后缩**。整个肩关节复合体在水平面上的后向运动。肩关节后缩涉及菱形肌，斜方肌中部、上部和下部及背阔肌。
- **上提**。肩胛骨沿胸廓向上抬高。肩胛骨的上抬涉及斜方肌上部、肩胛提肌和菱形肌。

- **下降**。肩胛骨沿胸廓向下降低。肩胛骨的下降涉及斜方肌下部、背阔肌、胸小肌、胸大肌下部和前锯肌下部。
- **上回旋**。肩胛骨沿胸廓向上旋转，使关节盂指向天花板。肩胛骨上回旋涉及斜方肌上部、下部及前锯肌。
- **下回旋**。肩胛骨沿冠状面向下旋转，使关节盂指向地面。肩胛骨下回旋涉及胸小肌、肩胛提肌和菱形肌。
- **内旋**。肩胛骨内旋发生于肩胛骨沿垂直轴前倾时。主要由胸肌复合体发挥作用。
- **外旋**。肩胛骨外旋发生于肩胛骨的前内侧沿垂直轴接近胸廓时。主要由斜方肌和前锯肌负责。
- **后倾**。后倾是沿矢状轴肩胛上角远离胸廓和肩胛下角接近胸廓的运动。主要由斜方肌下

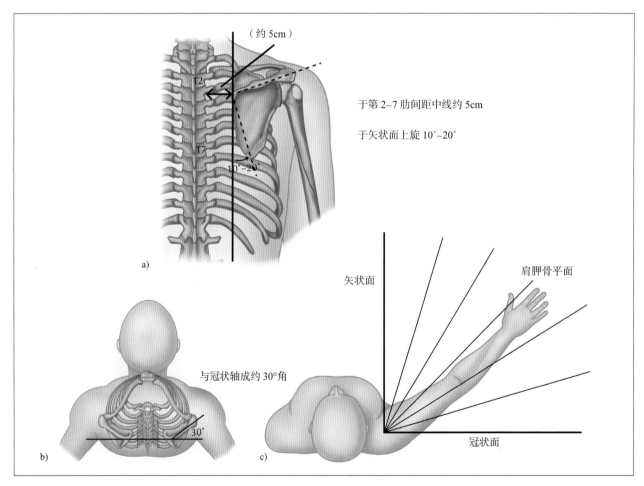

图 1.10　a, b. 肩胛骨的中立位置；c. 肩胛骨平面

部和前锯肌下部负责。

- **前倾**。前倾是沿矢状轴肩胛上角接近胸廓和肩胛下角远离胸廓的运动。主要由胸小肌和肱二头肌短头负责。

- **内收**。内收指肩胛骨彼此接近或靠近身体中线。肩胛骨内收涉及斜方肌中部和菱形肌。
- **外展**。外展指肩胛骨彼此远离或远离身体中线。肩胛骨外展涉及前锯肌和胸小肌。

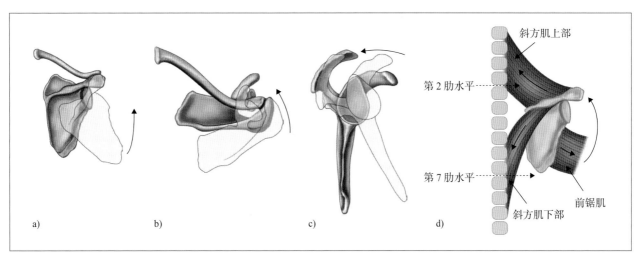

图 1.11 肩胛运动：a. 上回旋（浅色）和下回旋；b. 内旋（浅色）和外旋；c. 前倾和后倾（浅色）；d. 肩胛骨力偶。前锯肌和斜方肌上、下部共同产生上回旋和控制下回旋

第二章
肩关节复合体的肌肉与运动

正如我之前在讲步态和步行周期时提到的，"我们都认为行走这个简单的动作是理所当然的"。从我们的足踝与地面的初次接触到与肩关节复合体的关系，甚至是对颈椎活动的影响，这一切在解剖学和功能上都有密切的联系。解剖学上的所有结构都需要精确且协调地工作，才能使我们正常步行。

肩关节复合体也是如此。你难道没发现我们把肩关节的运动视为理所当然了吗？然而，从未体验过肩部问题痛苦的人，可能无法对这个话题产生共鸣。

来自作者自身的个人案例研究

我的右肩关节曾两次完全脱位。其中一次发生在我随皇家海军突击队划皮划艇越过北威尔士瀑布时（当初似乎是个好主意！），第二次是我在加拿大划独木舟时。第一次医生为我进行了肩关节复位（在全身麻醉下），当时伴有明显的神经并发症及常见的软组织挫伤，表现为完全性的前脱位。由于已造成的损伤导致腋神经严重受损，使三角肌和小圆肌（由腋神经支配）无法被正常激活，直到几个月后神经恢复。这期间我自然很难将手臂举过头顶。出人意料的是，该动作并未引起实质性的疼痛，只是神经损伤使肌肉无力。在接下来的几个月里，我很高兴地发现所有上举过头顶的活动都在缓

慢改善。在第二次脱位中，肩关节实际上是在特定的活动中自行复位的，这相当的幸运。

我还多次扭伤了右侧肩锁关节（acrom-ioclavicular joint, ACJ），并且这种情况近几年已经多次发生了（山地自行车、皮划艇和滑雪等活动），所以现在我的右侧ACJ出现了阶梯畸形。这并没有真正对我造成困扰（除非在需要做很多头顶动作时）。但作为一名非常了解自己的运动医学讲师，我也完全了解我进行极限活动的后果。

另一个我想简单说的是，我的右肩胛骨有一个严重的永久性翼状突起（图2.1）。我认为这是由于多年前第一次肩关节脱位时胸长神经受损导致的。但治疗师说这与前锯肌的无力有关，因为前锯肌控制肩胛骨的位置，如果前锯肌无力或受到抑

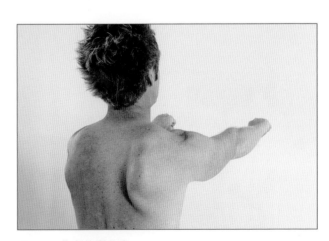

图2.1　作者的翼状肩

制，肩胛骨就会出现翼状突起。然而，针对自身情况而言，我并不认同这种判断，因为我花了20多年时间试图激活前锯肌，但并没有任何改善。因此，我认为肩胛骨成翼状位是胸长神经（C5~C7）的问题，而不仅是简单的肌无力。

■ 肌肉学——肌肉的研究

肩袖

肩袖肌包括4块（通常被称为 SITS）肌肉：冈上肌、冈下肌、小圆肌和肩胛下肌。每块肌肉对肩关节的功能都有特定的作用；然而，它们的共同作用是下降和稳定关节盂的肱骨头（图2.2）。肩袖肌群被比作衬衫的袖子，但下文的比喻我觉得似乎更形象。想象一下你开着一辆手动挡汽车，当你去换挡时，将张开的手指放在变速杆头上。把变速杆头想象成肱骨头，手指在它周围张开，就像肩关节周围的肩袖肌群一样。想象一下每根手指之间存在看得见的网络以便它们可以相互连接。我个人认为这是对肩袖肌群最好的描述，因为这4块肌肉分别附着在肱骨头及肩袖的特定位置，是可以在功能上相互影响的。这4块肌肉之间的相互连接，就像4根手指经由虚构的网络连接相互影响。

现在让我们史详细地了解一下肩袖肌群。

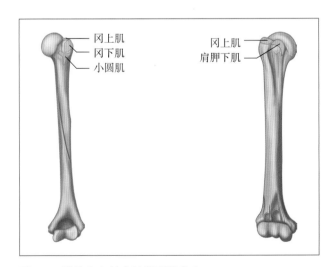

图 2.2　肱骨头上的肩袖肌群附着点

冈上肌（图 2.3）

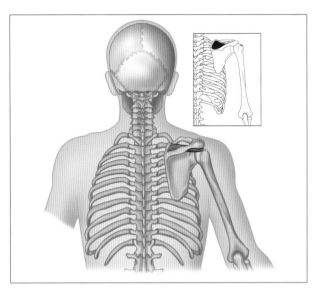

图 2.3　冈上肌

起点：冈上窝，在肩胛冈上方。

止点：肱骨顶部大结节并与肩关节囊结合。

神经：肩胛上神经（C5、C6），来自臂丛上干。

再次思考"冈上肌（supraspinatus）"这个词。"上"是指位置在上方，"冈"是指与肩胛骨的横嵴（肩胛冈）有关。因此，这块肌肉是附着在肩胛冈上方的冈上窝，向外横行经喙肩弓之下，止于肱骨大结节。由于这块肌肉具有非常独特的作用，我将它称之为肩关节微调器。它可能是导致大多数患者出现肩痛的原因（至少是部分原因），尽管疼痛通常只是症状而非潜在病因。Ida Rolf 博士巧妙地表达了这一概念："疼痛所在，并非问题所在。"肩关节复合体就是典型的例子：患者或运动员可能被临床诊断为冈上肌腱炎或类似的相关疾病，但产生疼痛的实际原因可能来自其他部位，在本书的后面会有详细描述。

冈上肌的功能

目前关于冈上肌功能的普遍共识（尽管多年来一直在争论）是，它是肩关节在冠状面外展活动前 10°~15° 的发起者，同时还负责肱骨的外旋。在形成特定的肱骨角度后，三角肌需要借助冈上肌的微调能力，以便继续完成肩外展动作（图2.4）。冈上肌止于肱骨大结节上方，其收缩能使肱骨头靠近并落于肩关节盂内，从而启动外展的初始活动。当冈上肌处于收缩状态时，由于肱骨头呈凸面，故可以很自然地向下滑落到关节盂的凹面内。如果因为冈上肌萎缩、被抑制或撕裂等原因，导致外展运动中没有冈上肌的协同启动而只能由三角肌独立执行时，那么单独被激活的三角肌将拉动肱骨向上滑动，使肱骨头挤压在肩峰下间隙，从而导致肩峰下撞击，例如肌腱炎和（或）滑囊炎导致的活动范围受限，类似于粘连性的肩关节囊炎或冻结肩。无论如何，三角肌需要冈上肌协同收缩，反之亦然。我曾在演讲中将三角肌称为粗大肌肉激活器，而冈上肌则为肩关节外展运动的微调器（或控制器），我喜欢这个说法，因为我相信这是正确的。

我相信一旦冈上肌启动了外展运动，为了使三角肌可以持续收缩，它还会对肱骨施加一个外旋的力。虽然冈上肌控制着肱骨的部分外旋，但由于它不能独自完成完整的肩外旋，故仍需要一些帮助。这就是冈下肌发挥作用的地方。在肩关节运动过程中，特别是当肩外展60°~90°时，冈下肌对冈上肌

外旋肱骨有很大的帮助。而通过肱骨外旋使肱骨大结节旋转从而避开不断靠近的肩峰，在特定的活动范围内体现出了肱骨外旋的重要性。这种外旋将极大程度上降低肩峰撞击综合征发生的可能性。

冈上肌也能起到防止肱骨头半脱位的作用。由于肱骨头是凸出的圆形，导致肱骨有向下和向外滚动的趋势。因此，冈上肌附着在肱骨大结节上能最大程度防止这两种潜在的半脱位。

冈上肌与盂肱关节的内收

接下来我们会讲到一个有趣的概念：当盂肱关节外展到90°及更大活动度时，冈上肌实际上成了内收肌，而不是继续其最初作为外展肌的作用。简单来说，就是肩外展过程中，冈上肌的作用从外展变成了内收。这是为什么呢？因为在外展达到90°及以上时，肱骨头需要被挤压在关节盂内，以保持关节的稳定；这个过程是通过冈上肌和肩胛下肌的共同激活来实现的（后面会讲到相关内容）。之前的研究认为冈上肌仅参与肩外展的启动且在100°时达到最大激活程度；然而，最新的研究否定了这一结论，因为冈上肌参与了肩外展活动的整个过程。

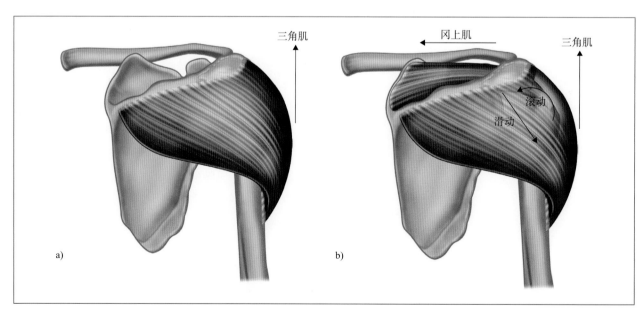

图2.4a,b　三角肌的外展角。a. 垂直方向的力来自三角肌的收缩。b. 由冈上肌收缩造成的微小的角度，三角肌现在可以继续外展

冈下肌和小圆肌（图2.5）

冈下肌

起点：冈下窝，在肩胛冈下方。

止点：肱骨顶部大结节并与肩关节囊结合。

神经：肩胛上神经（C5、C6），来自臂丛上干。

小圆肌

起点：肩胛骨外侧缘（腋缘）。

止点：肱骨大结节的后下方并与肩关节囊结合。

神经：腋神经（C5、C6），来自臂丛神经上干和后索。

顾名思义，冈下肌附着于肩胛冈下方（冈下窝），并向外移行到肱骨大结节后侧，正好位于冈上肌止点下方。小圆肌起自肩胛骨外侧缘，向外上方移行至肱骨大结节，恰好止于冈下肌止点的下方。冈下肌和小圆肌协同收缩（虽然它们的神经支配不同）使肱骨外旋，特别是在肩外展60°~90°的范围时。

它们协同收缩，帮助肱骨大结节向外、向后和向下旋转，从而为冈上肌腱和肩峰下滑囊的通过创造了一个额外的空间，以便其在肩峰下的空间内滑动。如果这两块肌肉无力或被抑制，则肱骨头保持

内旋转而无滑动，肱骨大结节可能会在肩峰下发生撞击，增加发生肩峰撞击综合征的风险。这两块肌肉向下的拉力还能抵消三角肌向上的拉力，从而在肩关节进行过头顶运动时将肱骨头维持在关节盂内。

肩胛下肌（图2.6）

起点：起自肩胛下窝（位于肩胛骨前面）。

止点：肱骨顶部小结节并与肩关节囊结合。

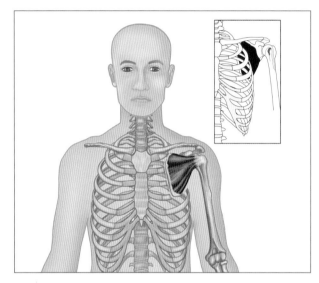

图2.6 肩胛下肌

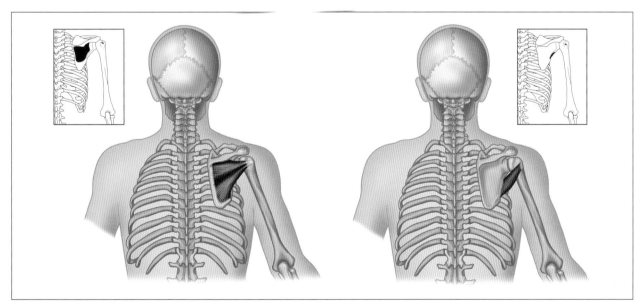

图2.5 冈下肌和小圆肌

神经：肩胛下神经（C5~C7），发自臂丛的后干，常分为上支和下支。

肩胛下肌起自肩胛骨前表面的肩胛下窝，止于肱骨小结节或结节上。负责盂肱关节的内旋，并在手臂举过头顶的活动时能够下降、稳定和内收关节盂内的肱骨头。肩胛下肌在某种程度上对冈下肌、小圆肌和三角肌后束既有拮抗（相反）作用，又有协同（辅助）作用。因为肩胛下肌对肱骨具有后拉作用，而对其他肌肉则具有前拉作用，但它们又协同收缩将肱骨头固定在关节盂内。肩胛下肌的肌力薄弱或受到抑制可能使肱骨头向前移位，这是因为其他较大的内旋肌，如背阔肌和大圆肌接替其发挥内旋肱骨的作用，由于肩胛下肌失去了控制肱骨头向后滑动的能力而导致肱骨头被迫向前滑动。如果出现这种情况，就会导致肩峰撞击综合征，甚至是发生在肱二头肌长头的肌腱病。

肩关节复合体的其他肌肉

除了肩袖肌群之外，还有其他多块肌肉以不同的方式附着于此，直接或间接地影响着肩关节复合体的功能。这些肌肉与它们各自的特定附着点的位置有关，如下所述。

胸肩胛肌

胸小肌（图 2.7）和前锯肌（图 2.8）是仅有的两块直接从胸部连接到肩胛骨的肌肉。

胸小肌

起点：第 3~5 肋。
止点：肩胛骨喙突。
神经：胸前内侧神经（C8、T1），发自臂丛内侧索。

胸小肌起自肋骨（第 3~5 肋），止于肩胛骨喙突；是导致肩胛骨前倾的主要肌肉。如果这块肌肉处于高张力或促进状态，则容易导致肩部前倾。该肌肉的正常功能是前伸、下降和下回旋肩胛骨，此外还有辅助呼吸的作用（与第 3~5 肋相连），呼吸

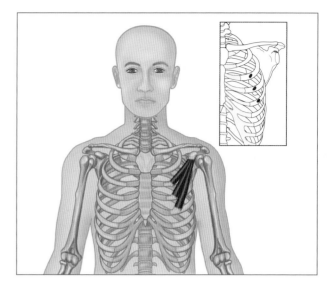

图 2.7　胸小肌

障碍被认为是导致胸小肌张力过高或过度挛缩的主要原因之一。臂丛神经血管束（C5~T1）和锁骨下动脉直接从胸小肌下方通过，故这块肌肉的持续收缩也可能导致胸廓出口综合征（TOS）。这种情况将在本书后续章节中详述。

前锯肌

起点：第 1~8/9 肋。
止点：肩胛骨脊柱内缘的前表面。
神经：胸长神经（C5、C6、C7）。

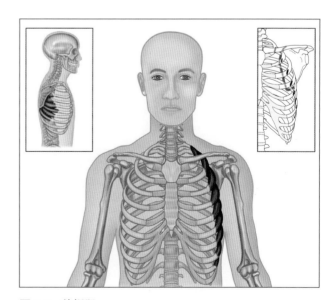

图 2.8　前锯肌

在所有附着于肩关节复合体上的肌肉中，前锯肌被认为是肩胛骨的主要稳定肌。该肌肉起始于第1~8/9 肋，止于肩胛骨内侧，其功能是前伸、外展和上回旋肩胛骨。然而，其最主要的功能是将肩胛骨稳定在胸廓上。该肌肉（特别是下部纤维）的肌力减弱可以在肩胛骨完成过顶运动过程中（如外展和屈曲）的上提动作时观察到。此时肩胛骨出现功能失调的运动模式，特别是当手臂从头顶位置返回时，即翼状肩。胸长神经（C5~C7）的损伤，可能会导致肩胛骨永久性的翼状突起。

胸－肱肌群

胸大肌（图 2.9、2.10）

起点：锁骨胸骨端，即锁骨前面的内侧 1/2 或 2/3。胸肋部，即胸骨及相邻的上 6 根肋软骨

止点：肱骨结节间沟（肱二头肌沟）的外侧唇。

神经：上行神经纤维，即胸外侧神经（C5、C6、C7）。下行神经纤维，即胸外侧和内侧神经（C6、C7、C8、T1）。

胸大肌是唯一连接胸廓前侧和肱骨的肌肉，其功能是内旋并水平内收（屈曲）肱骨。例如，胸大肌锁骨部屈曲（从伸展）并内旋肩关节，向对侧肩关节水平内收肱骨。胸大肌胸肋部从外展位朝向对

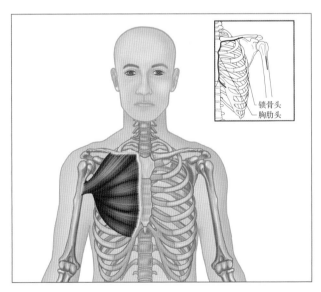

锁骨头
胸肋头

图 2.9　胸大肌（正面）

侧髋缓慢内收肱骨，同时后伸（屈曲）并内旋肱骨。如果固定手臂，那么胸大肌和胸小肌协同作用就可以拉动躯干朝向固定的肱骨方向活动（拉起动作）。因此，该肌肉是主要的攀登肌肉之一，能够将身体向上拉到固定的手臂位置处。

大圆肌

起点：肩胛骨下角及外侧缘。

止点：肱骨上部的小结节。

神经：肩胛下神经（C5、C6），起源于臂丛后索。

"teres" 圆肌实际上是圆形的意思，与肩袖肌的重要组成之一——小圆肌相比，大圆肌是一块较大的圆形肌肉。该肌肉与背阔肌协同完成内收、后伸和内旋盂肱关节。

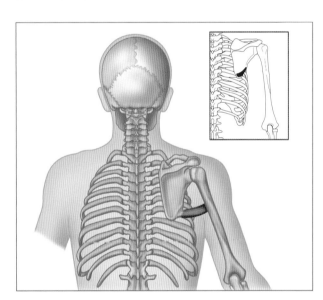

图 2.10　胸大肌（背面）

喙肱肌（图 2.11）

起点：肩胛骨喙突。

止点：肱骨内侧缘的中部。

神经：肌皮神经（C5、C6），起源于臂丛上、中干的前支。

喙肱肌，顾名思义，从喙突连接到肱骨（臂）。这块肌肉是肱骨的弱屈肌和内收肌，如果这块肌肉变得张力很高，肩胛骨可能会向前倾斜，使肩膀呈圆弧形。

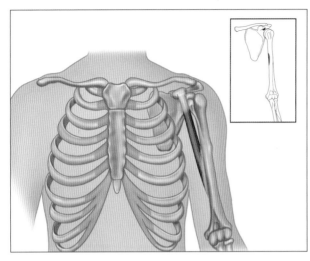

图 2.11　喙肱肌

三角肌（图 2.12）

　　起点：锁骨、肩峰外侧和肩胛冈。

　　止点：肱骨中部的三角肌粗隆。

　　神经：腋神经（C5、C6）。

　　三角肌有 3 组纤维：前部纤维负责肩关节的屈曲、水平内收及内旋；中部纤维辅助冈上肌进行外展运动；后部纤维负责后伸、水平外展，并使肩关节外旋。如果冈下肌和小圆肌肌力减弱或被抑制，那么三角肌的后部纤维就会成为原动力；若如此，则有可能迫使肱骨头向前移动，通过在关节盂内向前拉动肱骨头引起肱骨前滑脱综合征。

脊－肱肌群

背阔肌（图 2.13）

　　起点：起自第 7~12 胸椎，以及所有腰椎和骶椎棘突上的宽大肌腱（T7~S5）。髂嵴后部，以及下部 3/4 肋面及肩胛骨下角。

　　止点：止于肱骨结节间沟（肱二头肌沟），正好在肩关节下方。

　　神经：胸背神经（C6、C7、C8），来自臂丛神经后索。

　　背阔肌有多种功能，从肩关节的角度看，这块肌肉起到伸展、内旋和内收肩关节的作用。它是肩关节复合体所有肌肉中唯一一块从脊柱连接到肱骨的肌肉。由于它的下部纤维与下部 3/4 肋相连，故背阔肌也可以通过提肋来协助用力呼吸。

　　由于背阔肌的斜行纤维交叉并附着于肩胛骨下角，故可通过控制肩胛骨在胸廓周围的侧下方运动来辅助斜方肌下部和前锯肌的活动。该肌肉也是后纵链（外核心系统）的一部分，它连接胸腰筋膜和对侧臀大肌（Gmax）（图 2.14）。这些肌肉和筋膜

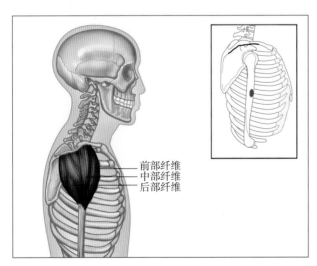

前部纤维
中部纤维
后部纤维

图 2.12　三角肌

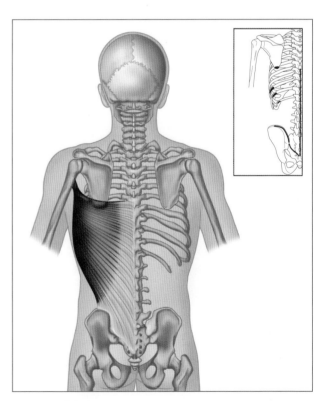

图 2.13　背阔肌

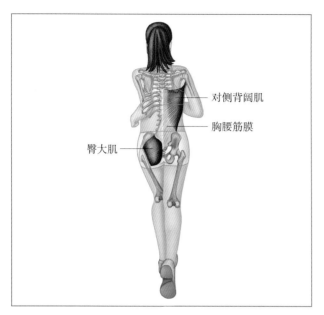

图 2.14　后纵链

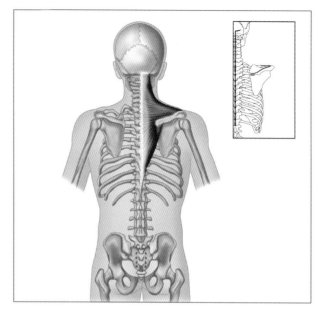

图 2.15　斜方肌

是外核肌筋膜系统的一部分，该系统通过力封闭机制对骶髂关节（SIJ）的稳定性起着不可或缺的作用。

　　背阔肌也被认为是 SIJ、腰椎和胸部的主要稳定器之一，并且能够加速和减缓躯干和脊柱的旋转活动。如果由于对侧（相反）臀大肌存在潜在的减弱或抑制而导致背阔肌过度激活或张力过高而无法发挥作用时，背阔肌将代替臀大肌成为 SIJ 的稳定结构。这种情况下肩关节生物力学将发生改变，这是由背阔肌与肱骨和肩胛骨特定的附着点的位置决定的。这会导致肩胛骨前倾和下降，造成肩胛提肌和斜方肌上部的过度活动。随着时间的推移，反复出现这些不协调的功能模式将导致患者出现颈部和肩部疼痛。

　　背阔肌与肩胛骨下角相连，因此它将与菱形肌和肩胛提肌一起帮助肩胛骨完成下降和下回旋。

肩 – 脊肌群

斜方肌（图 2.15）

　　起点：颅底（枕骨）。第 7 颈椎（C7）和全胸椎（T1~T12）的棘突。

　　止点：锁骨外 1/3，肩峰突，肩胛冈。

　　神经：副神经（XI）。颈神经腹支（C2、C3、C4）。

肩胛提肌（图 2.16）

　　起点：第 1~3/4 颈椎的横突（C1~C4）。

　　止点：肩胛骨上角和肩胛骨内侧缘的上部

　　神经：肩胛背神经（C4、C5）和颈丛神经（C3、C4）。

　　斜方肌，尤其是其上部纤维能上提肩胛骨，帮

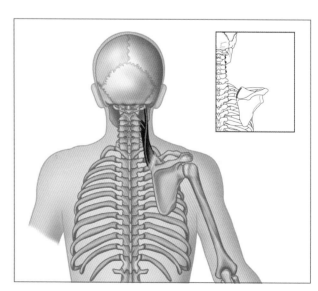

图 2.16　肩胛提肌

助颈椎侧屈。由于功能相似，斜方肌上部纤维常与肩胛提肌协同作用；但在某些情况下，它们又是相互拮抗（相反）的。例如，肩胛提肌会使颈椎向同侧旋转，此时斜方肌上部纤维将帮助颈椎向对侧旋转。斜方肌上、下部及前锯肌协调工作使肩胛骨上回旋，而肩胛提肌与胸小肌和菱形肌协同工作使肩胛骨下回旋。斜方肌中部与大、小菱形肌协同工作，以后缩肩胛骨。

大、小菱形肌（图 2.17）

起点：小菱形肌，C7 和 T1 棘突。大菱形肌，T2~T5 棘突。

止点：肩胛骨的内侧缘。

神经：肩胛背神经（C4、C5）。

肩－桡肌群

肱二头肌（图 2.18）

起点：长头附着于盂上结节，短头附着于喙突。

止点：前臂深筋腱膜和桡骨粗隆。

神经：肌皮神经（C5、C6）。

我将肱二头肌定义为食物肌。举个例子：当你去捡苹果时，会先用手指抓住水果；继而是前臂旋后（二头肌的主要功能），将苹果送到嘴边，此时

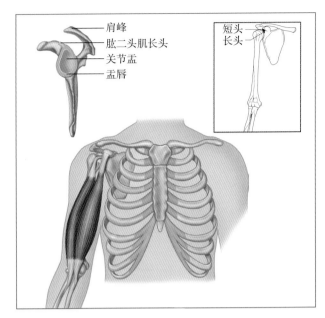

图 2.18　肱二头肌

肘部和肩部会屈曲，故肱二头肌参与了这三个动作。肱二头肌是独特的，因为除了上面提到的功能外，它还有很多其他的作用。它起自肩胛骨盂上结节的盂唇，正好在关节盂的正上方，穿过关节囊，经位于大结节和小结节间的肱二头肌沟或结节间沟下降。肱二头肌长头通过肱骨横韧带稳定在结节间的深槽内。如果发生韧带撕裂，由于长头在凹槽中来回弹跳，会出现折断样综合征。肱二头肌长头与短头（从肩胛骨的喙突向下降）连接形成肌腹，并

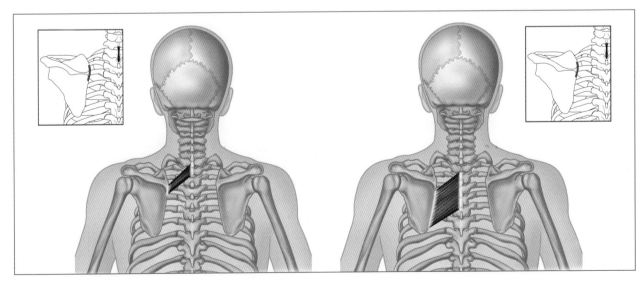

图 2.17　大、小菱形肌

继续移行成肌腱，肌腱止于桡骨粗隆上，同时也附着在被称为二头肌腱膜的筋膜（结缔组织）层上。

肱二头肌长头与 4 块肩袖肌协同工作，因为从解剖位置上看，它有助于维持肱骨前部的稳定。肩关节复合体的生物力学变化——例如肱骨内旋或肩胛骨前倾等位置变化——可能会因为肱二头肌长头过度使用而导致炎症，这被称为肱二头肌腱炎。肱二头肌长头可能发生撕脱伤，因为它的肌腱附着于盂上结节，即盂唇的一部分。如果肌腱确实从盂唇部撕裂，则通常被称为 SLAP（肩胛上盂唇自前向后撕裂伤）损伤。

肱二头肌长头也是导致或至少是参与粘连性关节囊炎（冻结肩）发展过程的重要因素。

肩－尺肌群

肱三头肌（图 2.19）

起点：长头附着在肩胛骨盂下结节，内侧和外侧头部附着在肱骨背侧小梁。

止点：尺骨鹰嘴突。

神经：桡神经（C5、C6、C7、C8、T1）。

顾名思义，三头肌有 3 个头，而其中长头对于

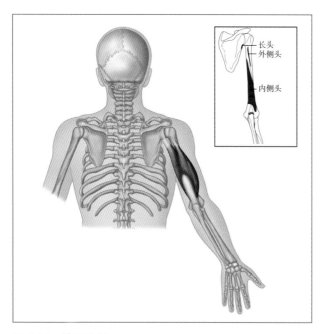

图 2.19　肱三头肌

肩关节复合体的运动尤为重要。长头与同侧背阔肌和大圆肌协同工作，帮助内收和外展肩关节。肱三头肌腱与后囊相连，也是影响肩关节稳定性的重要机制。

联合活动：肩肱节律（2∶1）（图 2.20）

肩关节复合体要在矢状面上进行过顶运动和在冠状面上外展，需要以下所有关节协同配合才能准确完成：盂肱关节、肩胛胸壁关节（STJ）、肩锁关节（ACJ）和胸锁关节。

简单来说："如果这 4 个关节中的任何一个出现病变，就会引起肩关节功能障碍！"

肩肱节律最简单的形式就是描述盂肱关节和肩胛胸壁关节间的活动关系，其最大活动范围为 160°~180°，这被认为是屈曲和外展的正常运动范围。事实上，肩肱节律表明，当肱骨外展时，肩胛骨将以 2∶1 的比例向上旋转。

随着时间的推移，关于肩胛骨在肩关节运动中功能的研究不断取得新进展。然而，肩胛骨运动的最初研究可以追溯到 1944 年 Inman 等通过 X 线片二维检查，发现肱骨抬高和肩胛骨上回旋之间总体上存在 2∶1 的关系，这仍然是目前为止肩肱节律的经典描述。

例如，在外展 180° 时，前 120° 主要来自盂肱关节的运动，其余 60° 来自肩胛胸壁关节的向上旋转。这意味着在外展 90° 时，肩关节将外展 60°，肩胛骨将旋转 30°，因此比率为 2∶1。换言之，肩胛骨每上旋 1°，肩关节就会外展 2°。

Rundquist 等（2003）报道，肩关节损伤（包括肩关节不稳、肩袖异常和盂唇撕裂）患者中有 68%~100% 的人存在肩胛骨活动模式异常（活动改变）。

现在的问题是，我们需要为这个概念增加另一个维度。在外展的前 30°，肩胛骨几乎没有活动，因为活动主要来自肩关节，然后外展以 2∶1 的比例继续进行。在上臂外展 90° 的过程中，如前所示，肩关节外展 60°，肩胛骨将上旋 30°；锁骨将

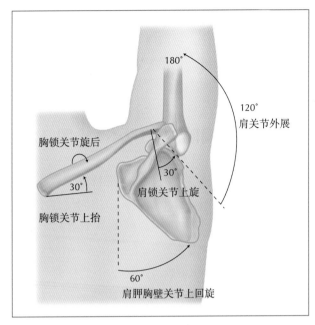

图 2.20 肩肱节律（2：1）

上抬 15°，然后开始后旋，这些活动是依靠胸锁关节和肩锁关节完成的。从上臂外展 90°~180°，肩关节再将肱骨外展 60°（总共 120°），肩胛骨上回旋剩余的 30°；与前面类似，锁骨再升高 15°，在胸锁关节和肩锁关节处再向后旋转 30°~50°。此时有另一个 2：1 节律加入，称为肩锁节律——即肩胛骨每旋转 2°，锁骨就会抬高 1°。

另外，在肩关节完全外展过程中，肱骨还需要侧向旋转 35°~40°，以防止大结节撞击肩峰，肩胛骨需要后倾约 30°以允许肩胛骨完全向上旋转 60°，特别是在矢状面上进行屈曲运动时。

前面的描述有些复杂了，简单来说，肩关节总的外展范围为 120°。肩胛骨上回旋 60°运动中约 50% 来自锁骨在胸锁关节和肩锁关节处的特定活动，以帮助其完成完整的 60°上回旋。任何进一步的向上旋转 / 上抬都是通过锁骨的旋后来实现的。这意味着在评估过顶运动时是否有活动异常模式存在时，需要关注这两个小关节（胸锁关节和肩锁关节）。

胸椎参与

除此之外还需阐述另一个概念，因为前文叙述并不是很详尽。对于肩关节复合体 180°的完全屈

曲和外展，最后 10°~15°的动力其实来自胸椎的伸展，即肩胛骨旋转 60°，肩关节外展 105°，胸部伸展 15°。脊柱的胸椎段对恢复肩关节复合体充分的屈曲和外展末端活动范围非常重要。这些活动可以通过使用手法，特别是胸椎手法进行改善，这些将在以后的章节中讨论。

肩肱节律与肩袖肌群

现在让我们来看看肩胛骨运动过程中肩袖肌群的功能。这是一个非常有趣的话题，因为运动医学领域的专家可能并不认同我下面的一些内容！

一般认为，在肩关节开始外展时，最开始 10°~15° 是由冈上肌启动的，继而由三角肌中束负主要责任，冈上肌部分纤维保持持续激活。在肩外展约 30°时（从肩关节），肩胛骨将开始通过收缩斜方肌上、下部和前锯肌进行上回旋。当然，随着外展活动的继续，在活动过程中会有一段时间——通常认为是在 60°~90°之间（疼痛弧）——即肱骨大结节接近肩峰的过程，位于肩峰下空间内的软组织结构将会受到挤压，从而导致肩峰撞击综合征。为了防止软组织被撞击，冈下肌和小圆肌被激活并协同收缩，它们通过外旋肱骨和大结节来使大转子远离肩峰，同时保证肩关节仍能继续外展（图 2.21）。

肱骨在肩胛骨上回旋的同时继续外展（外旋），肩胛下肌和冈上肌此时对肱骨有内收作用（图 2.22）。这将有助于肩胛窝深处肱骨头的下拉运动（内收）或向下滑动，以防止撞击并提供整体稳定性。在内收活动（当把手臂放回身体的一侧时）时会发生相反的情况。

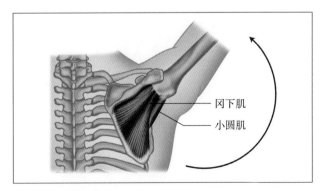

图 2.21 冈下肌和小圆肌外旋肱骨

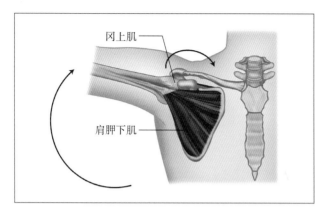

图 2.22 外展 90°~180° 时，冈上肌和肩胛下肌帮助肱骨头下降

请记住（仅是为以上论述做出补充），当一个人做肩关节外展和屈曲动作时，需要 4 个关节（前面提到的）精确的相互作用，以及肌肉和软组织的互相平衡，因为它们都会影响肩关节复合体的功能。当评估患者或运动员进行过顶运动时，我们不仅需要关注其肩关节的力学模式，还需要考虑其他 3 个关节（胸锁关节、肩锁关节和肩胛胸壁关节），同时也要记住胸椎在其中的关系，因为这些对维持手臂在做任何过顶运动时的稳定性及运动能力是不可或缺的。

从临床角度来看，于治疗师而言，肩关节的外旋功能自然是允许其在冠状面内完全外展的必要条件，因为大结节必须绕过肩峰韧带和喙肩峰韧带以防止撞击。因此，在肩关节的病变中，如关节囊炎，应在治疗过程中尽早进行牵伸以改善外旋，加强冈下肌和小圆肌（外旋肌）的肌力训练。因为肩胛骨负责肩关节全范围活动的 1/3，故每个有肩关节病变的患者都应该关注这个问题。已经证明，在任何过顶运动中，前锯肌都在维持肩胛骨与胸壁稳定性方面发挥着重要作用，肌肉疲劳可能导致肩关节复合体的生物力学改变，从而导致撞击综合征。

Perry（1988）认为最重要的肩胛骨上旋肌是斜方肌和前锯肌，尽管这些肌肉在体积上相差无几，但肌电图（EMG）研究表明，在游泳运动中，前锯肌的工作效率为其最大值的 75%，斜方肌的工作效率为其最大值的 34%~42%。她认为，单纯依靠 75% 的工作量不足以支持长时间游泳，因此，训练和康复时必须增加对所有肩胛肌的重视程度。

Hammer（1991）提到，游泳者经常会过度训练他们的胸肌和颈前肌，导致塌陷姿势，肩胛骨后缩肌和内收肌（菱形肌、斜方肌中部和背阔肌上部纤维）和外旋肌较弱。在游泳动作的恢复期（外展和外旋），肩胛肌无力可能导致肩胛骨无法及时被稳定在肱骨头下方。这可能会造成肱骨头无法完全远离肩峰，而导致肩峰下撞击。与肩关节内旋肌相比，外旋肌的过度发达可能是导致肌腱炎（游泳肩）的原因之一。

第三章
姿势、肌筋膜链及内部核心（局部稳定系统）与外部核心（整体稳定系统）

在　探究链（sling）系统的作用及内、外核心肌群与肩关节复合体的关系之前，我想先来讨论"姿势"。几乎所有的患者、运动员，甚至物理治疗师都会使用这个特殊的名词。例如他们会说"你认为我这个姿势好吗？"或"我知道我的姿势很糟糕。"或"我这么痛是因为我的姿势吗？"所以让我们看看"姿势"的概念。

■ 姿势

定义：正如 Thomas（1997）所言，姿势是身体的姿态或位置。

根据 Martin（2002）的观点，姿势有以下三个功能。

1. 在任何位置下都能使身体各部分保持在直线：仰卧、俯卧、坐姿、爬行和站立。
2. 能预测变化以允许主动参与目标导向的活动，如伸手和踏步。
3. 对平衡中的意外干扰能做出反应。

从以上三个功能可以看出，姿势既是静止状态，也是活动状态，是平衡的代名词。在任何时候都应该保持最佳姿势，不仅是指在静态姿势（如坐和站）时，还是在日常活动中的功能运动中都必须保持最佳姿势。

如果要在运动表现中鼓励最佳姿势和姿势控制，就必须充分认识到良好的静态姿势的原则。一旦理解这些，就可以确定不良姿势，从而选取并执行相应的纠正策略。

- 良好的姿势是肌肉和骨骼平衡的状态。不论这些结构在工作还是休息时是何姿势（如直立、躺卧、蹲下或弯腰），都可以保护身体的支撑结构免受伤害或减缓退行性改变。
- 不良的姿势是指身体各部分之间不协调的关系，这会增加支撑结构的压力，导致身体在支撑基础上的平衡效率降低。

关于肩部和颈部疼痛，必须考虑和评估患者的姿势，因为当患者在站立位时，肩胛骨处于自然休息位（如后所述），肩胛骨的位置会直接影响肩关节的自然对齐，特别是关节盂的位置，有一个特定的对齐重心。圆肩患者的胸椎后凸增加，导致肩胛骨的位置改变——它向前和向下旋转，随后改变了肩峰和肩胛窝的位置，增加了发生撞击综合征的风险。在图 3.1a，你会看到患者能够举起手臂越过耳部，因为其胸椎后凸是正常的；而在图 3.1b 中我们看到，由于胸椎后凸的增加，活动末端范围受限。

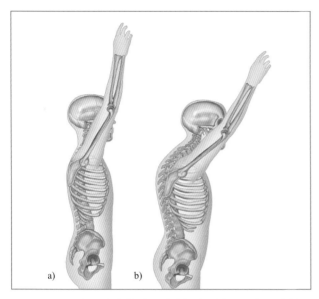

图 3.1　a. 正常的活动范围和手臂越过耳朵；b. 由于胸椎后凸增加，活动范围受限

不良姿势

不良姿势可能是多因素共同作用的结果，其中之一就是遗传；通过评估患者父母的身体状况，可以确定遗传是否为潜在因素，若是则这种情况的治疗是相对困难的。另一个原因可能是身体遭受的创伤或强直性脊柱炎等炎症性关节病变，甚至是骨骼肌肉系统中的某种结构畸形。这可能是由日常习惯造成的错误的机械负荷，特别是一些始于童年的错误习惯。萎靡不振或弯腰驼背的姿势在年轻人中很常见，如果不加以纠正，这种日常习惯会成为常态。对一些人来说，久坐已成为一种固定的姿势（可能持续 8 小时或更长时间）。在当今社会，很多人输掉了与重力对抗的战斗，他们的身体重心（LCOG）发生了改变。当处在一个正确的姿势时，人体的姿势肌处于低能耗、低活跃状态，只有当平衡被破坏时才会做出反应，以维持身体的直立位。然而，当长期偏离正确的位置时，姿势肌活动将增加，从而导致更高的能量消耗及疼痛的风险增加。

疼痛痉挛周期

在不良姿势的初始阶段，缺血是疼痛的主要原因。流经肌肉的血流量与其收缩或活动的程度成反比，在收缩 50%~60% 时几乎为零。一些研究表明，人体不能在持续超过 10% 的等长收缩情况下保持动态平衡。

请参考以下示例。

头部的重量大约是全身重量的 7%（肩膀和手臂大约是 14%）。这意味着，对于一个体重 176 磅（80kg）的人来说，头部的重量为 11~13 磅（5~6kg）。如果头和肩膀向前移动，偏离理想的直线，颈部伸肌的活动将急剧增加，导致血供受限。

有学者曾研究过，头部每前倾 1 英寸（约 2.5cm），头部在脊柱（颈椎）的重量就会增加约 10 磅（约 4.5kg）。

举个例子，如图 3.2a 所示。

如果头部的重量通常是 10 磅（约 4.5kg），那么只要头部前倾姿势增加 1 英寸（约 2.5cm），承重就

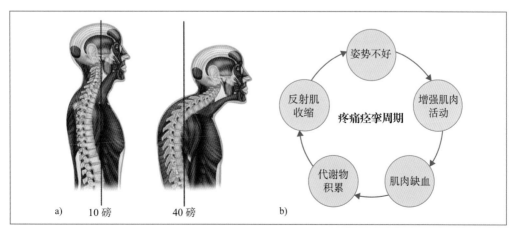

图 3.2　a. 头部前倾姿势的结果；b. 疼痛痉挛周期

可能增加到 20 磅（9kg）；增加 2 英寸（约 5cm），就可能增加到 30 磅（13.5kg）；增加 3 英寸（约 7.5cm），就会增加到难以置信的重达 40 磅（18kg）。

这种长时间的等长收缩会迫使肌肉进行无氧代谢，使乳酸和其他刺激性代谢物积累。如果休息不充分，可能会引起已经缺血的肌肉出现反射性收缩。从而将进入疼痛痉挛周期（图 3.2b）。

神经肌肉系统由慢收缩肌纤维和快收缩肌纤维组成，不同的肌纤维在人体功能中扮演着不同的角色。如果保持正确的姿势，慢肌纤维（Ⅰ型）主要负责持续的低水平活动，而快肌纤维（Ⅱ型）则负责有力、粗大的运动。肌肉还可以进一步分为两类：姿势（张力）肌和相位肌。

姿势（张力）肌和相位肌

Janda（1987）根据肌肉的进化和发展确定了两组肌肉。从功能上讲，肌肉可分为姿势（张力）肌和相位肌（图 3.3）。张力系统由屈肌组成，屈肌后来发展成为收缩性结构。Umphred 等（2001）发现，张力肌参与重复的或有节律的活动，并在屈肌协同作用下被激活，而相位性系统由伸肌组成，并在出生后不久表现出来。相位肌在重力的作用下产生偏移，并参与伸肌协同作用。肩关节和颈椎的肌肉主要分为相位性肌肉和姿势性肌肉，见表 3.1。

过去有研究者认为，具有稳定功能的肌肉（姿势性肌肉）在受到压力时有自然缩短的倾向，而其他表现更活跃／运动作用的肌肉（相位性肌肉）则有拉长的倾向，随后会受到抑制（表 3.2）。倾向于变短的肌肉（如胸肌）起主要的姿势作用，与潜在抑制的菱形肌互为拮抗肌有关（详见后述）。

表 3.2　肌肉延长与缩短

	姿势	相位
功能	姿势	运动
肌肉类型	类型 Ⅰ	类型 Ⅱ
疲劳	迟发	早发
反应	缩短	延长

有一些例外的情况，即有些肌肉是在其他肌肉伸展时收缩——有些肌肉能够改变它们的结构。例如，一些人认为斜角肌本质上属于姿势肌，而另一些人则认为它们是相位肌。我们从具体的测试中得知，根据在肌肉结构中出现的功能障碍，可以发现斜角肌处于缩短和紧绷的状态，但在某些时候也可以观察到它们被拉长和变弱。

姿势肌和相位肌是有区别的；然而，许多肌肉同时具有这两种纤维的特征，并是含有Ⅰ型和Ⅱ型肌纤维的混合物。例如，腘绳肌具有稳定体位的功能，但它是多关节的（跨越多个关节），而且极易缩短。

姿势／强直肌

姿势肌又称强直性肌肉，具有反重力的作用，因此在维持姿势方面起着重要的作用。慢收缩纤维更适合保持姿势：它们能够持续收缩，但通常会缩短，随后变紧绷。姿势性肌肉以慢收缩为主，因为它们能抵抗疲劳，并由较小的运动神经元支配。因此，它们的兴奋性阈值较低，这意味着神经冲动将在相位肌之前到达姿势肌。随着这一系列的神经支配，姿势肌将抑制相位（拮抗剂）肌，从而降低其收缩电位和激活。

相位肌

相位肌的主要功能是运动。这些肌肉通常比姿势肌更浅表，且为多关节肌，主要由Ⅱ型肌纤维组成，处于随意反射的控制下。

表 3.1　躯干和上肢的相位肌和姿势肌

主要姿势肌	主要相位肌
胸大肌	菱形肌
胸小肌	斜方肌下部
肩胛提肌	斜方肌中部
上斜方肌	前锯肌
肱二头肌	肱三头肌
冈下肌	
肩胛下肌	
斜角肌	颈部屈肌
胸锁乳突肌	舌骨上和舌骨下／颈长肌
枕下肌	

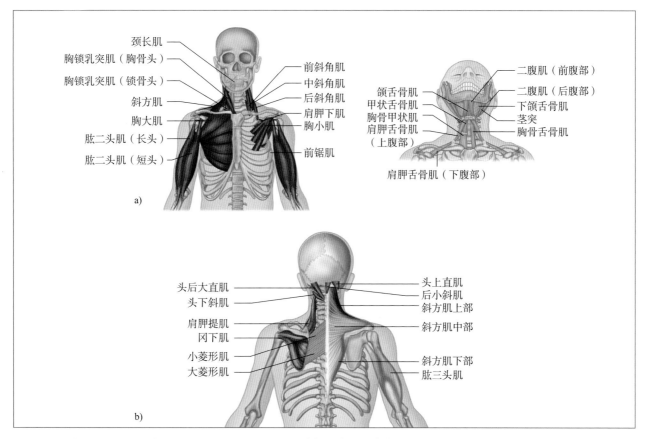

图 3.3　上肢的姿势肌和相位肌：a. 前视图；b. 后视图。紫色肌肉以维持姿势为主，绿色肌肉以维持相位为主

　　缩短且紧绷的姿势肌往往会抑制相关的相位肌，并降低其功能。收缩倾向的肌肉和舒张倾向的肌肉之间的关系是其中一种方式。当收缩倾向的肌肉变得更紧绷并进一步收缩，就会抑制舒张倾向的肌肉，导致其拉长，并随之变弱。想想这会如何影响它们之间的关系，如髂腰肌和臀肌之间，以及胸大肌或胸小肌和菱形肌之间。

■ 牵伸前后的肌肉活动

　　让我们来看看牵伸高张力肌肉前后躯干肌肉（在这种情况是竖脊肌）活动的肌电图（EMG）研究。在表 3.3 中，高张力竖脊肌在躯干屈曲时是活跃的，在拉伸后，这些肌肉在躯干屈曲（腹直肌十分活跃）和躯干伸展（背部抬起）时都被抑制。

表 3.3　肌肉活动的 EMG 记录（来源：Hammer 1999）

肌肉	第一次记录			第二次记录		
腹直肌	〰️	〰️	〰️	〰️	〰️	〰️
竖脊肌	〰️	〰️	〰️	〰️	〰️	〰️

肌肉失衡的影响

Janda（1983）的研究结果表明，紧绷或过度活跃的肌肉不仅会通过 Sherrington（1907）所述的 Sherrington 相互抑制定律来阻碍主动肌，而且还会在那些通常不参与的活动中变得活跃。这就是为什么在试图纠正肌肉骨骼失衡时，我们会鼓励使用肌肉能量技术（MET）来拉长过度活跃的肌肉，而不是试图强化弱且拉长的肌肉（MET 将在第九章中解释）。

继续阅读前，请思考下面的这段话。

"紧绷的肌肉会把关节拉到一个功能失衡的位置，而弱的肌肉无法拮抗这种情况的发生。"

因此，解决这个问题的一种可能的方法是应用以下简单的规则。

"先延短，后补弱"。举个例子，我们会先拉长缩短的胸肌，然后再强化弱的菱形肌。

如果不解决肌肉失衡，身体将被迫进入代偿状态，这会增加对肌肉骨骼系统的压力，最终导致组织崩溃、刺激和损伤。身体会处于肌肉骨骼退化的恶性循环中，姿势肌缩短，相位肌拉长（表 3.4）。

表 3.4　肌肉骨骼退化的恶性循环

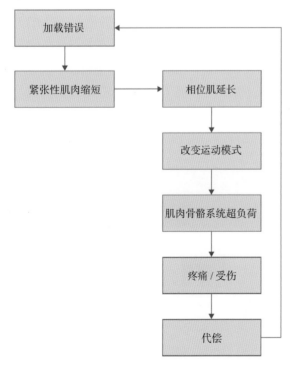

肌肉的失衡最终反映在姿势上。如前所述，姿势肌由较小的运动神经元支配，因此兴奋阈值较低。由于神经冲动先于相位肌到达姿势肌，所以以姿势肌会抑制相位肌（拮抗剂），从而降低收缩电位及其活性。

当肌肉受到不当的或重复的负荷时，姿势肌缩短，相位肌变弱，它们的长度－张力关系发生改变。因此，姿势将受到直接的影响，因为周围的肌肉取代了软组织和骨骼的功能。

上交叉综合征

Janda（1988）讨论了上交叉综合征（UCS，也称为近端或肩带交叉综合征）（图 3.4）。

在 UCS 中，上斜方肌和肩胛提肌的紧绷与胸大肌和胸小肌的紧张相互关联。颈深屈肌无力与菱形肌无力，与斜方肌中、下部无力形成交叉。

这种失衡状态会导致关节功能障碍，尤其是寰枕关节（OA）、C4~C5 颈胸关节（CTJ）、肩胛胸壁关节、盂肱关节和 T4~T5 节段的胸椎。

Janda 曾提到，这些应力集中区域，特别是脊柱应力，对应过渡区域。在该过渡区域中，相邻椎骨的形态发生了改变。

在 UCS 中可以看到特定的姿势变化，包括头部前伸的姿势、颈椎前凸和胸椎后凸畸形、肩部上

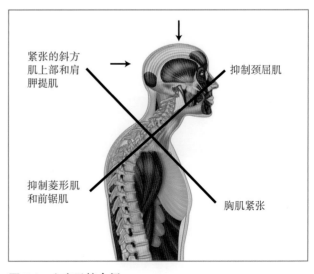

图 3.4　上交叉综合征

提和前突，以及肩胛的旋转或外展和翼展。

这些体位的改变降低了肩胛盂的稳定性，由于前锯肌无力导致肩胛骨的外展、旋转和翼展，肩胛盂变得更加垂直。这种稳定性的丧失需要提起肩胛骨和增强斜方肌上部的激活来保持盂肱集中。

肌肉紧张

Janda（1987）认为肌肉紧绷是导致肌肉失衡的关键因素。一般来说，紧绷倾向的肌肉比抑制倾向的肌肉肌力强 1/3。肌肉过度紧张会导致一连串的伤害事件。首先，肌肉紧绷会条件反射地抑制其拮抗肌，造成肌肉失衡。然后因肌力失衡而形成的关节功能障碍会导致不良姿态及代偿，使机体出现早期疲劳。最终，肌肉的过度紧绷和稳定性降低导致了受伤。

Janda（1993）认为，影响肌肉紧张度的重要因素有三个：肌肉长度、应激性阈值和可变募集。紧绷的肌肉通常比正常肌肉短，并表现出一种变化的长度 – 张力关系。肌肉紧绷导致激活阈值（激惹阈值）降低，这意味着肌肉很容易被活动激活。活动通常寻求阻力最小的路径，因此紧绷和促进的肌肉往往最先进入活动模式。肌肉紧绷时通常能保持力量，但在极端情况下会变弱。

■ 核心肌群的关系

内部核心肌群（局部稳定系统）

定义：如 Chek（2009）所述，静态稳定性是指在保持对位对线结构良好的情况下长时间保持一个姿势的能力。

静态稳定也经常被称为姿势稳定，虽然这可能会引起误解。因为，正如 Martin（2002）所说："姿势不仅是保持身体的一个位置，如站立。姿势也是动态的，无论是保持现有的姿势还是从一个姿势转变为另一个姿势。"

内部核心肌群（图 3.5）由以下部分组成：
- 腹横肌（TVA）
- 多裂肌
- 膈肌
- 盆底肌

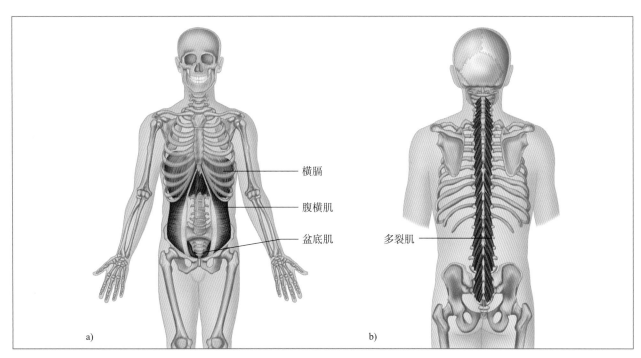

横膈

腹横肌

盆底肌

多裂肌

a)　　　　　　　　　　　　b)

图 3.5　内部核心肌群：a. 前面观；b. 背面观

本书只讨论腹横肌和多裂肌，因为二者与姿势肌和相位肌失衡有关，触诊时物理治疗师很容易就能触及它们。

而膈肌和盆底肌在触诊时很难触及，这里暂不予讨论。

腹横肌

腹横肌（transversus abdominis, TVA）位于腹肌的最深处。它起源于髂嵴、腹股沟韧带、腰筋膜和与之相关的下 6 肋软骨，并附着于剑突、白线和耻骨。

TVA 的主要作用是通过"穿入"腹壁来压缩腹部。当脐部向脊柱运动时可以观察到这种收缩。腹横肌不参与脊柱的屈曲和伸展。Kendall 等（2010）指出："这块肌肉除了起到稳定白线的作用外，对侧屈没有作用，但能使外侧躯干肌（内、外腹斜肌）更好地发挥作用。"

TVA 似乎是内部核心肌群的关键肌肉。Richardson 等（1999）发现，在没有背痛的人身上，TVA 的激活比肩部活动提前 30 毫秒，比腿部活动提前 110 毫秒。这证实了 TVA 在保证稳定性以完成四肢骨骼运动中的关键作用。当 TVA 在吸气过程中收缩时，它会将中央肌腱向下拉并变平，从而增加胸腔的垂直长度并使腰椎多裂肌收缩。

多裂肌

多裂肌是腰背部肌肉最内侧的部分，其纤维在腰椎棘突附近汇聚，形成被称为腰椎乳突的附着点。纤维向下方辐射，并延伸至下位 2~5 个椎骨的横突上（TP）。还有一些远端与骶结节韧带结合的纤维，这些纤维延伸到最后一节腰椎（L5）水平以下，止于髂骨和骶骨。

多裂肌被认为是一系列较小的肌肉，可分为浅层和深层。骶骨底部附近的多裂肌数量比顶部多，特别是填充髂后上棘（PSIS）而非下外角（LILA）之间的空间。

多裂肌的伸展作用在维持腰椎稳定性方面扮演了至关重要的角色，此外它还能抵抗腰椎的前屈和施加在腰椎上的剪切力。多裂肌也起着缓解椎间盘压力的作用，使体重均匀分布于整个脊柱。浅层肌肉起着保持脊柱相对笔直的作用，而深层肌肉纤维则起着维持脊柱整体稳定的作用。

Richardson 等（1999）发现腰椎多裂肌和 TVA 是腰椎的关键稳定器。这两块肌肉与胸腰筋膜相连，以提供 Richardson 和他同事所说的"天然的深层肌肉紧身衣，保护背部免受伤害"。

Richardson 等（2002）利用多普勒超声（一种可以显示特定肌肉是否收缩的超声诊断设备）研究了这些肌肉如何影响骶髂关节（SIJ）。他们证明了当 TVA 和多裂肌共同作用时，SIJ 刚度增加，证明这些肌肉对于挤压和稳定负荷下的 SIJ 关节（力封闭）至关重要，而且这种挤压需要合适的时间发生。

肌筋膜外部核心（整体稳定系统）

外部核心肌群的力量闭合肌肉包括 4 个肌筋膜链合体系统（图 3.6~3.9）。

- 后纵链
- 体侧链
- 前斜链
- 后斜链

这些肌筋膜链为骨盆束带提供了闭合力量和维持随后的稳定。任意一个肌筋膜链受损都不能确保骨盆和躯干的稳定性，甚至可能会导致包括肩关节复合体和颈椎在内的整个运动链的疼痛和功能障碍。虽然体表肌群的肌肉可以单独训练，但有效的力封闭需要这些肌筋膜链的特定协同激活和放松，以实现最佳的功能和性能。

完整的肌筋膜链整合体系代表多种力量，由数块肌肉组成。一块肌肉可能会参与到多个链中。链可能重叠和互相连接，这取决于目标任务。体表肌群有若干个肌筋膜体系，有假说认为链没有起点或终点，而是在需要时相互连接，以帮助力量的传

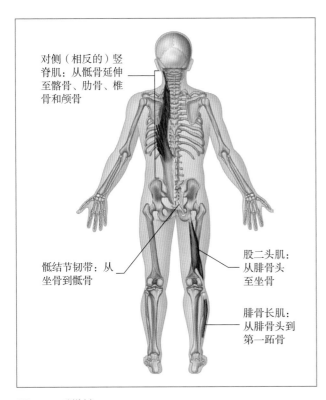

对侧（相反的）竖脊肌：从骶骨延伸至髂骨、肋骨、椎骨和颅骨

骶结节韧带：从坐骨到骶骨

股二头肌：从腓骨头至坐骨

腓骨长肌：从腓骨头到第一跖骨

图 3.6 后纵链

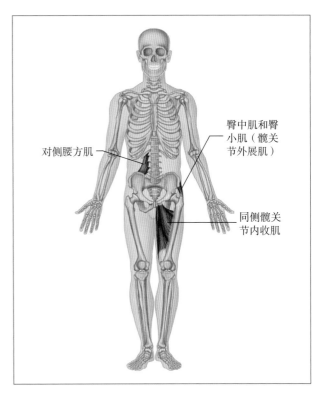

臀中肌和臀小肌（髋关节外展肌）

对侧腰方肌

同侧髋关节内收肌

图 3.7 体侧链

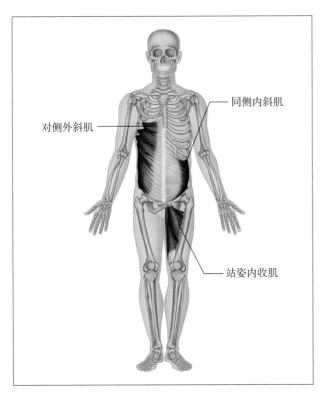

对侧外斜肌

同侧内斜肌

站姿内收肌

图 3.8 前斜链

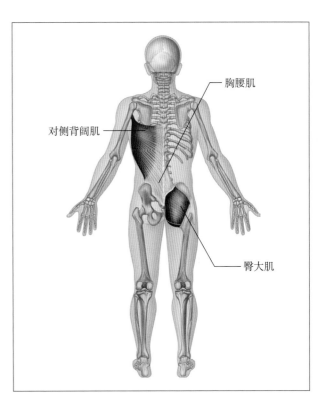

胸腰肌

对侧背阔肌

臀大肌

图 3.9 后斜链

递。这些链可能是一个相互连接的肌筋膜链系统，而在任何特定活动中被激活的链可能仅仅是整个链系统的选择性激活的结果（Lee，2004）。

识别和治疗特定的肌肉功能障碍（如虚弱、不适当的募集或紧张）在恢复力封闭时非常重要。要理解为什么链的某些部分可能在活动中受到限制或缺少支持，需要注意以下几点。

- 外部核心肌群的 4 个系统依赖内部核心肌群获得对关节刚度和稳定性产生有效的力量。
- 若内部核心肌群不能正常工作以满足外部核心肌群的工作需求，通常会导致肌肉失衡、关节损伤和活动异常。
- 使用现代的抗阻训练仪器不能有效地调节外部核心肌群，因为用这类仪器进行的训练通常与日常的功能动作无关。
- 外部核心肌群的调节要求内、外肌群的功能

协调，应通过使用与患者日常工作或运动环境相关的运动控制模式，进行特定练习。

若你已对肌筋膜链系统的信息有了很好的了解，在下一章中，我们将尝试讨论步行周期（步态周期）及其与肩关节复合体的关系，以及它对肩关节复合体的影响。这些链该如何与高效的步行周期联系起来，以及它如何影响整个运动链，从接触地面到摆动手臂来增加推进力，同样值得我们探究。我真心希望，当你读到那一章时，你脑海中的碎片图像会慢慢组成一幅清晰可辨的图片。本书的目标是让读者一次又一次地回到每个特定的章节，尝试理解和消化相关内容。然而，更重要的是，我希望读者能够在临床中使用这些信息，成为一名更高效的治疗师，特别是当治疗师亲自评估和治疗运动员和患者时。

第四章
步行及其与肩关节复合体的关系

尽管这个主题在我以前出版的书中讨论过，我在此再次提及是因为有必要了解行走和跑步过程中人体实际上发生了什么，尤其是与肩关节有关的部分。我可以确定在下动力链中的任何功能障碍，特别是膝、髋、骨盆和骶髂关节，最终都会影响到上动力链的功能和稳定性。治疗师需要退一步，更全面地评估患者，而不是只关注患者疼痛的部位。

想象一下：你正在寻找一双新运动鞋——也许你已经决定开始跑步或者已经是跑步者，但是感到腰背或膝关节痛，而你认为这可能是运动鞋的问题。销售人员可能会请你试穿一下鞋，然后尝试在跑步机跑上几分钟。他们可能会从后面观察你的跑步风格。他们甚至可能会录制视频并在屏幕上慢速播放。他们通常会讨论你跑步的特点（正常足弓或平足弓等），并根据跑步时脚如何接触地面推荐运动鞋。希望这能达到减轻膝关节或腰背部疼痛的预期目标。如果你是跑步新手，这样做至少可以让你使用正确的装备开始跑步。

我不是在这里教你如何使用跑步机评估患者或使用录像机观察步态，而是为了帮助你了解每个肌肉骨骼链组成部分的联系，正如当你感觉拼图可能缺少一块时，需要你更进一步评估。在我曾参加的一个医疗会议上，外科医生说他们最好的诊断工具是"患者的手指"，他们要求患者指出疼痛的部位，然后治疗疼痛的部位。对于外科医生，治疗膝关节或足踝可能需要这种方式，但对于已经成为治疗侦探的康复治疗师来说这并不够，他们需要努力寻找更多线索从根源上解决问题。如果我们只关注疼痛部位，我们可能永远解决不了这个问题！

我们通常认为行走（甚至跑步）理所当然——是与生俱来的能力，直到我们身体某处开始疼痛，简单行走或跑步也变得非常痛苦。在这里我想讨论一下行走，重点是它与肩关节复合体运动链的关系，以及我们将如何影响它。

人的步行是一系列非常复杂、协调的动作。步行周期分为两个主要阶段：支撑相和摆动相。一个步行周期是从一侧足跟首次触地开始（也称为足跟着地），经过摆动相，以同侧足跟再次触地结束。支撑相可细分为足跟着地期、支撑相中期和推进期。

支撑相是步行周期的负重阶段。它由足跟着地开始，以同侧足趾离地结束。摆动相以足趾离地开始，并以足跟着地结束。据估计支撑相约占一个步行周期的60%，摆动相约占40%，如图4.1所示。

■ 足跟着地

支撑相右脚足跟着地之前身体的位置是右侧髋关节屈曲，膝关节伸展，踝背伸，足内翻，如图4.2所示。在胫骨后肌的帮助下，胫骨前肌保持踝/足处于背伸和内翻的位置。

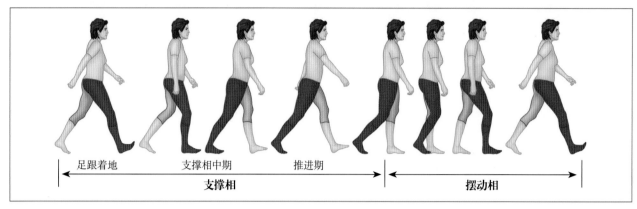

图4.1　步行周期的支撑相和摆动相

足跟着地　支撑相中期　推进期

支撑相　　　**摆动相**

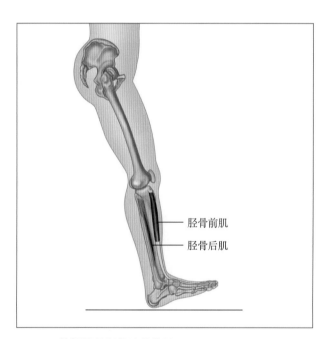

图4.2　前侧腿足跟着地的位置

胫骨前肌
胫骨后肌

在正常步态中，足跟着地时，足以约2°的内翻接触地面。正常足部运动，距下关节会由内旋5°~6°运动至内旋3°~4°，这将使足起到"移动适配器"的作用。

■ 外部核心的肌筋膜连接

由于踝背伸和足内翻，胫骨前肌成为肌筋膜链系统的一部分。这个肌筋膜链从胫骨前肌起点开始，然后经腓骨长肌（其附着点在第一跖骨和内侧楔骨上，类似胫骨前肌的附着）再到其外侧的肌肉起点和腓骨头。这个骨性标志也是股二头肌的附着点。

肌筋膜链随着股二头肌延伸至其起点——坐骨结节，在此处肌肉通过骶结节韧带附着在坐骨结节上；通常股二头肌直接附着于此韧带而不是坐骨结节。Vleeming等（1989）发现，在50%的受试者中，骶结节韧带延续为股二头肌的长头腱。

然后，肌筋膜链移行为骶结节韧带，附着在骶骨的下方连接到对侧（相对侧）多裂肌和竖脊肌，一直延伸到枕骨。这条肌筋膜链被称为后纵链（PLS）（图4.3）。

甚至在足跟着地接触地面之前，踝背伸就已经激活了股二头肌和腓骨长肌。因此，这种共同收缩形成的胸腰椎筋膜"关闭"机制成为稳定下肢的一种手段。必要的动能得以储存，并在随后的步行周期的推进阶段得到释放。

上述的后纵链收缩紧张形成的张力，将通过股二头肌集中到骶结节韧带上（图4.4a）。这种连接将有助于骶髂关节的力封闭机制（此后章节中将有更多与此有关的内容）。简单来说，它为启动支撑相创建了一个自锁和稳定的骨盆。

你可能还会注意到右侧髂骨（图4.4b）在摆动相向后旋转，因此骶结节韧带张力增加，这将有助于骶髂关节的力封闭。

你还可以从图4.4c中看到，由于股二头肌的收缩及右侧髂骨向后旋转，使右骶结节韧带变得紧张；同时，左侧髂骨向前旋转，骶骨绕左斜轴旋转（L-on-L）。在这个髋腰骨盆复合体的特定运动发生同时右足跟着地。

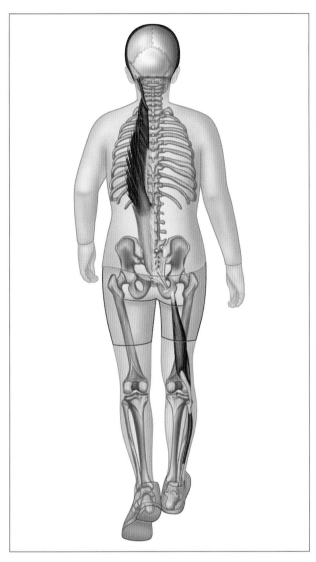

图 4.3　行走中，后纵链（深层）肌肉

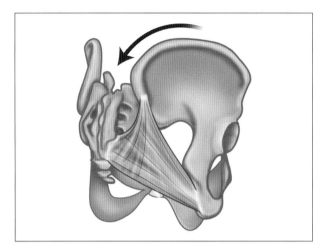

图 4.4b　右髂骨旋后——骶结节韧带紧张

在足触地阶段，不仅是从足到骨盆后纵链的运动链封闭机制被激活，同时从头部到胸椎再到骨盆的旋转运动也被激活，并自然摆动手臂，这将有助于产生步行周期中的推进功能。

下一阶段支撑相中期，是右腿从足跟着地到足尖离地（支撑相），体重在右腿上方移动，使骨盆向右横向移动。继而足尖离地，右侧髋骨（髋骨是由髂骨、耻骨和坐骨 3 块骨联合而成）开始旋前，而左侧髋骨开始旋后。

当你进入步态的支撑相中期时，由于骨盆自然向前旋转，骶结节韧带松弛，这时腘绳肌张力应该减小，故此刻的稳定是通过力闭合获得和维持的。

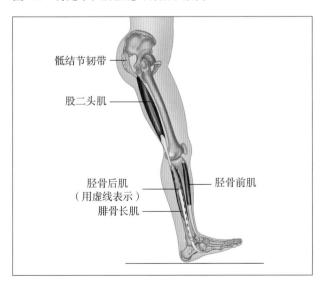

图 4.4a　前侧下肢足跟着地的位置，股二头肌和骶结节韧带紧绷

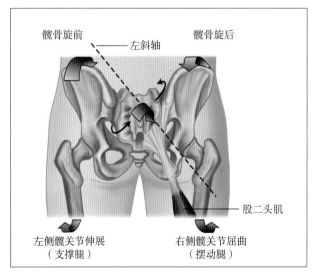

图 4.4c　右髂骨旋后，左髂骨旋前，骶骨绕 L-on-L 轴旋转

支撑相中期的重点是，右侧的臀大肌使下肢持续伸展运动并与对侧（左侧）背阔肌协同工作。这两个肌肉的主动收缩会增加胸腰筋膜的张力（后斜链），在支撑相中期，提供必要的力封闭以稳定右侧骶髂关节。

臀大肌与对侧背阔肌（使手臂伸展）协同收缩，通过反向旋转来协助步态的推进。胸腰筋膜，是臀大肌和对侧背阔肌间的结缔组织。这种筋膜结构的张力是由于臀大肌和背阔收缩而被动增加的。增加的张力将通过力闭合方式辅助稳定支撑侧的骶髂关节。

在图4.5中，你可以看到，在足跟着地之前，臀大肌将达到最大拉伸，如背阔肌被对侧向前摆动的手臂拉伸一样。足跟着地意味着过渡到步态的推进阶段，此时臀大肌的收缩力将叠加在腘绳肌上。

臀大肌和对侧背阔肌的协同收缩造成胸腰筋膜紧张，而后大量能量被释放，有助于肌肉运动。将能量存储在胸腰筋膜内有助于减少步行周期中的整体能量消耗。Janda（1992，1996）提到，较差的

臀大肌肌力和激活会降低行走效率。

随着我们从支撑相中期到足跟抬起并推进，在推进阶段开始时，足开始再次内翻并超过中立位；然后保持在内翻位直到足趾离地。在支撑相中期及推进阶段，足的内翻导致其从"移动适配器"（在足触地阶段就是这样）变成"刚性杠杆"，使跗中关节（mid-tarsal joint）呈旋后位。足趾离地前，其刚性杠杆作用（因为这期间跗中关节被锁定）将重心更加有效地向前推进。

■ 骨盆运动

在步行周期的支撑相中期，右侧髋骨（无名骨，由髂骨、耻骨和尾骨构成）从初始的后旋位开始向前旋转，右侧骶结节韧带的张力开始降低，骶骨被迫（被动）开始在右斜轴上向右扭转（R-on-R）。换而言之，骶骨向右旋转，向左侧屈，因为骶骨基底部左侧向前移动至点头位（这也被称为Ⅰ型脊柱力学机制，在此机制中旋转和侧屈的耦合运动方向相反）。此运动如图4.6a所示。

我们还需要提到并考虑到，当骶骨左侧向前移动进入点头位时，骶骨基底右侧将向后移动进入仰头位（R-on-R）；这主要是因为在支撑相中期，右侧骶结节韧带松弛，右侧髋骨逐渐向前旋转。

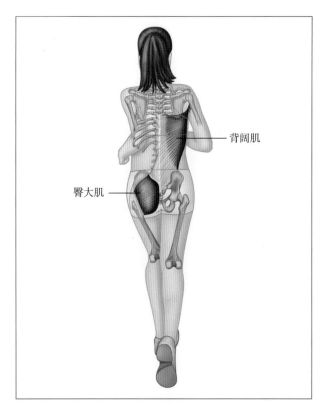

图4.5　跑步者，后斜链肌肉

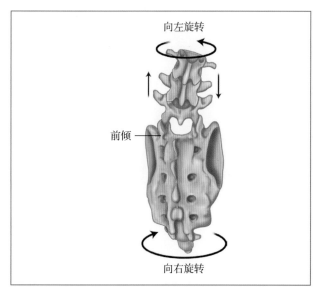

图4.6a　骶骨旋转和腰椎反向旋转

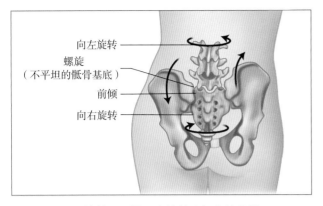

图 4.6b　骶骨旋转和腰椎反向旋转叠加在骨盆带上

由于骶骨的运动机制，腰椎向左旋转（与骶骨相反）和向右侧屈（Ⅰ型脊柱力学机制）（图 4.6b）。胸椎向右旋转（与骶骨相同），向左侧屈，而颈椎向右旋转，向右侧屈。颈椎的耦合运动方向与其他椎体相反，此型特定的脊柱耦合运动被称为Ⅱ型脊柱力学机制（Ⅱ型是指旋转和侧屈的耦合运动方向相同）。

当左腿从支撑到足趾离地，左侧髋骨、骶骨、腰椎和胸椎因受骶骨扭转的影响而以上述类似的方式旋转和侧屈，但与骶骨运动方向相反。

■ 前斜链

前斜链中支撑腿的内收肌、同侧腹内斜肌和对侧腹外斜肌协同工作（图 4.7）。这些综合的肌肉收缩有助于稳定支撑腿上方的身体，并帮助骨盆向前旋转，以获得最佳的推进力，为随后的足跟着地做好准备。

腹斜肌和内收肌群在步行周期中确保稳定性和灵活性。

当观察步态中记录下的腹斜肌肌电图，并将它们与步行周期中的内收肌活动相比较时，Basmajian 和 De Luca（1979）发现这两组肌肉（腹斜肌和内收肌）都有助于步行周期起始阶段的稳定，以及在摆动相骨盆的旋转和拉腿的动作［Inman 等（1981）也证明了这一点］。当步行的速度增加到慢跑和短跑的速度时，前斜链系统的激活变得更加突出，这也是必要的。

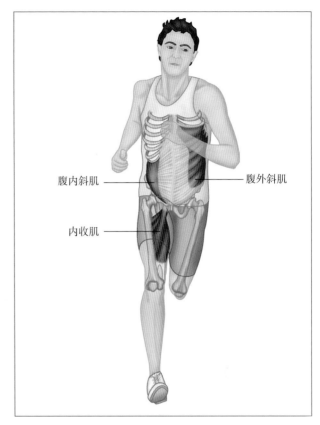

图 4.7　跑步者，前斜链肌肉

步行周期中的摆动相需要利用侧链系统，因为我们现在已经进入单腿站立位。这条链连接支撑腿的臀中肌和臀小肌、同侧内收肌与对侧腰方肌（图 4.8）。左侧臀中肌和内收肌的收缩稳定了骨盆，而对侧腰方肌的激活将有助于上提骨盆。这将使骨盆有足够的提升，以允许下肢完成步行的摆动相。侧

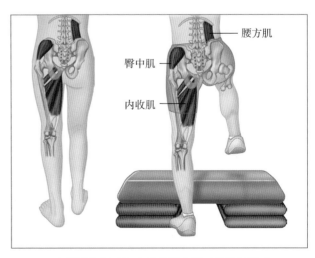

图 4.8　步行周期摆动相中的单腿支撑时的侧链肌肉

链起着至关重要的作用，因为它帮助维持脊柱和髋关节在冠状面上的稳定，是骨盆和躯干整体稳定的一个必要因素，随后这将影响上肢的力学变化。

侧链系统不仅稳定并保护脊柱和髋关节，而且也是骨盆、躯干和肩关节复合体稳定的必要因素。如果躯干和骨盆稳定性降低，则将使人无法产生快速移动摆动腿所需的力量，而这对于完成许多日常工作和适应运动环境都是不可缺少的。稳定性下降还会在试图移动摆动腿或在步行中和其他功能活动期间用站立腿发力时，导致骶髂关节和腰椎功能容易受损，这将最终导致整个动力链的功能障碍。

■ Gracovetsky 的脊柱引擎理论

Serge Gracovetsky（1988）详细阐述了脊柱运动的一个特殊概念，他在《脊柱引擎》（*Spinal Engine*）一书中对此进行了讨论。他认为脊柱是人类运动的主要引擎，并提出下肢不负责步行，而仅仅是脊柱引擎的延伸和"表达工具"的观点。他认为，脊柱在步行周期中不是一个刚性杠杆，其产生轴向压缩和扭转的能力是运动过程中的基本驱动力。

Gracovetsky 在他的讨论中说，在足跟着地的过程中，动能并没有像步行模型中那样转移到地面，而是通过肌筋膜系统有效地向上传递，使脊柱在重力场中产生共振。他并不认为脊柱是一个压缩负荷系统，椎间盘起着减震器的作用。他把椎间盘外环纤维及其相邻的关节突关节看作是动态的反重力扭转弹簧，储存和卸载张力，以提升和推动人体在空间中的运动。他还认为，关节突关节和椎间盘的自然连锁过程几乎传递了所有可用的反向旋转骨盆扭矩，以帮助内、外部核心肌肉运动。

Gracovetsky 说："脊柱是驱动骨盆运动的引擎。人体解剖结构形成是功能发展的结果。膝关节不能被孤立地评估，因为它是整体骨骼肌肉系统功能的一部分。腿将足跟着地的能量传导到脊柱。它是一种机械传感器，膝关节是传感器的关键部位。不当的能量传导将影响脊柱运动。脊柱功能评估应该成为膝关节术前评估的一部分。"

让我们回想一下脊柱和骨盆运动的早期概念，其中腰椎侧屈 / 旋转耦合作为 Gracovetsky 脊柱引擎的传动系统。例如，腰左侧屈驱动腰椎向右旋转，随后胸椎左旋，并继续影响整个肩关节复合体。

让我们回到步行周期并稍微转换视角来看待这个概念。腘绳肌群的股二头肌通过后纵链，有效地启动了脊柱引擎。股二头肌因其在骶髂关节中诱导力封闭机制的作用而被比作脊柱引擎的拉线开关。骶髂关节的闭合会使力量向上传递到脊柱腰骶段的骨–关节–韧带组织。力量最终将传入腰椎和胸竖脊肌。

肌电图研究表明，股二头肌在步行周期的最后阶段，即在支撑相早期加载阶段尤其活跃。在从摆动相到支撑相的过渡过程中，步行周期中足跟接触地面并有效地闭合了动力链，股二头肌现在可以以一种通常被称为闭链运动方式进行工作。在闭链运动中，股二头肌作用于链中较近端的部位（骨盆）。股二头肌直接与坐骨粗隆相连，也与骶结节韧带、骶骨、髂嵴相连，并向上连接多裂肌和腰竖脊肌。

足跟触地时同侧髋部和对侧肩处于屈曲位，能有效地预加载后斜链（图4.5），特别是同侧臀大肌和对侧背阔肌。这允许脊柱以一种类似弹弓的方式推进身体，同时与胸腰筋膜的表层共同介导相关肌肉的运动。

通过骨–关节–韧带结构传递的力导致脊柱关节突关节的闭合和腰椎的旋转，加上横向屈曲力矩，脊柱引擎开始驱动骨盆向前旋转。诱导腰椎旋转有效地将弹性能量储存在脊柱韧带和椎间盘纤维环中，正是这种能量的释放驱动了步行。

为了再次蓄能，脊柱必须从上方稳定下来：这是通过对侧臀大肌和背阔肌促使对侧手臂摆动和躯干旋转来完成的。脊柱的耦合模式已经进化并促进这种力量的回归。反向旋转被认为直接来自脊柱而不是来自腿部。

Maitland（2001）认为，行走时，我们的轴向骨骼系统在侧屈和旋转中交替波动的方式非常有趣，对我们的整体健康非常重要。这让人联想到蛇在草地上滑行时的波动动作。当然，蛇和人类最大的区别是，我们的蛇状脊柱最终连接两条腿以便行走。

■ 说明

本章中的某些信息似乎与肩关节的主题并不直接相关。但我想说的是，针对特定的患者，可能需要从宏观来看，尤其是这些患者的慢性颈部、肩部和手臂疼痛——潜在的致病因素很可能与步态有关。脊柱"引擎"作为主传动系统使我们能将一只脚放到另一只脚的前面。如果这个引擎坏了我们自然会在身体某处承受由此带来的痛苦。你会看到有人尝试如何保持相对正常地行走，他们可能有足底筋膜炎、膝关节半月板撕裂、髋关节退化，或者只是用吊带放置在一侧肩部，以保护扭伤的肩锁关节或脱位的肩关节。你将看到的是他们的身体的代偿机制开始改变正常的步行模式，尤其是当他们有潜在的关节或肌肉疼痛时。

第五章
肩关节病变的鉴别诊断

我在牛津大学的诊所教授肩关节高级课程时，面对的是来自世界各地的学生，我感到非常荣幸。然而在课程中，当说到肩痛和上肢疼痛的鉴别诊断时，我常会发现这样一些令人失望的事情——很多物理治疗师对除肩关节之外的身体其他结构和重要脏器可能是导致患者目前肩关节症状的潜在因素（或者至少有关）的相关知识知之甚少。接受过医学专业训练的人员，他们最初的训练时间通常较久，因而可能拥有非常丰富的专业知识，但希望本章内容依然能够引起这些读者的兴趣。我在此将讨论一种可能导致肩部或上肢疼痛的特殊病理机制并提醒读者注意。鉴别诊断疼痛是源于骨骼肌肉问题还是内脏病理问题是很重要的，因为就临床表现而言它们很容易因相似而造成误诊，就像我们很快会读到的那样。

许多年前我写过一篇文章，讨论了5位来诊所就诊的肩部疼痛患者。特别有趣的是他们具有某些共同点。他们每个人都被要求将手臂放在身体两侧，在舒适范围内尽可能做肩外展动作，并试着将手臂举过头顶，达到正常的活动范围（通常为180°）。

他们所有人都意识到在活动过程中有些部位"不正常"，其中3位在手臂外展过程中确实感到疼痛。第一位患者是一名75岁的男性，他从梯子上摔落，右肩着地。来就诊时，他甚至不能主动地开始手臂外展，尽管我可以将其手臂被动无痛外展

至180°。第二位患者是一位34岁的女性，从事油漆和室内装潢工作，她的疼痛仅出现在肩关节外展60°~110°之间（在周末粉刷天花板后）——这是典型的疼痛弧表现。第三位患者是一名24岁的英式橄榄球运动员，他在一场比赛中被抱摔时肩上部受伤，其肩关节外展接近末端时感到疼痛。第四位患者是一位55岁的女性，她自6周前参加健身课程后发现肩部越来越僵硬，现在肩关节的活动受限，甚至无法将手臂在不感觉到受限和伴随疼痛的情况下外展至60°。第五位是一名45岁男性，他肩外展不能超过20°（但可以启动），这是发生在早上他做了几个俯卧撑之后。患者可以把手臂外展20°且没有疼痛和肌力减弱，但不能进一步外展，三角肌似乎不起作用了。当时我认为这是由于某种潜在的肌无力或神经问题所引起的。

我个人对肩关节复合体的治疗理念与多年前我作为学生时学习的手法治疗理念一致。这就是所谓的 KISS 原则（keep it simple stupid，保持简单）或者保持简单化原则。我总是告诉学习手法治疗的学生，如果患者表现出他们认为的"真实的肩部"或上肢问题，他们在肩外展或者屈曲至180°过程中存在疼痛或受限问题，他可能存在定位于肩关节复合体的问题或病理改变而需要通过手法物理治疗以处理。不管此方法被认为正确与否，目前这种方法似乎对我的患者和运动员都很有效。

关于以上5个病例研究（图5.1），第一位患

者我认为是冈上肌全层撕裂（断裂），第二位是肩峰下滑囊撞击综合征和（或）冈上肌腱病。第三位患者在外展最末端出现疼痛，是肩锁关节（AC 关节）扭伤。第四位我诊断为慢性冻结肩（关节囊炎）。最后一位我认为有腋神经麻痹，其在外展过程中无法激活三角肌（腋神经，源于 C5 水平的颈神经根，主要支配三角肌和小圆肌）。

关于最后一个案例研究，许多拥有良好知识储备的治疗师可能会说这可能是 C5 神经根的问题，可能会导致肩外展无力。这完全正确，因为该患者确实存在手臂外展无力。然而，C5 所支配肌节也控制着肘关节的屈曲运动，在本案例中患者的肱二头肌收缩测试结果很好。C5 支配的其他肌肉（如冈上肌或冈下肌）也没有减弱。因此，本案例不可能是 C5 神经根的问题。

在部队服役时我曾是一名车辆电气工程师。我认为腋神经就像车上的侧灯或指示灯：如果灯泡坏了或电路被切断（开路），那么灯就会停止工作。就腋神经而言，如果支配三角肌和小圆肌的细小电路（神经）被损坏，会导致神经传导被切断（肌肉

受到抑制，或者灯泡熄灭或变暗）。其结果是这些肌肉将很快开始萎缩（失用）。然而，身体（或车）的其他一切部分都正常工作。一开始你可能不会注意到此问题，不过，不久你就会意识到这个潜在的问题。

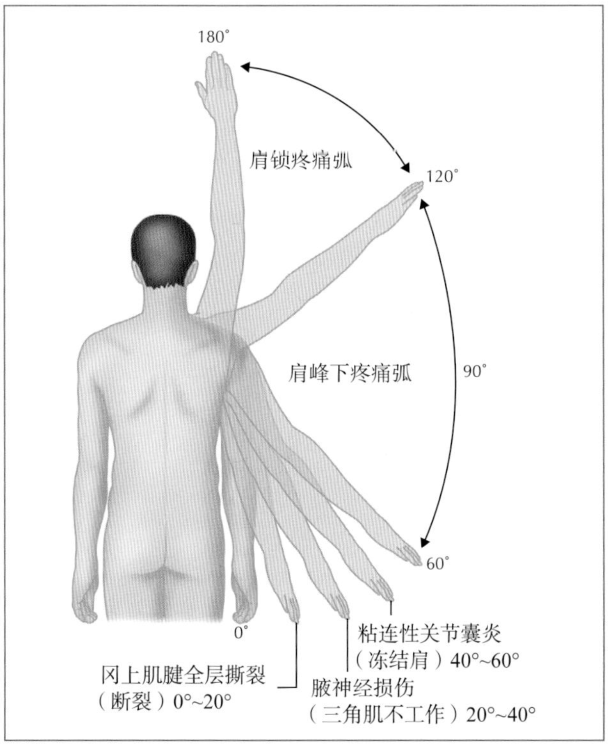

所以下次当有肩痛的患者走进你的诊所时，如果你铭记我所说过的关于外展动作障碍的表现，我相信它会帮助你做出诊断或者定位病理改变。

总结一下，如果患者在站立位将手臂外展180°，并且在该动作中发现存在某些问题（如疼痛、活动受限、肌力减弱），那么该患者很可能存在功能障碍，需要进一步的检查。然而，如果患者能够完全肩外展及屈曲180°，活动流畅且没有疼痛，那么需要考虑以下几点：此患者是否实际上存在与肩关节相关的潜在病理改变？还记得我们之前讨论过的肩肱节律，以及该运动发生所涉及的结构吗？简单地将手臂举过头顶需要 GH、ST、AC 和 SC 关节精准地相互配合，以及所有软组织和神经支配的整合。

患者或运动员出现肩痛的原因有很多，下面我将讨论其中的一些疾病。

案例研究

一位 40 多岁的女士来到诊所，她的疼痛通常位于右肩上部和斜方肌上部。这种情况已经存在了好几个月，但没有明显的诱因。该女士在白天没有感觉到疼痛，但到了晚上，当她入睡时，右肩状况明显变得很糟，以至于她需要服药才能入睡。该女士还提到她的中胸椎到下胸椎有不适，但她说肩部疼痛是最主要的问题。在检查中我要求她在舒适的范围尽可能外展肩关节，令我惊讶的是，她可以轻松地完成180° 的全范围活动。同样在她被要求屈曲肩关节时，她也能毫无问题地达到180° 的活动范围。由于该女士可以充分外展和屈曲肩关节，我认为不可能有任何潜在的直接与肩部区域相关的骨骼肌肉问题。

接下来的问话听起来有些奇怪，我问患者：

图 5.1　肩关节外展 0°~180° 及 5 种具体病变

"当你去厕所排便时，有没有注意到大便倾向于浮在水面，而不是下沉到水底吗？"不出所料，这位女士看起来有些惊讶，但她回答说："你问这个问题很有趣，是的，大便好像是浮着的。"

在我继续案例分享之前，你可以想一下我为什么问这样一个奇怪的问题——你觉得我的思维过程是怎样的？在我回答这个问题之前，我想提一下我在学习整骨治疗学时学到的内容。其中有一节课我很感兴趣，记得也是关于"骨骼肌肉疼痛在物理治疗中的鉴别诊断"。导师曾提到一位女性患者，她表现为右肩疼痛，但令人惊讶的是，她在所有的动作测试中都可以进行全范围活动，没有任何疼痛。导师接着讨论了一个被称为"4F"的问题，即女性、肤白、肥胖、40岁（female、fair、fat和forty）。你可能会猜到这与偏胖、肤色白皙、刚步入中年的女士有关。我分享的案例研究中的患者确实符合这种情况。导师说，基本上如果一位患者来就诊时右肩疼痛并且符合4F特征，那么你需要考虑胆囊疾病可能是导致她们右肩疼痛症状的原因。胆囊常见的病变有胆囊炎和胆石症。

就此一点，希望我已经激起了你的好奇心，让你想要获得更多关于此话题的基础知识，希望你能尝试在头脑中解决如下问题：内脏器官胆囊的病变是如何导致右侧肩部疼痛的？据我的理解有两种可能的作用过程，其中一个过程与胚胎学有关。胎儿在母体子宫内成长，胆囊最初起源于与右肩毗邻的区域，随着发育，胆囊自然下降到位于身体右侧胸腔下部下缘的位置。这意味着如果胆囊发生炎症，甚至是胆结石，在某种程度上胆囊会记得胎儿时期它在体内所处的最初位置，继而疼痛表现在右肩。

我更倾向于相信第二个过程，胆囊邻近膈神经并与之相关。膈神经支配着膈肌的中央部分（它是一个肌腱结构而不是内脏）。这条神经起源于C3、C4和C5。这与脊髓损伤有相关性，假如脊髓损伤低于C5水平，那么患者应该能够自主呼吸；然而，如果脊髓损伤高于这个水平，那么就可能需要人工辅助呼吸。但是膈肌的周围部分是由下方的6条肋间神经所支配的，因此并不会引发肩关节复合体牵涉痛。

现在让我们看看胆囊炎的情况。由于胆囊与膈肌和膈神经极为接近（图5.2a），神经系统因受到刺激而被激活，随后传递信号至颈椎C3~C5水平的神经起源区域。如果你看看神经系统皮节图，你会注意到C3~C5支配实际上覆盖了上肢的区域，特别是肩部区域（图5.2b）。来自膈肌的牵涉痛通常出现在肩胛骨上角附近和肩胛骨冈上窝，甚至斜方肌上部都可以感受到。当患者咳嗽、打喷嚏或深呼吸时，疼痛会加重。我想说的是：如果患者存在胆囊的病理问题，右肩疼痛的可能性增加，因为疼痛信号被传递到颈椎，通过感觉输入而后被传递至周围神经及相关的皮节区。

你可以将其视作为一种牵涉痛模式，让我以心肌梗死（心脏病发作）患者为例。患者感到胸廓中部的剧烈疼痛，大多数患者也会描述在其他区域有疼痛或不适感，这些不适感可能在胸椎中段、左臂及手，甚至左面颊和下颌。我现在给此过程做一个类比。想象一下，你在周一早上的高峰时间乘火车去伦敦，到达帕丁顿车站，此时数百人将同时下火车。列车员一般会引导他们从正常的门下车（这与胸痛有关）。然而因为很多人都要下车就会形成了一个队列，现在列车员引导一些人到另一个门（左脸颊和下颌），如果此门也变得拥挤，就会再到另外的门，这可能需要多花几分钟时间（手臂和手）。我希望这个比喻能对理解有帮助。简单地说，如果胆囊发炎了，那么该器官可以通过膈神经传导牵涉痛至右肩及胸椎中下段区域。因为交感神经腹腔神经节支配胆囊及胆囊邻近腹部，患者可以感到位于腹部右上象限的右侧肋下缘的疼痛。

结论

对于上述案例中的那位女士，我告诉她我认为是胆囊疾病导致了她右肩的疼痛和胸椎中下段不适。我与她讨论了胆囊在分解高脂肪食物等方面的

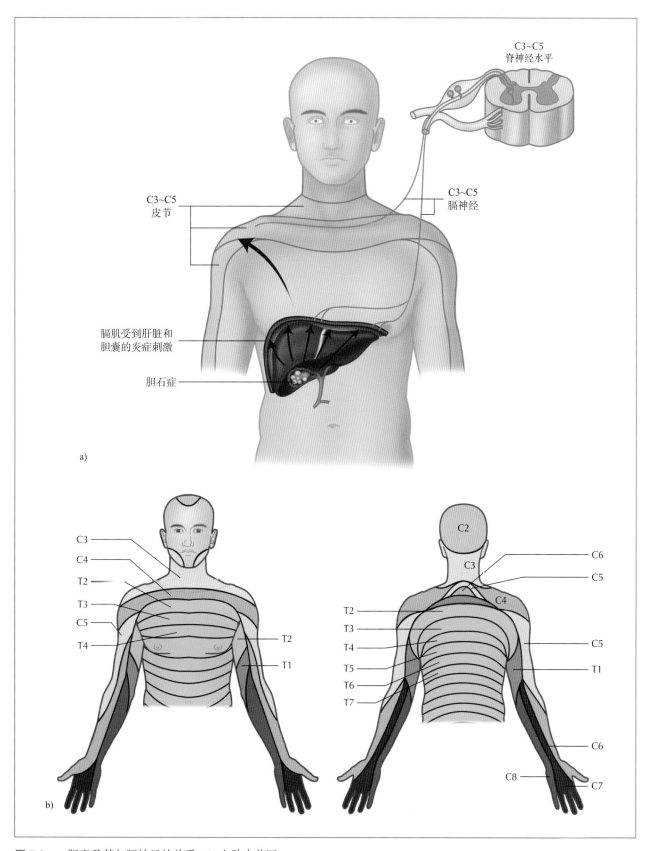

图 5.2　a. 胆囊及其与膈神经的关系；b. 上肢皮节区

功能，如果胆囊不能正常工作，那么粪便就有漂浮在水面上的趋势。我还利用解剖学书籍和图表向她讲解胆囊病变是如何通过膈神经引起她右肩疼痛的。在右侧肋下缘（肋骨）下方也有一小块区域，当触诊时（尤其是在患者吸气时）可能出现反跳痛（图5.3）。这被称为墨菲征，是胆囊炎的阳性表现，特别是在左侧腹部进行相同的操作而患者无痛时。

我写了一封信给该患者的家庭医生，解释了我的发现，胃肠外科医生会诊确认了她的胆囊病变，并在几周后切除了胆囊。该患者在手术后数周预约就诊，我很高兴地看到她的肩部和胸椎疼痛消失了。

这种情况被称为内脏－躯体功能障碍，因为器官（内脏）病变是疼痛的潜在诱因，疼痛会出现在躯体相关区域，该案例研究的疼痛出现在右肩。

关于胆囊疾病，患者在食用高脂肪食物后，还会出现右上腹疼痛、恶心、呕吐等症状。他们也可能出现黄疸、低热和体重减轻，特别是如果存在癌症时。

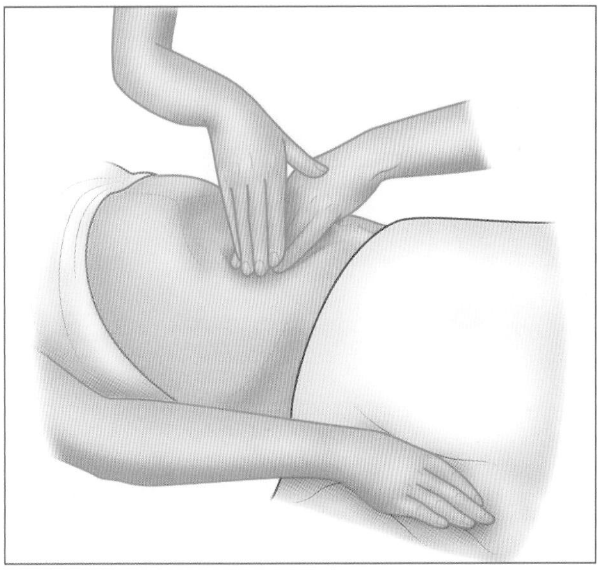

■ 肝脏

肝脏会发生肝硬化、肿瘤和肝炎等疾病。肝脏与胆囊和胆总管相连，这些脏器病变在骨骼肌肉系统障碍中通常表现为右肩、躯干右上侧的斜方肌（由于肝脏与膈肌中央部相连）、胸椎、上半身肩胛区域及腹部右上象限疼痛（图5.4）。肝脏是最常见的继发肿瘤的转移部位（尤其50岁以上的男性），见于胃癌、肺癌、胰腺癌及女性乳腺癌等其他原发癌转移。

支配肝、胆系统的交感神经纤维通过内脏神经丛和腹腔神经丛相连，起源于胸椎，可能引起肩胛骨间疼痛，也可能引起肋间疼痛。内脏神经与膈神经突触相连，从而引发了右肩区域的疼痛。

从物理治疗的角度来看，治疗师可能是此类患者最初就诊的人，他们可能认为这只是一个简单的骨骼肌肉问题。最重要的是治疗师要详细收集病史，仔细观察患者的躯体外观和整体健康状况，寻找明显的皮肤变化。物理治疗师需要扩大范围，并在非骨骼肌肉方面作适当的问诊，可能涉及泌尿和胃肠道系统。例如，肝脏的功能之一生成胆汁，胆

图5.3　胆囊病变触诊——墨菲征

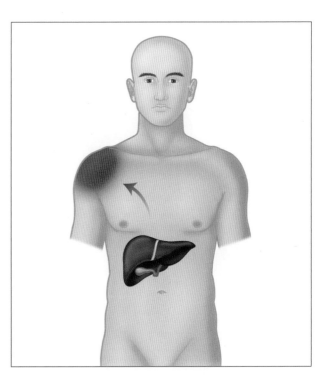

图5.4　肝、胆、胆总管病变牵涉痛出现的部位

汁贮存在胆囊，通过胆管进入肠道。以清除血液中的胆红素。胆汁中的胆红素使粪便呈现自然的棕色。如果由于某种病理原因，胆红素不能正常排出，则尿液颜色就会变深，像可乐或茶的颜色一样。粪便的颜色也会从正常的棕色变浅。

■ 脾脏

案例研究

一个周日的下午，我正在看一名年轻男子打橄榄球，他被擒抱重重地摔倒在地上，身体左侧着地，因挣扎而气喘吁吁。物理治疗师给了他一些紧急处理，并告诉他如果他能下场最好，因为他们觉得他需要休息。比赛结束后，这名球员抱怨左肩疼痛，治疗师说他可能损伤了肩袖，并给了他一些力量训练建议。经过一晚的充分休息，球员早上醒来时左肩剧痛，但他仍然设法去工作。当他坐在办公桌前时，他突然瘫倒在地，被紧急送往急救中心，被诊断为脾破裂。

回想一下，如前所述膈神经与脾脏的位置接近。在这个特殊的病例中，脾脏位于身体的左侧，与右侧的胆囊和肝脏处于相似水平。脾损伤或破裂也可以引发疼痛，但是在左肩（图 5.5）而不是右肩。与前面的案例研究类似，尽管 C3~C5 的皮节仍然被累及，由于膈神经与随后的牵涉痛模式，疼痛出现在左肩区域。治疗师会遇到很多问题，尤其

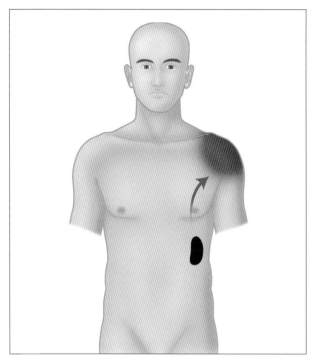

图 5.5　脾脏的牵涉痛

是在运动环境中。当球员抱怨肩部疼痛时，很容易被诊断为肩袖撕裂。然而如果物理治疗师对球员进行全面的评估，那么他们可能会发现患者的肩关节可以全范围进行外展与屈曲运动且没有任何疼痛，这本身就是需要进行医学转诊的红旗征。本案例的病史是有意义的，应建议医学转诊，因为患者有创伤史和突然发作的症状，特别是左肩疼痛。有一种症状被称为克尔征（Kehr's sign），这种疼痛通常会出现在肩部顶端。左肩这种类型的疼痛最常见的原因是脾破裂（图 5.6）。

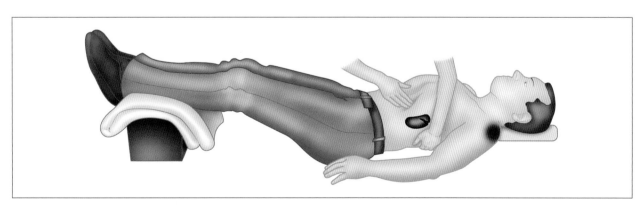

图 5.6　克尔征及其与脾脏的关系

■ 肺癌（肺尖肿瘤）

美国放射学医生 Henry Pancoast 所描述的一种被称为肺尖肿瘤（Pancoast tumor）的肺癌，其主要特征是肿瘤位于左肺或右肺的最顶端（图 5.7）。我在此论述关于肺癌和肩部相关内容的原因是因为肺癌与臂丛神经的下干及锁骨下动脉相关。当肿瘤持续进展时，它会影响神经和血管，症状可能类似于胸廓出口综合征（TOS）。因此，患者会出现肩部、腋窝、肩胛骨、手臂和手部的疼痛，以及手部和手臂肌肉的萎缩／无力。如果肿瘤位于肺尖部，可能不太会引起肺癌的典型症状，如呼吸急促、持续咳嗽和咯血。

典型肺尖肿瘤晚期由于压迫交感神经节而引起霍纳综合征（Horner's syndrome）（图 5.8）。严重的病例症状包括：眼睑下垂（上睑下垂）、瞳孔收缩（瞳孔缩小）、一侧面部无汗（无汗症）。

肺尖肿瘤的其他症状包括不明原因的体重下

降、食欲减退、疲劳、睡眠障碍、胸闷、手臂或手无力。

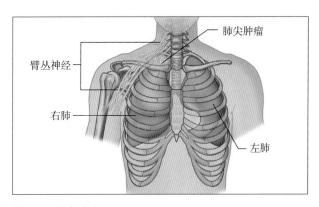

图 5.7　肺尖肿瘤

标注：肺尖肿瘤、臂丛神经、右肺、左肺

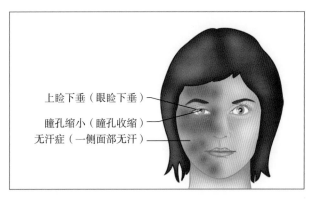

图 5.8　霍纳综合征

标注：上睑下垂（眼睑下垂）、瞳孔缩小（瞳孔收缩）、无汗症（一侧面部无汗）

案例研究

一名 68 岁的女性由当地医生转介到物理治疗诊所治疗慢性肩痛。患者有持续 12 周的右肩持续性剧烈疼痛病史，疼痛放射到肩胛骨以下、右腋下（腋窝）和右侧胸壁周围。她也提到感觉呼吸短促，并抱怨疼痛加剧和胸闷，尤其是深呼吸时。

患者走一小段路、坐着，甚至在床上翻身都会使疼痛加剧。在进一步问诊中她还说，由于身体不适，她的食欲下降，睡眠受到干扰，而且她有长期大量吸烟史。检查时患者肩部活动范围正常，但颈椎和胸椎存在一些活动受限及疼痛。这被认为是由老龄化引起的退行性改变。她没有手臂疼痛或感觉异常；然而，患者提到其右手握力减弱，灵活性降低（可能是由于肿瘤压迫了 C8/T1 所构成的臂丛神经下干－尺神经）和手臂不属于她的感觉。在神经检查中，C5~C7 在上肢对应肌群的反射没有缺陷，也没有明显的肌力不足。

患者有私人健康保险，并由于担心自己的症状而要求尽快进行磁共振（MRI）扫描，而不是标准的 X 线检查。医学诊断为巨大肺尖肿瘤。不幸的是，由于肿瘤过大，被认为不可手术切除，因此这位女士被给予了姑息治疗并在几个月后去世。在此病例中，患者没有表现出霍纳综合征，因为肿瘤没有压迫椎旁交感神经。

■ 胃和十二指肠

胃和小肠（十二指肠）是右肩特别是肩胛骨上角及肩胛上区和斜方肌上部疼痛来源的潜在原因。通常认为幽门螺杆菌（H. pylori）感染是大多数腹部疾病的主要原因，特别是与胃或十二指肠溃疡有关。大约 10% 的胃溃疡是由长期使用非甾体抗炎药（NSAID）引起的，如布洛芬、萘普生和阿司匹林，这些药物常因关节炎等疾病而被长期服用。

物理治疗师必须拥有关于内科疾病临床表现和症状鉴别诊断的知识，因为位于上腹部中线或上腹部及右肩的疼痛可能来自胆囊、肝脏、胃和小肠疾病引发的牵涉痛。在最初的病史收集中，人们必须通过恰当的问诊来获得直觉，因为这样几乎可以确定是否存在与上述器官相关的其他临床表现和症状。例如，在特定的时间，如吃饭时，疼痛会发生变化吗？你有没有注意到大便特别黑（黑色大便被称为黑便，与上消化道、胃或小肠出血有关）？

案例研究

一名二十多岁的男性来到诊所就诊，主诉为胸椎中下段疼痛，他还提到右肩有些部位不适，但又不能说得很明确。这些症状已经出现好几个月了，而且似乎没有消失。当我对患者进行评估并最初将目光集中在胸椎区域时，我发现 T4~T9 区域有特定的脊柱活动受限和压痛。我还注意到覆盖在该段脊柱上的皮肤有营养方面的变化（皮肤干燥、鳞屑、丘疹），轻轻触诊时皮肤很快就会充血（皮肤变红）。覆盖在胸椎上的肌肉摸起来很紧，我认为它们是高张的（收缩增加的状态）。在做体格检查时，我问他是否有会引发症状加重的具体情况，他笑着回答说，喝啤酒和吃咖喱似乎会让他的症状加重。我问他多久吃一次，他说他每天晚上都要喝几杯啤酒，还经常吃辛辣的咖喱。我建议他去看全科医生，因为我觉得他的症状是由消化道溃疡引起的（图 5.9）。我还告诉他在这种情况下物理治疗可能没有任何价值。几周后患者打电话给我，证实了我的诊断：胃溃疡，是由幽门螺杆菌感染所致。他现在正在服用治疗感染的药物，我很高兴地告诉他也要减少酒精和咖喱的摄入量。我希望他能尽早完全康复。

关于他胸椎处皮肤表现出的营养方面的改变，与胃和小肠的交感神经过度激活有关，有一种躯体状态被称为交感神经紧张（交感神经系统兴奋性增

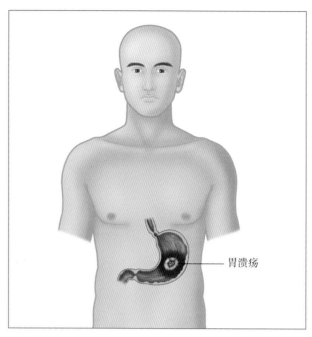

图 5.9　胃溃疡

加）；在此状态下覆盖其上的肌肉张力发生改变，也影响到皮脂腺和毛囊的功能。我记得在医疗检查记录中我记录的是他存在内脏 - 躯体功能障碍［内脏（器官）导致躯体（体表）的疼痛］且其根本原因可能是消化道溃疡。

案例研究

我有幸有一位非常要好的朋友 Mark（为了隐藏他的真实身份使用化名），我们已经相识十多年了。Mark 是一名物理治疗师，住在威尔士。当他快 60 岁的时候，他决定做一个结肠癌的在线测试，不幸的是，他的这个肿瘤测试是阳性。在接下来的几个月里，他通过手术切除了大部分结肠并持续进行化疗和放疗。在 Mark 确诊结肠癌 1 年多后，我见到了他，他变了一个人。他的体重减轻肯定超过 25kg。几个月过去，一切似乎都很顺利。然而去年 11 月 Mark 和我在牛津一起参加一次课程时，他提到他左侧锁骨上方（锁骨上窝）有肿胀凸出，并抱怨左肩不适。全科医生给他开具了处方药物，但由于药物的不良反应，他不敢在阳光下活动。医生还在他的左肺发现了一些异常，但没有明

确说明发现了什么，需要做进一步的检查。

我当时想这可能是我最后一次见到我的好朋友了，这成了事实：在 12 月下旬他去世了。诊断结果为胃癌，这可能与最初的原发性结肠癌有关，原发性结肠癌导致的继发性癌症——已经转移到他的胃和肺。左侧锁骨上窝内的肿胀可能是淋巴结转移增大所致。众所周知，左侧锁骨上窝肿块可能是胃癌的最初症状之一，而无胃部症状，且在出现胃部症状之前可能已进入晚期。与上述相关的左侧特殊淋巴结被称为魏尔啸淋巴结（1848 年以德国病理学家 Rudolf Virchow 的名字命名），由于显而易见的原因，它还有一个可怕的别称——"魔鬼淋巴结"。淋巴系统的胸导管（左侧）就像一个容器（与右侧不同），它负责收集进入锁骨下静脉系统之前身体大部分的淋巴液。如果存在肿瘤转移，则胸导管可能被阻塞，而阻塞会导致淋巴液反流到周围的淋巴结（魏尔啸淋巴结）（图 5.10）引起淋巴结肿大。

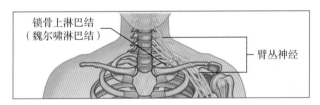

图 5.10　魏尔啸淋巴结

■ 胰腺

胰腺疾病，特别是胰腺癌（非胰腺炎），可能是非特异性的，在临床表现和症状方面相当模糊。经临床证实，腰痛可能是患者仅有的症状。我可以保证，如果一名患者走进诊所并主诉腰痛，大多数物理治疗师和医疗从业者不会怀疑是胰腺癌，而会考虑是骨骼肌肉方面的原因引起腰痛。但也可能出现下列一些表现和症状，如果是这样，应该引起怀疑。

- 上腹部疼痛，向背部放射
- 不明原因的体重下降和食欲下降

- 大便颜色浅
- 小便颜色深
- 便秘
- 恶心和呕吐
- 腰痛
- 左肩痛
- 黄疸

胰腺有病变的患者倾向于通过身体向前弯曲并将膝贴近胸部来缓解症状，并且饮酒、进食，甚至步行或双腿伸直平躺（仰卧位）有时会加重症状。

案例研究

最近我有幸教过的一位治疗师给我发了一封电子邮件，告诉我她的一位患者出现了左肩疼痛和腹部疼痛，并在短时间内体重减轻了很多。全科医生说她是消化不良，让她回家了，然而这位治疗师担心这不仅仅是消化不良，第二天就让患者回来了。经过进一步的检查，患者被诊断为胰腺癌，不幸的是，在她得到完善的诊断后不久就去世了。这位治疗师在接下来的一周给我发了短信，说她还有一位类似的患者。这是一名五十多岁的男性，每周打 4 次羽毛球，经常骑车。他就诊时，疼痛主要位于左腹股沟，蜷缩时症状缓解。他还提到了左肩和腹部的一些症状。他也被转诊到全科医生那里，不幸的是，他也被诊断出患有胰腺癌，几周后去世。

在过去的几年里，我给来自世界各地的数千名治疗师做过讲座。在这些课程中，我很少谈及胰腺病变会引起肩部和腹股沟疼痛。这主要是因为我有太多的信息要在一天内讲完，以至于很难把治疗师可能在他们的实践中看到的每种情况都包括进来——这样的课程最终可能需要用 5 天时间而非 1 天才能完成。但是从现在开始我可以保证在肩关节和髋关节高阶班的教学中我总是会谈到胰腺。我真正开心的是在我看一位学生的邮件时，看到她记得参加课程时我提到的肩痛–癌症相关性的内容（图 5.11）。我很高兴地说，至少我讲授的一些知

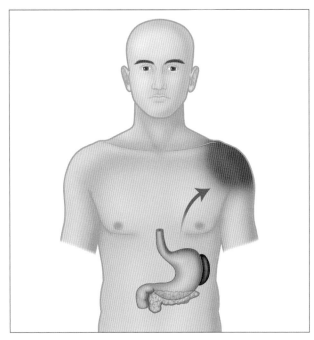

图 5.11　与胰腺相关的典型疼痛区域

识是有价值的，所以感谢 Kathryn Kemp——你站在了职业的顶端。

■ 肾脏

　　我治疗过成千上万的患者，但我想不起来这

些患者中有谁的肩部疼痛与肾脏病变直接相关。也许可能是在我早年的培训中忽略了导致肩部症状的这一潜在诱因。肾脏病变只会潜在地引起身体同侧（相同侧）的肩痛——如果肾脏触及膈肌并造成膈肌压力增加。我们知道这与膈神经相关（之前已经讨论过）。本章不会涵盖涉及肾脏和泌尿系统的所有具体的医学病症。然而，一些表现和症状可能需要引起物理治疗师注意。肾区疼痛常见于身体背侧肋下和肋椎区（图 5.12）。该疼痛也可以在体侧至下腹部象限感受到，甚至放射到睾丸／生殖器区域。从图 5.12 可以看到，可能还存在腰部和同侧肩部疼痛。

　　在读过了上述具体的医学案例后，我希望实现的总体目标是让你们多了解一些可能导致出现骨骼肌肉症状的其他病理改变，特别是疼痛出现在肩部时。我所讨论的潜在病理改变可能被归为红旗征，需要进一步检查。请记住，许多患者在出现任何疼痛症状之初会首先去看物理治疗师，而不是他们的初级保健医生。我们有责任关心所有走进我们诊所的患者的整体健康，我们需要知道什么时候治疗，更重要的是什么时候不治疗并转诊给临床医生。任何转诊都很重要，因为坦白地说这是一个生死攸关

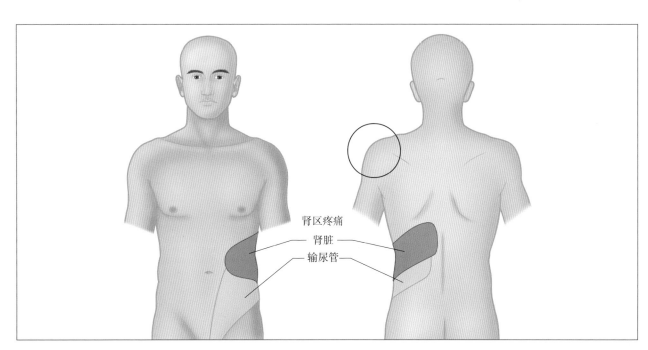

肾区疼痛
肾脏
输尿管

图 5.12　与肾脏和泌尿系统相关的典型疼痛区域

的问题，我希望你们能记住这一点！

还有许多我未提及的其他病理改变会导致肩部牵涉痛。然而在此我的重点是试图让你们意识到内脏病变是如何将疼痛传递到骨骼肌肉框架中的其他结构的——尤其是肩部。通过在最初诊疗中采用适当的问诊和骨科评估，我们能够考虑到除将骨骼肌肉组织病变作为患者症状表现的原因的其他临床情况，特别是当医务人员在体格检查中不能重现症状时，则患者的症状实际上可能因内脏的病理改变而不是骨骼肌肉系统疾病引起。

第六章
颈椎、颈神经与肩关节复合体的关系

不言而喻，颈椎（cervical spine）与构成肩关节复合体的所有特殊结构都有直接关系。现在，全世界还有成千上万人依旧认为，发生在肩和上肢的疼痛都只是来自肩关节或肩的相关结构。但在大部分情况下，颈椎病变可能是引起肩痛或其他上肢症状的潜在原因。

我个人认为，颈椎和肩关节的关系就像是夫妻或伴侣关系：简单来说，若其中一方发生损伤或功能下降（或者可能是医学病理状况），另一方将无法正常活动，并引发其他代偿活动。我常向学生传达以下理念：某人肩关节复合体存在问题最终会发展为肩、颈问题，反之亦然；颈椎问题最终也会逐渐发展为肩关节复合体的问题。后者我觉得可能更有意义。

给大家分享一个有意思的案例。在一次软组织课程上，我曾问在场的学员是否有人存在肩痛，因为这正是课程即将讲授的内容。在我询问后，一位男士立即举起手（在教室后面奋力地向我挥手）并说道："是的，我的肩有大问题。"（他将手臂保持在空中！）考虑到他举手的速度，我回答说："我认为疼痛不是在依然举着的手臂上。"他却说："不，疼痛正是举着的手臂。"那么这就有一个问题：他认为自己的肩关节有大问题，而我认为那可能只是小问题，特别是在评估和治疗后，我认为他的肩关节并不是引起疼痛的根源。你也许已猜到，他感受到的肩关节疼痛实际是来自颈椎病变所致的放射痛。

案例研究

一位私人健身教练朋友曾将他健身房的一位客户介绍给我，因为该客户无法完成日常训练计划中的一个动作。该训练动作其实很简单，只是仰卧于长凳上，双手持哑铃上举伸展肘关节（图 6.1）。你可以看到模特由于左臂肌力下降而无法像右臂那样伸直。该动作旨在训练肱三头肌群。

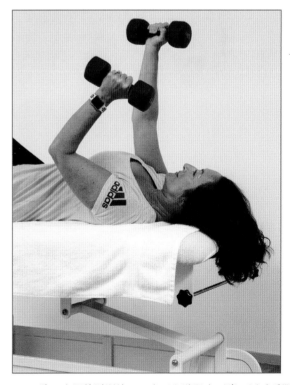

图 6.1 肱三头肌伸肘训练——由于左臂肌力下降，活动受限

然而，有意思的是我发现该客户在颈、肩、上肢并没有任何疼痛感或活动受限，他只是在那个特殊的动作中表现出无力。教练为他拍摄了一个做该动作的视频，使我能更好地了解潜在的问题。（在关于神经学与颈椎内容的实际授课中，我播放了该视频并询问学员对该问题的看法。）

有些读者到这里已经知晓问题所在，然而大多数读者可能会有所疑问，因为该客户并没有表现出疼痛或动作受限。

本章后文会讨论上肢肌力测试，即肌节测试（myotome testing）。我曾观摩过一位加拿大整脊师的治疗，他专程来为几位牛津大学的赛艇运动员做治疗，而这些运动员以前都是加拿大的奥运会参赛选手。治疗开始前他会进行上、下肢的肌力测试（肌节）。当发现特异性的神经性肌力减弱时，他就会在特定的脊椎水平开始实施调整或徒手操作技术。在治疗后该整脊师会再次测试运动员做该动作的肌力（肌节），观察肌力是否恢复正常（5级）。

自那之后，我也开始尝试应用相似的理念，因此我对该客户进行了评估并主要关注肘伸肌的肌力。我发现他左侧的肌力相较于右侧非常地弱。当你看到本章稍后关于肌节的表格时就会明白受 C7 节段支配的肌节可能是该客户的问题所在。C7 神经根走行在 C6 和 C7 之间，所以该客户的问题来源也可能是椎间盘的病理异常。然而，由于该客户没有感觉功能异常和疼痛，我考虑可能是椎体旋转（可能有些整脊师会认为这是半脱位）引起 C7 神经的张力升高，随后导致他左侧手臂肘关节伸肌肌力减弱。

我常用灯控开关做比喻：若将开关向一侧旋转，灯光变暗，因为流向灯泡的电流减少了；但若将开关旋向相反的一侧，灯光就会变亮。如果由于某些原因（如椎体旋转），线路（神经）被旋转或挤压，于是流经 C7 神经通路的能量（电流）减少了。在此情况下，肘伸肌群的动作或力量测试会表现出力量减弱的状态。

我的治疗主要由特异性的颈椎松动术和针对 C6、C7 左侧的徒手操作技术构成，操作中听到了

关节弹响。然后我重新测试了该客户左侧肘伸肌的肌力，然后十分高兴地告诉他力量已经恢复正常。几天后我的私教朋友告诉我，这名客户已经重新开始训练且没有出现肌肉无力的现象。

我提及该个案是想让读者注意到另外一种通过神经系统的肌节测试来评估上肢的方法。我知道许多治疗师认为位于肩关节复合体、上肢和手部的疼痛仅仅源于颈椎。这就意味着他们所有的治疗都会偏向于颈椎和神经出口，而不会治疗患者出现疼痛的区域。

■ 颈椎解剖

人类颈椎有 7 节椎体（C1~C7），8 对颈神经，上颈椎复合体包括寰椎（C1）和枢椎（C2）。从功能上讲，颈椎序列的结构还应该包括枕骨髁，该骨性结构将头部重量转移到最上层的颈椎椎体（C1）。C1 是一块高度特殊化的颈椎，并以古典神话中一双肩承载世界的巨力神提坦·阿特拉斯（Titan Atlas）命名。第 2 颈椎是枢椎，也是一块高度特殊化的骨性结构，因为其主要功能是协助旋转头部。其余 5 块处于低位的颈椎（C3~C7）的结构特征与其他脊柱节段特征类似（图 6.2）。

椎体的一般结构

椎体

棘突

横突

关节突关节

椎间孔

椎管

椎板

椎弓根

椎间盘：髓核、纤维环

椎间盘（图 6.3）

椎间盘是相邻椎体间的结构；人类脊柱序列共

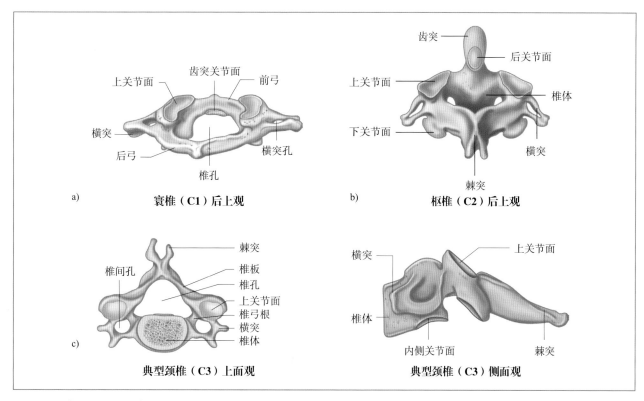

图 6.2　a.寰椎（C1）解剖；b.枢椎（C2）；c.C3~C7 的典型结构

有 23 个这样的软组织结构。椎间盘由 3 部分组成：坚硬的外环，称为纤维环；纤维环中间类似凝胶状物质，称为髓核；以及与椎体相连的部分，称为椎体终板。随着年龄增长，椎间盘中心的髓核开始失去水分，该过程会使椎间盘自然地失去弹性并失去作为减震软垫的作用。

神经根从脊椎和椎间盘间的小通道离开椎管，此通道被称为椎间孔。当受损的椎间盘压迫进椎管神经或神经根时，会引起疼痛或其他神经症状——这通常被称为椎间盘突出。

椎间盘突出

椎间盘突出通常涉及椎间盘膨出、脱出或者突出。这些术语源于凝胶状髓核被挤压出椎间盘后的自然状态。在此澄清，椎间盘本身并不会移位；然而，位于椎间盘中心的髓核组织会在压力下发生位移，并引起纤维环突出甚至破裂，如图 6.4 所示。在严重的椎间盘突出中，膨出或突出的组织会压迫一根或多根脊神经，这会引起颈椎、上臂、前

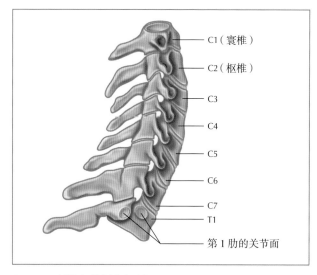

图 6.3　颈椎和椎间盘解剖

臂和手部的局部疼痛或牵涉痛、麻木或无力。有 85%~95% 的颈椎椎间盘突出发生在颈椎 C4~C5、C5~C6 和 C6~C7 节段；由椎间盘内容物膨出引起的神经压迫可能会引起 C5、C6 或 C7 神经走行区域的疼痛，如图 6.4 所示。

关节突关节

位于颈椎间（解剖学上称为关节突关节）；该结构病变可能引发多部位疼痛，尤其在肩周。关节突关节位于椎体的后侧和外侧，用以辅助脊椎的运动，包括前屈、后伸、侧屈和旋转。关节所在的位置和方向会决定颈椎的某些运动（方向/类型），并限制其他类型的运动。例如，可以自由旋转（颈椎），但侧屈范围较小。

每块单独的脊椎都有两组关节突关节：上关节

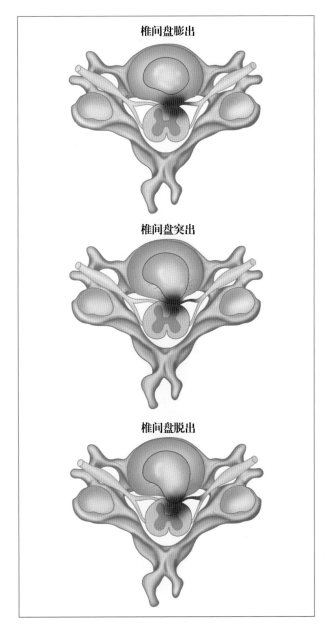

图 6.4　椎间盘病变和神经根的位置关系

突面向上并形成铰链，下关节突面向下方，如 C4 下关节突面与 C5 上关节突面相连。

正如人体其他滑膜关节一样，每个关节突关节都被结缔组织构成的关节囊包裹，并产生滑液以滋养和润滑关节。关节的表面有软骨，有助于每个关节平滑地运动（关节连结）。关节突关节高度受疼痛受体的支配，因此易引起颈部、肩部和手臂疼痛。

关节突关节病变

关节突关节可相对彼此滑动，因此该关节能够自然地随脊柱运动而运动。与其他承重类型的关节一样，这些关节也会随年龄增长而发生磨损和退化。当关节突关节受到刺激时（甚至软骨撕裂），会引起关节突关节下方的骨质产生骨赘，并导致关节突关节肥大。这就是小关节综合征或疾病的先兆（图 6.5），并最终引起脊柱关节僵硬，即脊柱的骨关节炎（osteoarthritis，OA）。这类综合征或疾病过程在许多持续存在慢性颈肩痛的老年患者中非常普遍。

颈椎的活动

颈椎能够在 3 个活动轴/平面上活动，从而允许颈椎在矢状面屈曲/伸展，在冠状面侧屈并在水平面旋转。颈椎环转也能被认为是粗大运动，因为这是其他活动的综合，但不建议这样做。这些活动体现在颈椎的整体活动中，但这是因为关节突关节

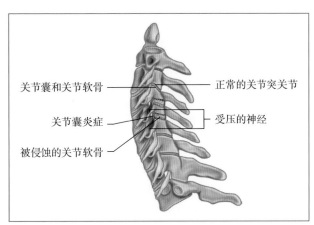

图 6.5　小关节综合征和颈椎病

的特定形态能协助并引导特定的颈椎节段运动，并在不同节段提供不同的活动重点。

枢椎（C1）和寰椎（C2）的活动

目前认为，50%的颈椎旋转活动（左旋或右旋）主要是由寰椎（C1）基于枢椎（C2）齿突轴进行旋转，这是一个枢轴关节（图6.6）。若认为颈椎旋转的正常关节活动范围约为80°，则该范围有40°将发生在C1和C2节段。

■ 神经学解剖

有8对颈神经自颈椎发出。C1~C4发出的神经构成颈丛（图6.7），而C5~T1发出的神经构成臂丛。但是，颈椎只有7节椎体。第1（C1）到第7对（C7）颈神经从相应数字椎体上方发出（例如，C1颈神经从C1椎体上方发出），而第8对颈神经从第7颈椎的下方或第1胸椎的上方发出（C8神经自C7和T1间发出）。然后，第1对胸神经（T1神经根）从第1胸椎下方发出（T1神经根自T1和T2间发出）。例如，发生在C5、C6间的椎

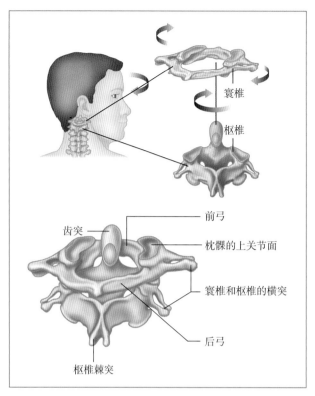

图6.6　寰椎（C1）在枢椎（C2）上的运动

间盘病变可能会挤压到C6的神经根。但是，在腰椎及L4~L5节段，L4神经根自L4和L5间发出。颈神经自椎体上方发出，腰（和胸）神经是自相应椎体下方发出。

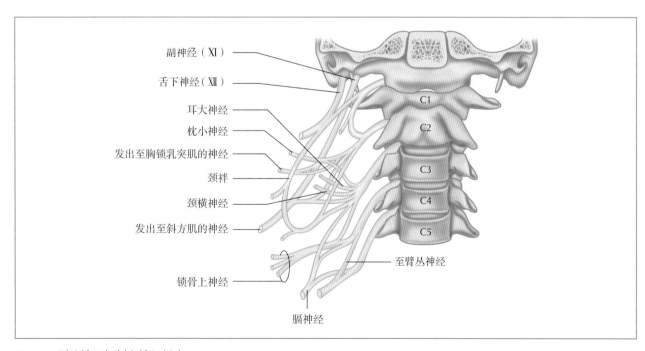

图6.7　颈丛神经解剖和神经根出口

臂丛神经

臂丛神经（图 6.8）包括从 4 个下位颈椎和第 1 胸椎（C5~T1）发出的神经。臂丛神经穿过由前、中斜角肌形成的空间，即斜角肌间沟三角。C5、C6 神经根汇合形成上干；C8 和 T1 神经根汇合形成下干；C7 不与任何其他神经根相汇，单独构成中干。臂丛神经从锁骨下穿过，后分开成束。上干和下干分支汇入中干，形成后束。中干分支汇入 C5、C6，形成外侧束。C8 和 T1 的其余部分形成内侧束。

神经束延续发出分支；外侧束发出一支成为肌皮神经。外侧束的另一支与内侧束分支相连，形成正中神经。内侧束的第二分支成为尺神经，而后束成为腋神经和桡神经。

本章将阐述由自臂丛神经发出的周围神经（图 6.9）。我们将聚焦该神经的解剖、感觉功能和运动功能，以及如何对其进行评估。希望这样没有使知识变得难以理解——神经学检查可能很难理解。（我曾听过相关神经病学专家的讲解，结果让我很有挫败感！）但是，我认为如果以简单的方式进行授课，理解神经知识就不会那么难了。我将尽力简单地解释这个有趣的话题。

在本章我想讨论 5 根源于臂丛神经的周围神经，包括：①桡神经；②正中神经；③尺神经；④肌皮神经；⑤腋神经。

1．桡神经

源于 C5、C6、C7、C8 和 T1 的臂丛神经后束构成桡神经，从腋窝下穿过，伴上臂肱动脉走行并支配肱三头肌。桡神经下行，越过肱骨外髁，穿过肘窝，分岔为深支（后骨间神经）、浅支（图 6.10）。

在进入前臂和手掌前，桡神经主要支配肱三头肌所有头的运动功能，但是 Rezzouk 等（2004）在20 具尸体解剖中发现，肱三头肌长头不由桡神经支配，而由腋神经支配。

桡神经的运动支配：肱三头肌、肘肌、肱桡肌、桡侧腕长伸肌。

桡神经深支支配：桡侧腕短伸肌、旋后肌。

后骨间神经（前臂深支）支配：指总伸肌、小指伸肌、尺侧腕伸肌、拇长展肌、拇短伸肌、拇长伸肌、示指伸肌。

感觉信息主要来自后皮神经，其向下延伸（前臂后皮神经）收集前臂后侧和肘关节中部的条状皮肤感觉。浅支接受来自手背、桡侧 3 根半手指及拇指至示指间的虎口区域（图 6.11）的感觉信息。

任何类型的桡神经损伤都可能引起旋后肌和（或）腕伸肌群和指伸肌群活动无力（垂腕），以及前臂后侧和桡侧、桡侧 3 根半手指背侧和示指、拇指间虎口区域的感觉丧失。

桡神经肌力测试

图 6.12 展示了患者拇指肌肉（拇长伸肌）的抗阻测试，确定桡神经支配肌肉收缩的能力。

2．正中神经

正中神经（C5~T1）源于臂丛神经的外干（C5、C6）、中干（C8、T1），并接受源于 C7 中干的一支（继续加入外干）。正中神经穿过腋区，于肱肌和肱二头肌之间沿肱动脉外侧下行。该神经在下行至肘窝前，越过肱动脉并伴行于其内侧，并在穿过肘窝时发出关节支。

正中神经从旋前圆肌的两个头之间穿过，并在指深屈肌（FDP）和指浅屈肌（FDS）中间下行。在前臂主要发出两个分支：前骨间神经和掌皮支。前者支配前臂深层肌肉，后者接受掌面外侧的感觉神经。正中神经经腕管进入手掌，发出回返支和掌皮支两个分支。前者支配鱼际肌，后者接受来自掌面、拇指、示指和环指半侧的感觉神经。

正中神经的运动支配（图 6.13）

浅层：旋前圆肌、桡侧腕屈肌、掌长肌。

中层：指浅屈肌。

深层：指深屈肌（桡半侧）、拇长屈肌、旋前方肌。

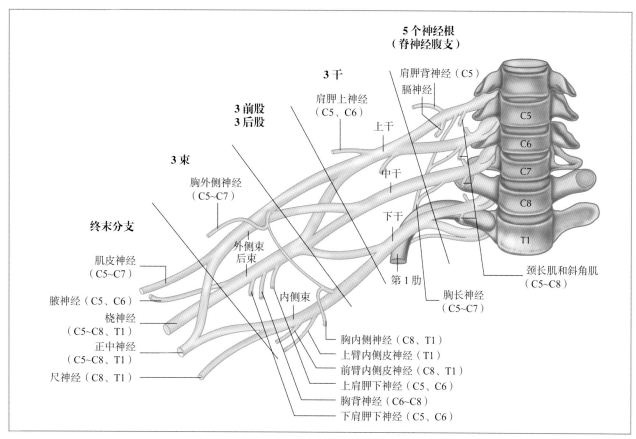

5 个神经根
（脊神经腹支）

肩胛背神经（C5）

膈神经

3 干

肩胛上神经
（C5、C6）

上干

C5

C6

C7

C8

T1

3 前股
3 后股

中干

下干

3 束

胸外侧神经
（C5~C7）

外侧束
后束

颈长肌和斜角肌
（C5~C8）

终末分支

内侧束

第 1 肋

胸长神经
（C5~C7）

肌皮神经
（C5~C7）

腋神经（C5、C6）

桡神经
（C5~C8、T1）

正中神经
（C5~C8、T1）

尺神经（C8、T1）

胸内侧神经（C8、T1）

上臂内侧皮神经（T1）

前臂内侧皮神经（C8、T1）

上肩胛下神经（C5、C6）

胸背神经（C6~C8）

下肩胛下神经（C5、C6）

图 6.8　臂丛神经解剖

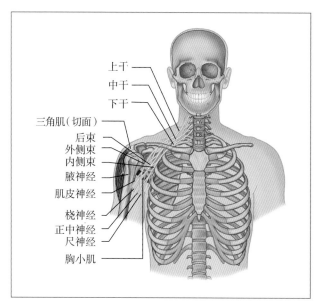

上干

中干

下干

三角肌（切面）

后束

外侧束

内侧束

腋神经

肌皮神经

桡神经

正中神经

尺神经

胸小肌

图 6.9　颈丛神经和周围神经解剖

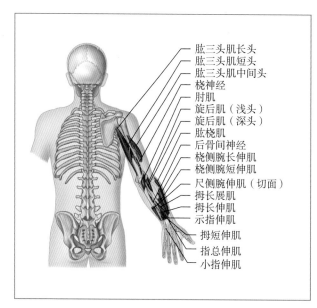

肱三头肌长头

肱三头肌短头

肱三头肌中间头

桡神经

肘肌

旋后肌（浅头）

旋后肌（深头）

肱桡肌

后骨间神经

桡侧腕长伸肌

桡侧腕短伸肌

尺侧腕伸肌（切面）

拇长展肌

拇长伸肌

示指伸肌

拇短伸肌

指总伸肌

小指伸肌

图 6.10　桡神经运动通路

55

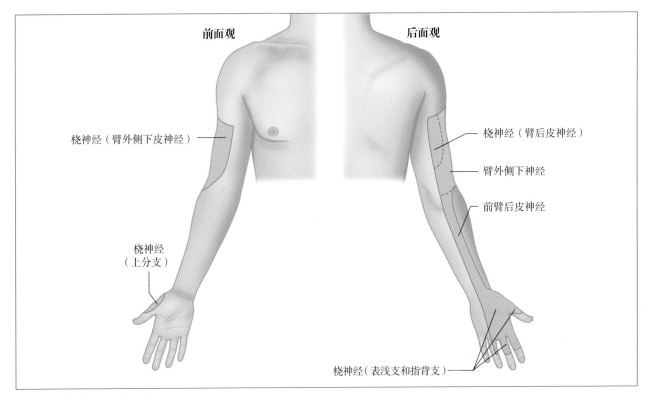

前面观　　　　**后面观**

桡神经（臂外侧下皮神经）

桡神经（臂后皮神经）

臂外侧下神经

前臂后皮神经

桡神经
（上分支）

桡神经（表浅支和指背支）

图 6.11　桡神经的感觉功能

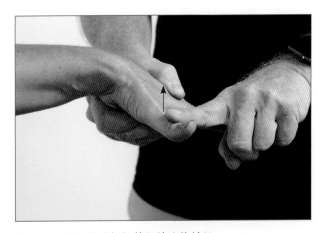

图 6.12　通过收缩拇长伸肌检查桡神经

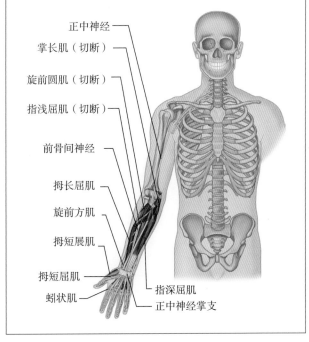

正中神经

掌长肌（切断）

旋前圆肌（切断）

指浅屈肌（切断）

前骨间神经

拇长屈肌

旋前方肌

拇短展肌

拇短屈肌

蚓状肌

指深屈肌

正中神经掌支

图 6.13　正中神经运动通路

手部肌肉

上述肌肉构成了大鱼际并控制拇指活动，被称为大鱼际肌肉（LOAF）（图 6.14）。除外桡侧的两块蚓状肌，这些肌肉还被称为 OAF 肌肉。

桡侧蚓状肌（第一、第二）

拇对掌肌

拇短展肌

拇短屈肌

感觉支配

正中神经支配鱼际、拇指、示指、中指、环指半侧和甲床掌侧的感觉（图 6.15）。

正中神经肌力测试——捏力测试（图 6.16）

图 6.16 展示了患者拇指、示指对指的动作。治疗师要求患者对抗其尝试分离两指对指动作的力。

正中神经损伤通常发生在腕管内，即腕管综合征（CTS）。反复的手指运动（打字）引起的腱

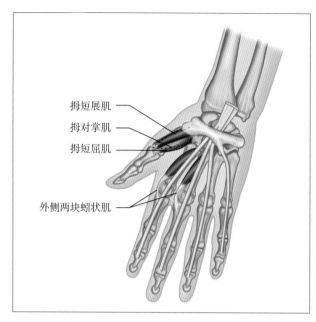

图 6.14　大鱼际肌肉

鞘水肿（腱鞘炎）和韧带增厚是该综合征的常见原因。该综合征较极端案例是失神经支配引起的大鱼际肌肉萎缩（失用）。肱骨的髁上骨折也会引起正

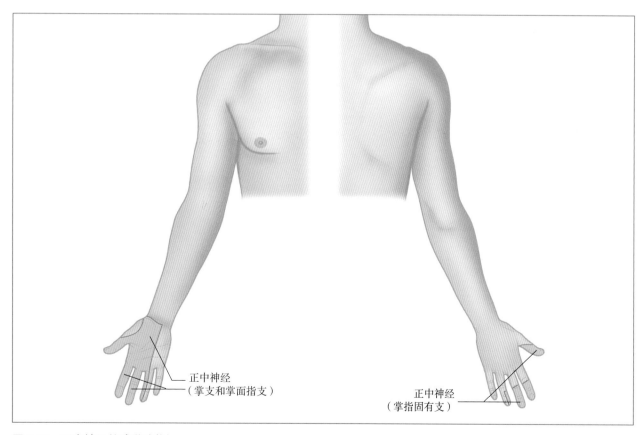

图 6.15　正中神经的感觉功能

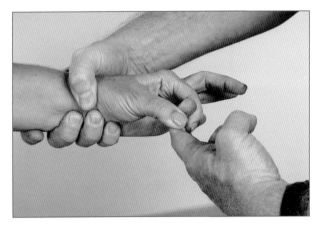

图 6.16　通过捏力测试以检查正中神经

中神经损伤，并引发前臂屈肌和旋前圆肌无力及持续性的旋后动作。

3．尺神经

尺神经（C8、T1）发自由 C8、T1 神经根组成的内侧干（图 6.17）。该神经沿前臂内侧下行，至肘关节肱骨内上髁后侧（此处可触及尺神经，也是损伤高发区域）。该神经在前臂内侧继续下行，自尺侧腕屈肌的两个头间穿出，沿尺骨下行，在腕部穿过尺管（Guyon's canal，位于豌豆骨与钩骨间），止于掌部深、浅分支。

运动

尺神经支配以下肌肉。

前臂：尺侧腕屈肌和指深屈肌（内侧半部分）。

手掌：以下肌肉构成小鱼际并控制小指动作（小指展肌、小指对掌肌、小指短屈肌）。

尺神经还支配以下手部肌肉：尺侧两块蚓状肌、拇收肌、掌短肌、骨间肌。

感觉支配

尺神经接受来自掌面内侧和相应手背区域及小指、1/2 环指的感觉输入。

尺神经肌力测试

图 6.18 展示了患者抗阻外展小指的动作（小指展肌），以确定尺神经支配肌肉的运动收缩能力。

由于尺神经的解剖部位，肘关节内侧髁受损通常累及尺神经。该神经可能在肘管处受到压迫，引起肘管综合征；也可能在穿过尺管时受到牵拉，如自行车运动员骑行时的伸腕、尺偏动作会牵拉通过尺管的尺神经。极端情况下，手指将无法外展和内

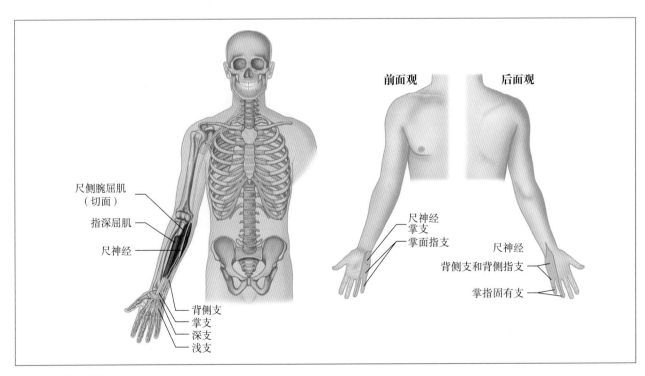

图 6.17　尺神经的运动和感觉通路

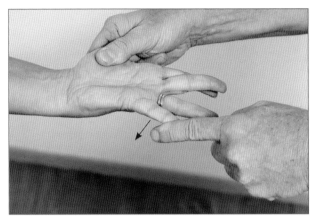

图 6.18　通过小指外展肌肌力测试检查尺神经

收，且小指、环指运动减弱；尺神经支配区域还会出现感觉缺失。

4．肌皮神经

C5、C6 脊神经根构成臂丛神经前干，接受源自中干 C7 的纤维，形成外侧束，继而发出肌皮神经（图 6.19）。该神经沿上臂下行，支配喙肱肌、肱肌和肱二头肌。于肱二头肌腱外侧穿出，继而进入前臂接受前臂外侧的感觉纤维（前臂外侧皮神经）。

肌皮神经的运动支配：喙肱肌、肱肌、肱二头肌。

感觉支配：通过前臂外侧皮神经接受前臂外侧的皮肤感觉输入。

由于该神经受到较好的保护，肌皮神经损伤罕

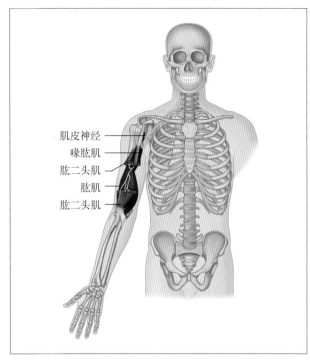

图 6.19　肌皮神经运动通路

见，故此处不讨论神经损伤。

5．腋神经

C5、C6 神经干构成上干并与后束相连，在腋区构成腋神经（图 6.20）。该神经位于腋动脉后侧、肩胛下肌前侧，后分为前支和后支。前支支配胸小肌，后者支配三角肌。

腋神经的运动支配：三角肌、胸小肌。

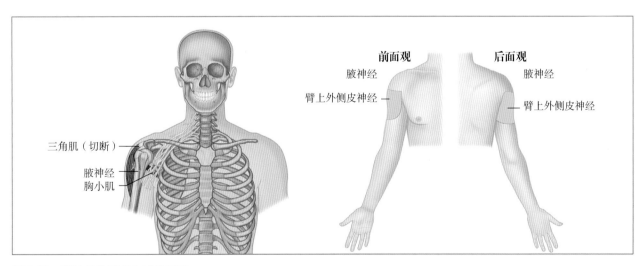

图 6.20　腋神经的运动和感觉通路

感觉支配：腋神经通过前支和上臂外侧皮神经接受感觉输入。该神经接受三角肌下方的感觉输入，由于该区域通常是军士徽章佩戴的区域，所以该区域也被称为"肩章区"（图6.21）。

腋神经损伤通常发生在盂肱关节脱位或肱骨外科颈骨折后发生的三角肌、胸小肌萎缩，此时可以清晰观察到或触及喙突和肱骨大转子。肩部外展动作受限，且徽章区感觉丧失。

■ 感觉系统的检查（皮节）

皮节是由特定神经根支配的特定皮肤区域（图6.22和图6.23）。

肩部和（或）上肢的异常感觉包括麻木、刺痛、灼烧感和疼痛。这些症状会从一个区域放射向另一个区域。坐骨神经痛是一个很好的疼痛向下肢放射的例子。

从脊髓发出的神经分为感觉神经和运动神经。感觉神经接受来自皮肤特定区域的感觉信号，该区皮肤被称为皮节。皮节类似于身体的地图。治疗师可以使用棉签、针或回形针对称检查双侧上肢、下肢的感觉。根据检查结果患者的异常反应可以明确

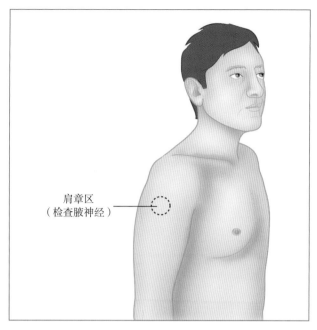

图 6.21　腋神经支配的徽章区

为特定的神经根问题。

感觉检查

为了真实、准确地评定皮节的神经感觉功能，我们将使用棉签、尼龙丝或手指伴或不伴压力地轻触患者。实践中我并不会使用以下所有的检查，我

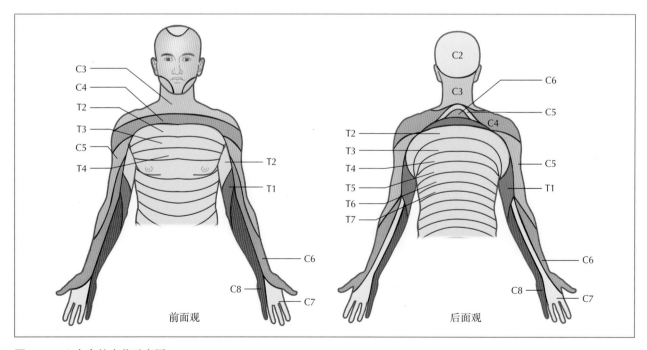

前面观　　　　后面观

图 6.22　上半身的皮节示意图

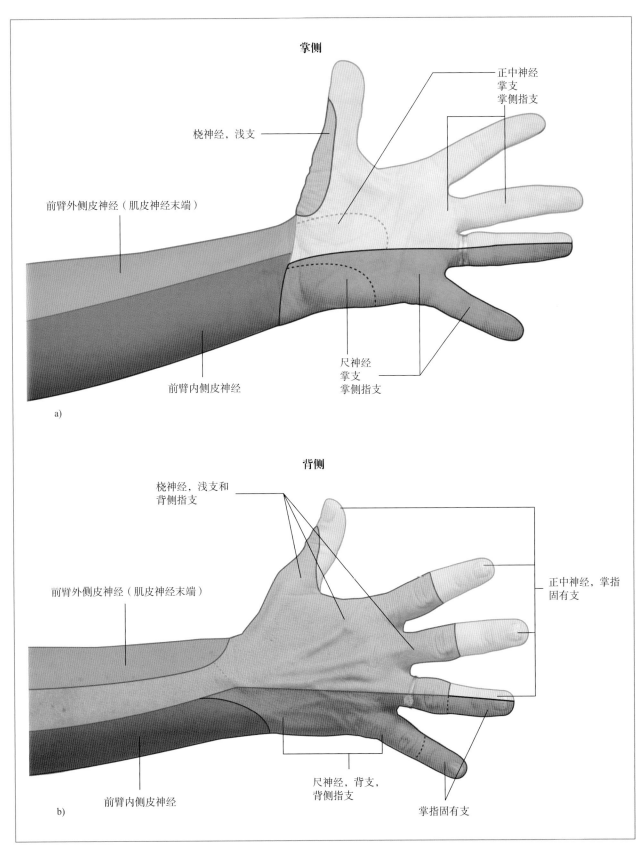

掌侧

正中神经
掌支
掌侧指支

桡神经，浅支

前臂外侧皮神经（肌皮神经末端）

尺神经
掌支
掌侧指支

前臂内侧皮神经

a)

背侧

桡神经，浅支和
背侧指支

前臂外侧皮神经（肌皮神经末端）

正中神经，掌指
固有支

尺神经，背支，
背侧指支

前臂内侧皮神经

掌指固有支

b)

图 6.23a,b 上肢和手的感觉区域。a. 掌侧；b. 背侧

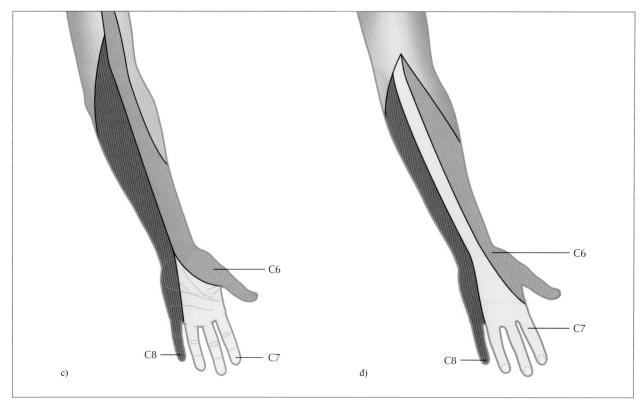

图 6.23c,d　前臂和手的皮节。c. 掌侧；d. 背侧

会选用其中一部分检查帮助评估神经系统。以下检查的基本目的是确定患者是否真的存在神经系统问题，因为他们可能没有想到使用工具来触碰皮肤。

轻触

- 应用手指、棉签或纸片轻触皮肤。
- 注意是轻触，不要划过皮肤。
- 患者闭上双眼，同时告知被轻触时的感觉。
- 对比双侧肢体相同部位的感觉。
- 保证双侧测试顺序的不规则性，以避免患者有准备。如先测试右臂的 C5 区域，接着测试左臂的 C7 区域，然后测试右臂的 C6 区域。

锐触觉（针刺觉）

- 使用专用神经系统测试针。
- 在开始评估前，根据胸骨前皮肤测试结果确定（感觉）基线。
- 与轻触步骤相同，嘱咐患者闭眼，比较双侧肢体感觉。
- 询问患者感觉到的锐利和迟钝程度。

温度觉

- 这种感觉容易被忽略，但很重要。
- 一种简单且实用的方法是让患者感受叩诊锤末端，询问是否感受的到冷感。
- 比较双侧特定皮节的温度觉。

皮节支配区域	相应脊髓节段
肩	C4、C5
前臂外侧	C6
拇指	C6
中指	C7
小指	C8
前臂内侧	T1

振动觉

- 使用正在振动的音叉。
- 将振动的音叉置于患者胸骨上，先让患者感受振动。
- 然后将音叉置于某一手指的远端指骨间关节上。
- 如果感受不到振动，就将音叉移近至掌指关节。

■ 运动系统检查

肌节是指由单一神经干支配的一组肌群。

肌力测试

我们会要求患者收缩某组肌肉以评估相应肌节的功能，且评估者的力量要大于患者该肌群的肌力。在肌力测试中发现的任何肌力下降都可能预示着相应神经根存在问题。

肌节分布	脊髓节段
颈椎——屈曲、伸展	C1、C2
颈椎——侧屈	C3
肩上提	C4
肩外展	C5
屈腕	C5、C6
伸腕	C6
伸腕、屈腕、伸指	C7
屈指	C8
外展、内收手指	T1

肌力等级评分

0	无可见的肌肉收缩
1	可见肌肉收缩，但无法引起关节活动
2	主动关节活动，但无法抗重力运动
3	可引起关节抗重力运动，但无法抵抗外加阻力
4	可全范围抗重力活动，能抵抗部分外加阻力
5	全范围抗重力活动和充分抵抗外加阻力

1．C1、C2 肌节——屈曲、伸展颈椎

患者坐位，治疗师一手置于患者前额施以阻力，嘱患者抗阻屈曲颈椎（图 6.24a）。治疗师一手置于患者枕骨施以阻力，嘱患者抗阻后伸颈椎（图 6.24b）。

2．C3 肌节——侧屈颈椎

患者坐位，治疗师一手置于患者前额外侧方施以阻力，嘱患者抗阻侧屈颈椎（图 6.25）。

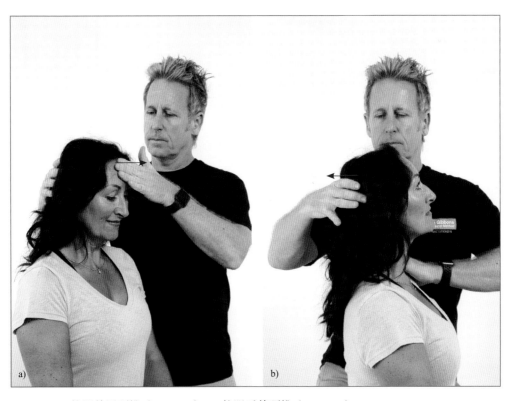

图 6.24　a.抗阻前屈颈椎（C1、C2）；b.抗阻后伸颈椎（C1、C2）

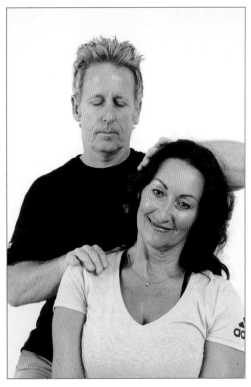

图 6.25　抗阻侧屈颈椎（C3）

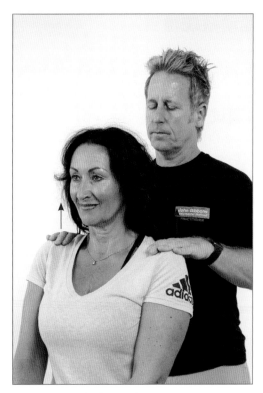

图 6.26　抗阻提肩（C4）

3．C4 肌节——肩上提

患者坐位，治疗师一手置于患者肩部施以向下的阻力，嘱患者抗阻上提肩带（图 6.26）。

4．C5 肌节——肩外展和屈肘

患者坐位，外展肩关节（或一次一侧）至 90°。治疗师将手置于患者肘关节，嘱患者抗阻外展肩关节（图 6.27a）。然后，患者屈曲肘关节至 90°，治疗师将手置于患者前臂远端，嘱患者抗阻屈曲肘关节（图 6.27b）。

5．C6 肌节——屈肘和伸腕

屈肘已如图 6.27 所示，故此处仅嘱患者屈肘90°，前臂旋前。治疗师将手置于腕关节上，嘱患者抗阻伸腕（图 6.28）。

6．C7 肌节——伸肘、屈腕和伸指

患者坐位，屈肘 90°。治疗师将手置于前臂远端尺侧，嘱患者抗阻伸肘（图 6.29a）。然后，嘱

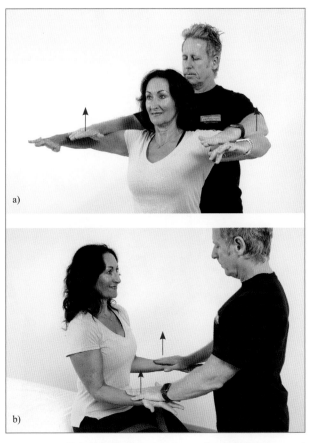

图 6.27　a. 抗阻外展肩关节（C5）；b. 抗阻屈肘（C5、C6）

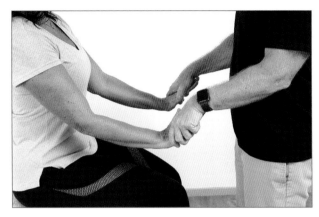

图 6.28 抗阻伸腕（C6）

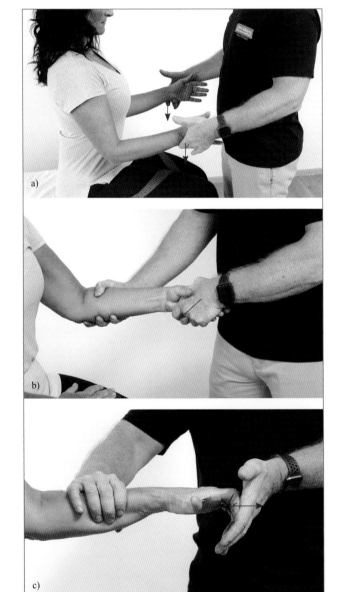

图 6.29 a. 抗阻伸肘；b. 抗阻屈腕；c. 抗阻伸指（都为 C7 节段）

患者抗阻屈腕（图 6.29b）。最后，嘱患者抗阻伸指（图 6.29c）。

7. C8 肌节——屈指

患者坐位，嘱患者抗阻屈指（图 6.30）。

8. T1 肌节——外展和内收手指

患者坐位，治疗师手指与患者手指交叉，并锁住患者手指，嘱患者抗阻内收、外展手指（图 6.31）。

■ 腱反射

大多数患者都被医生的叩诊锤敲过。通常是检查膝跳反射。这是一个检验神经反射的例子，用叩诊锤敲击特定肌腱引起不随意肌肉活动。

腱反射（deep tendon reftexes，DTR）的缺失是提示脊髓、神经根、周围神经或肌肉可能存在损

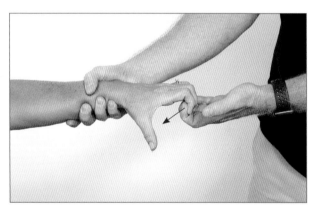

图 6.30 抗阻屈指（C8）

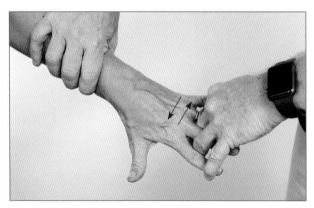

图 6.31 抗阻外展和内收手指（T1）

伤。腱反射异常可能由于感觉和（或）运动神经受损引起。为明确是否存在神经系统问题，治疗师应评估不同区域的腱反射活动。

技术

- 确保患者感到舒适和放松，可以看到需要测试的肌肉。
- 使用叩诊锤叩击特定肌肉的肌腱，观察肌肉收缩。
- 双侧对比。

反射分为：

- 活跃（3+++）
- 正常（2++）
- 减退（1+）
- 缺失（−）

C5 反射测试——肱二头肌

测试肱二头肌反射（C5）：嘱患者手臂放松，用手托住患者肘部，令患者抗阻屈肘，触及收缩的肱二头肌腱。将拇指置于肱二头肌腱上，用叩诊锤轻叩拇指之上引出反射（图 6.32）。

C6 腱反射测试——肱桡肌

肱桡肌腱反射（C6）：轻握患者手腕，嘱患者屈肘，以便观察肱桡肌的收缩。嘱患者放松上臂。在手腕上方轻敲肱桡肌腱（或者敲击肌腹）引发腱反射（图 6.33）。

C7 腱反射测试——肱三头肌

肱三头肌腱反射（C7）：嘱患者放松上臂，治疗师一手于患者胸前或下腹前侧轻握其手腕。在肘关节后上方，轻敲肱三头肌腱引发腱反射（图 6.34）。

如果难以引发腱反射，则进一步"加强"测试。嘱患者在测试时，咬紧牙或十指相扣并用力分开，同时再次检查腱反射。

测试结果解读举例

上运动神经元（UMN）损伤通常会引起反射亢进（反射加强），而下运动神经元（LMN）损伤通常会引起反射减退（反射减弱或消失）。

仅出现反射消失提示可能存在特殊节段的神经根型颈椎病。例如，C4~C5 节段椎间盘脱出会引起肱二头肌腱反射消失。

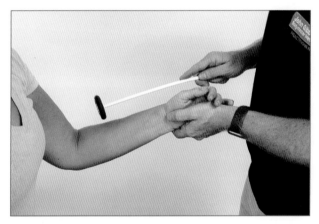

图 6.33 C6 腱反射测试

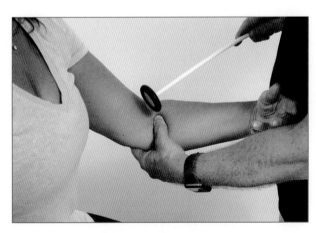

图 6.32 C5 腱反射测试

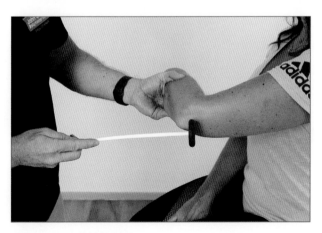

图 6.34 C7 腱反射测试

各脊髓节段与对应反射见下表。

腱反射	脊髓节段
肱二头肌	C5
肱桡肌（前臂）	C6
肱三头肌	C7

颈椎评估

治疗师需要诊断患者的肩痛是否与颈椎问题相关。我们会使用"保持简单"原则，通过简单的颈椎旋转、屈曲、伸展和侧屈动作检查这些颈椎活动是否会加重肩痛症状。如果某些动作与肩痛相关，就需要进一步检查颈椎症状。

主动关节活动

患者坐位，在治疗师指导下在舒适范围内左右旋转颈部，并报告是否发生活动受限、疼痛和其他症状，重点集中在肩关节、上肢和手部（图6.35）。

接着，患者缓缓前屈颈部（下巴靠近胸部），再后伸颈部（向上看天花板），并报告是否发生任何上述症状（图6.36）。

然后，患者向一侧侧屈颈部（将耳靠近同侧肩），再于另一侧重复该动作，并报告是否发生任何上述症状（图6.37）。

被动关节活动

治疗师可在坐位完成上述动作的被动活动检查，然而以上检查通常在患者仰卧位进行。图6.38展示了被动旋转和被动侧屈。

请注意：若患者在主动活动中有疼痛或活动受限，疼痛却在被动活动中消失，这往往提示问题涉及主动活动的软组织（肌腹、肌腱）。反之，如果主动与被动活动都引起症状加重，则可怀疑症状涉及颈椎关节，应进一步检查。

请让我举几个例子。一位20岁的患者拉伤了颈部肌肉，颈椎主动左右运动会引起疼痛。然而，在进行被动活动时却几乎全范围无疼痛。第二个

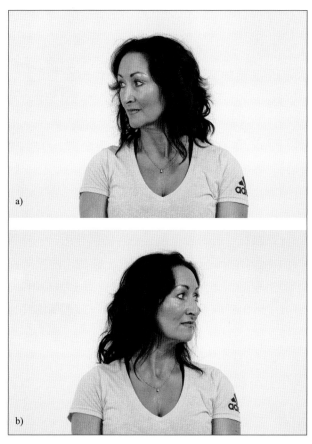

图6.35　患者向右旋转颈部（a），再向左旋转（b）

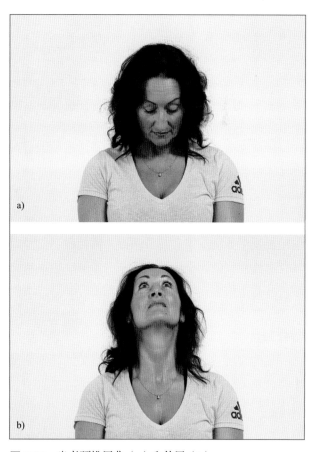

图6.36　患者颈椎屈曲（a）和伸展（b）

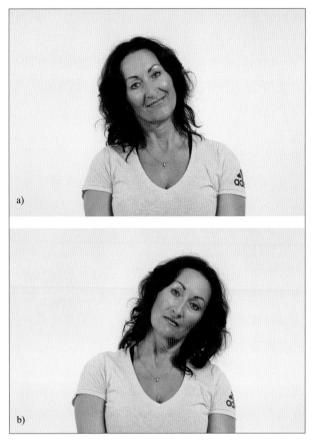

图 6.37　患者向右（a）、向左（b）侧屈颈部

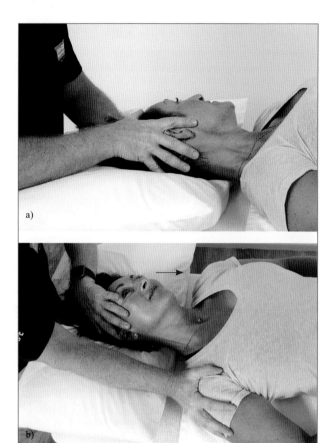

图 6.38　颈椎被动关节活动测试：a.旋转；b.侧屈

例子是一位 65 岁、确诊患有颈椎退行性病变的患者。他主动进行颈椎左右运动时，存在僵硬、活动受限并在一定范围出现疼痛。在进行被动活动时，我能感觉到他的活动受限是由颈椎关节突关节退行性病变引起的。且患者也会在被动活动中更易感到不适。

有许多能够结合使用的特殊测试，有一些已在前文提及，如腱反射和肌节测试，因此我们已经对涉及上肢症状的颈椎问题有了一定了解。以下将介绍一些我个人会在临床中应用的测试。

特殊测试

如前文所述，我认为在与颈椎相关的特殊测试中，评估 C5~C7 节段的反射活动和评估各肌节、皮节的运动、感觉功能是评估颈椎状态的最佳方法。但还有一些其他测试方法有助于全面诊断。

Spurling 椎间孔挤压试验——根性疼痛

Spurling、Scoville 和 Anekstein 等于 1944 年首次描述了这种颈椎神经根痛的测试方法。Anekstein 等于 2012 年总结了该测试的一些变形。他们建议，首先进行包括伸展和侧屈运动的操作，以可耐受的方式重现患者的主诉症状，然后在结论不确定的情况下轴向加压。

该测试中，患者坐位，治疗师引导患者维持颈椎后伸且侧屈位（图 6.39）。若无症状，治疗师在患者头顶轻柔地给予一个向下的压力（图 6.40）。患者主诉出现向肩周或上肢（皮节）放射的疼痛为阳性反应。

瓦尔萨尔瓦（Valsalva）动作

该试验以儿科医生 Antonio Maria Valsalva 命名。例如，该方法可用于潜水下降时平衡中耳压力。

该动作用于测试颈椎和神经问题，能够增加颈

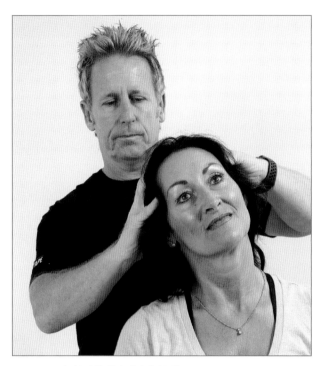

图 6.39 患者后伸并向右侧屈颈部

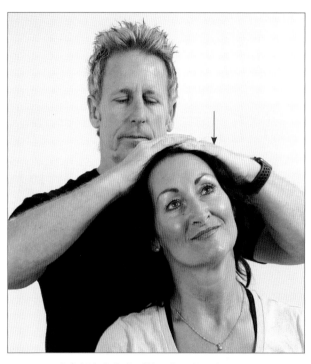

图 6.40 治疗师在患者头顶施以向下的压力

椎压力，任何占位性病变都会因压力上升而症状加重，如椎间盘脱出引起的神经痛。

图 6.41a 展示了患者完成该试验。患者捏住鼻

子并尝试向外鼓气来平衡耳内压力。图 6.41b 展示了另一种方法，可以吮吸拇指或往拇指外吹气。

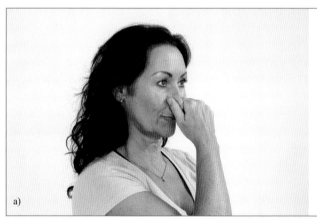

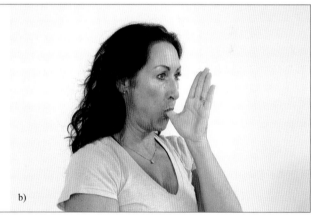

图 6.41 a. 瓦尔萨尔瓦动作；b. 瓦尔萨尔瓦动作变形（吮吸拇指）

第七章
肩胛骨上角疼痛的鉴别诊断

肩胛骨上方出现疼痛可能由于多种结构导致：来自内脏的病理改变（如第五章所述），如胆囊、胰腺和肝脏，通过某些病理改变会触及并刺激膈肌，随后通过膈神经牵涉肩部引起肩部不适。在本章中，我将主要讨论会导致肩胛骨上角疼痛的骨骼肌肉致病因素。

想象一下当一位患者来咨询时，你会问他们物理治疗中最经典的问题："你本次就诊的原因是什么？"他们会指着肩胛骨的顶部说，这里疼（图 7.1 中的圆圈标示的区域）。

正如我在上一章中提到的那样，我遇到的一位骨科医生曾说，我们拥有的最好的诊断工具是"患者的手指"。对于膝关节外科医生而言，直接要求患者指出疼痛部位可能是一种准确的诊断方法，若患者指向膝关节内侧，则他们可能会患有内侧半月板撕裂，因此可以借助手术来改善问题。但在这种情况下（及我所有的书中），我都会提到创立 Rolfing 技术的 Ida Rolf 博士。她说："疼痛所在，并非问题所在。"正如我们已经在其他章节看到的那样，当患者指出肩胛骨上角区域疼痛时，我们必须始终牢记，潜在的致病原因可能与患者所指的部位无关。所指区域可能只是"症状"所在，而造成疼痛的实际部位与出现症状的部位有一定距离。

从解剖学上讲，首先让我们思考一下图 7.1 中圆圈所示的区域内有哪些结构。在你开始列举它们之前（如下文所述），回想一下有多少患者和运动

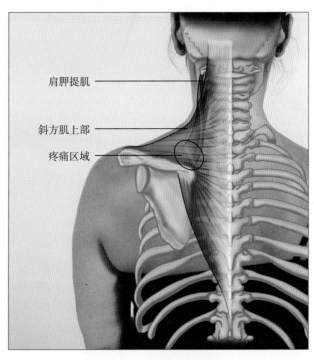

图 7.1 左侧肩胛骨上角疼痛的好发区域

员曾因肩胛骨上区疼痛而前去你的诊所就诊。据我的经验，这应该有很多人。若我为听课的学生或其他普通健康人做一次 30 分钟的免费软组织治疗，你认为他们会希望我针对哪些部位进行治疗？我当然同意你的想法：有些人会选颈部、肩关节，另一些人会选腰部，但大部分人会选择肩颈区域。

请设想以下情况：你是一位经验丰富的物理治疗师，且你的患者存在肩胛骨上角疼痛。物理治疗师开始对颈部和肩部的那个部位进行软组织按摩是

很自然的（我也同意，这对患者是有益的）。说实话，这会让患者感觉很舒服。我想同时按摩双侧斜方肌上部也是理所应当的选择，我可以保证你会对患者说："那些肌肉感觉很紧张。"或者患者问你："那些肌肉紧张吗？"我可以确定你的回答是："是的，那些肌肉很紧张。"

我希望在读完最后一句话后，你会不自觉露出微笑，因为你清楚我所说的绝对是真实的！请不要误解我的意思，按摩斜方肌上部绝对没有错，如上所述，放松那些肌肉的感觉真的还不错。然而，我听说过很多关于经验不足的治疗师的故事，他们按摩患者肩胛骨上角区域并说肌肉中有很多需要治疗的"结节"，然后开始非常积极地进行治疗，结果反倒引发患者感到不适。思考一下，他们认为自己感觉到并加以治疗的"结节"可能实际是肩胛提肌腱的止点。我们知道，该肌腱结构实际上并不能通过积极按摩可以消除的，所以任何有该想法的人都应放弃尝试消除那些伪结节，而患者可能会因此感谢你。

对于图 7.1 中所描述的患者，位于圆圈内组织和下面提及的组织问题可能是导致肩胛骨上角区域疼痛（症状）整体情况的部分原因。

- 肩胛提肌
- 斜方肌上部
- 斜角肌
- 冈上肌
- 菱形肌
- 胸肋
- 颈肋（起于 C7 横突的额外肋）

在物理治疗师全面了解患者病史并进行医学筛查后，便可继续进行客观评估：在这里，治疗师会使用专业骨科技术和特殊测试以全面评估患者骨骼肌肉系统，并针对其情况做诊疗，或至少对患者症状所涉及的结构做出诊断或假设。

治疗师首先会采用专业技术为患者进行简单的关节活动范围（ROM）测试，即主动关节活动范围（AROM）测试。评估之后通常会进行一系列被动关节活动范围（PROM）测试；这些测试通常由治疗师实施，用以检查患者受累关节的活动完整性。接下来是抗阻测试。这种特定运动可以测试运动过程中组织的收缩力量和参与程度。如肌腹和肌腱，以及特定神经根支配的肌节。例如，肩关节外展可用来测试三角肌和冈上肌肌力，然而，它也测试了 C5 神经根所支配的肌节。因此，在测试过程中感觉到的无力可能是由冈上肌拉伤所致，也有可能是 C4~C5 椎间盘病理学改变进而压迫 C5 神经根所致。物理治疗师还会利用指尖轻触皮肤测试触觉感知来判断受累组织的整体状况，通常还会使用特定的测试来完善整体诊断。

■ 导致疼痛的潜在因素

下面着重讲述一些可能引起肩胛骨上角疼痛的潜在因素。

1. C4~C5 或 C5~C6 颈椎关节突关节引起的牵涉痛

对于多数患者而言，位于颈椎中段（C3~C5）的关节突关节问题可能是其肩部疼痛的来源。一般来说，颈椎在某些方向上的运动可能会加剧肩部疼痛。这种情况下我会使用关节突关节负荷试验，我认为它对确定颈椎是否参与肩部疼痛非常有效。

关节突关节负荷试验

本测试由椎间孔挤压试验改编（请参阅第六章）。患者取坐位，背挺直，头转向患侧并向肩部侧屈，然后伸展（图 7.2a）。治疗师可根据需要给患者施加压力（图 7.2b）。如果其中任一动作加剧了他们的症状，则由此可知患者的肩部疼痛与颈椎有关。

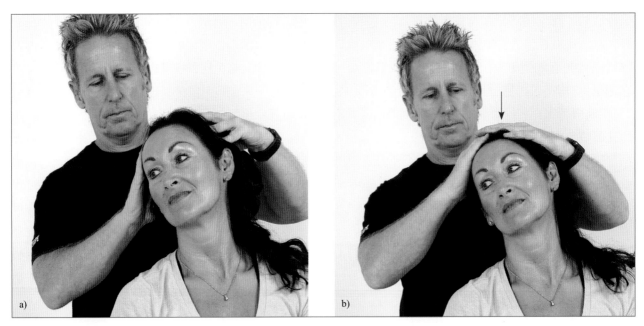

图 7.2　a. 要求患者头部转向患侧并向肩部侧屈，然后伸展；b. 治疗师施加压力

2.　斜方肌上部或肩胛提肌的保护性痉挛 / 拉伤

就手法治疗而言，这两块肌肉可能是最频繁被处理的肌肉，因此判断这两块肌肉是否与患者的症状相关非常有意义。我建议先拉伸组织，然后从该位置开始让肌肉抗阻运动，查看其是否存在拉伤。

斜方肌上部的牵伸与抗阻

患者取坐位，治疗师向远离疼痛侧缓慢侧屈患者头部（图 7.3a）。从这个位置开始，嘱患者抗阻收缩斜方肌上部（图 7.3b）。

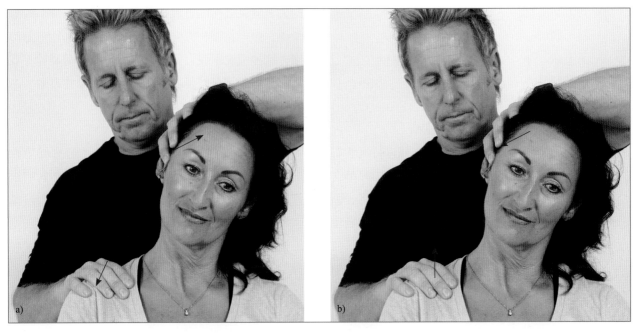

图 7.3　a. 斜方肌上部伸展位；b. 要求患者抵抗颈椎的侧屈或抬高肩部以激活斜方肌上部

肩胛提肌的牵伸与抗阻

患者取坐位，治疗师缓慢屈曲并旋转患者的头部，使其远离疼痛的一侧（图7.4a）。从该位置开始，嘱患者抗阻伸展并旋转颈椎使肩胛提肌收缩（图7.4b）。

盂肱关节、肩锁关节、胸锁关节功能障碍

显然，本书是讨论肩关节复合体及其相关结构的。从生物力学的角度来看，如果盂肱关节、肩锁关节或胸锁关节不能正常工作，则将随之引发代偿机制，这可能会导致软组织过度激活，使患者肩胛骨上角部位出现疼痛。在本书中，关于此内容的评估讨论有很多，此处不再赘述。

3. C4~C5 或 C5~C6 椎间盘膨出

当患者的椎间盘存在病变时，他们通常会出现更多的症状和体征而不仅仅是肩胛骨上角部位出现疼痛。例如，他们可能有肩部和手臂的疼痛，而当他们咳嗽、打喷嚏、转动颈椎寻找汽车上的安全带时，疼痛可能会加剧。如果患者主诉其症状时使用了"锐痛""放射痛"或"刺痛"等词，或者有任何感觉改变，如刺痛或麻木，则必须考虑损伤是否涉及神经结构。我已经在第六章有关颈椎的部分中较详细地讨论了这种病理类型。

4. 第1肋上抬或激活

这是一个有趣的概念，网上有很多关于第1肋位置的文献和视频。斜角肌附着于第1和第2肋骨上，因此如果这些肌肉变短，则可能会影响颈椎（C2~C7）上的连接或导致上肋骨抬高。下臂丛神经（C8/T1的分支尺神经）和锁骨下动脉和静脉必须沿第1肋穿过锁骨下方并沿上肢向下走行（静脉向心走行），这3个结构（即臂丛神经、锁骨下动脉和静脉）统称为胸廓出口神经血管束。若该结构中的任意一结构受到任何形式的压迫，都会导致胸廓出口综合征（TOS），且毫无疑问可能会与患者的症状相关，因为第1肋长期处于高于正常的位置上。患者肩胛骨上部位疼痛的原因可能包括肋骨的位置异常，以及由此造成的肩关节复合体肌肉系统生物力学发生了改变（在某些肩外展和屈曲动作中）。

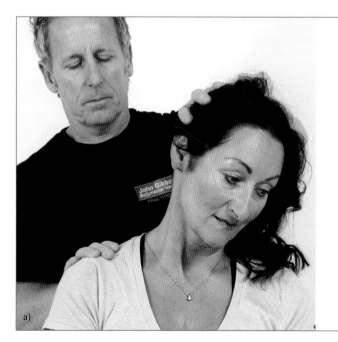
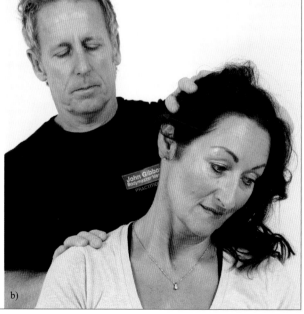

图7.4　a.肩胛提肌伸展位；b.患者被要求向着同侧肩胛提肌方向做伸展和旋转的抵抗

检查肋骨上抬的位置

患者取坐位，治疗师将指尖置于患者斜方肌上，稍向后引导斜方肌并触诊第 1 肋（图 7.5a），嘱患者呼吸，以观察第 1 肋随着呼吸运动而上升和下降的情况（图 7.5b）。

5. 颈肋（起于 C7 横突的额外肋）

这是与上述病理学方面类似的一种情况，若额外肋来自 C7 颈椎的横突，该骨刺将最终穿过已经狭小的胸廓出口下方，这也可能是患者出现持续的肩、臂及手部疼痛，并可能伴有感觉改变、麻木、无力的原因（图 7.6）。这种情况很少见，就目前来看女性多于男性；然而，原因还尚未清晰。

6. 斜角肌的相对短缩或紧张

臂丛神经和锁骨下动脉、静脉（胸廓出口）通常在前斜角肌和中斜角肌之间穿过。如果由于某种原因导致该区域变得狭窄，甚至纤维化——即前斜角综合征，则胸口出口处的神经血管束将受到压迫（图 7.7）。这可能是由于斜角肌在重复性动作中需要用力收缩以稳定胸壁。如前文所述，由于斜角肌附着于第 1、第 2 肋上，其收缩会上提胸壁，自然会引起深吸气；然而，若患者因哮喘或其他气管病变而以胸式呼吸为主时，则膈肌无法进行有效收缩，这将导致斜角肌持续处于收缩状态。斜角肌可能会由

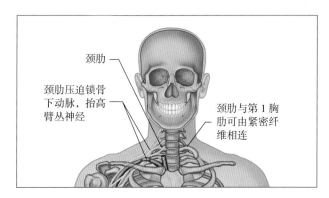

图 7.6　颈肋

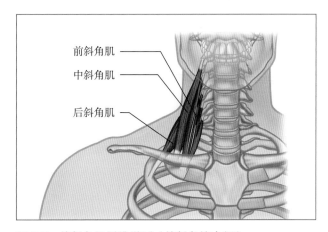

图 7.7　前斜角肌纤维增厚（前斜角综合征）

于上胸壁位置的适应性改变（上交叉综合征）而发生短缩，如每天坐在办公桌前的时长超过 8 小时。

7. 姿势

我在前文章节中已经提到过，肩关节复合体的

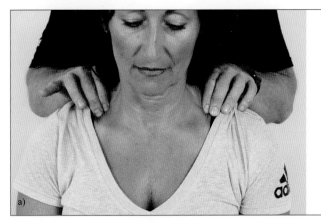

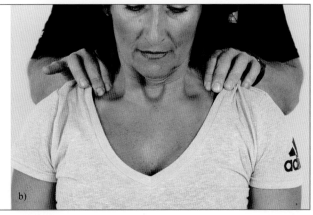

图 7.5　a.触诊以确定第 1 肋的位置；b.患者被要求吸气和呼气，同时注意第 1 肋的位置

疼痛症状可能与上交叉综合征有关，该概念是指头部前倾、圆肩含胸的姿势可能导致胸肌和胸锁乳突肌短缩和紧张，菱形肌、斜方肌中部和前锯肌拉长和无力。

8. 肺上叶、斜方肌牵涉痛

无论患者的患处在哪里，都应考虑躯体疼痛是否由内脏疾病引起。当患者出现肩痛时你不能想当然地认为是骨骼肌肉问题，这是本书中着重强调的。在第五章讨论内脏引发的躯体疼痛时，我提到过一个案例，患者是一位有多年吸烟史者，有肩部和手部疼痛并最终诊断为肺上沟癌，其肺尖部出现肿瘤并浸润肋骨和臂丛神经。任何影响呼吸系统的疾病（不仅是癌症）都可能引起肩部疼痛。

9. 膈肌

我们再来回顾一下前文的内容，膈肌由起自C3~C5前支的膈神经支配。C3~C5支配的皮节区问题可导致肩关节区域的牵涉痛（皮节是单一神经根支配的皮肤感觉神经控制区）。膈肌引发的牵涉痛（如果你还记得）一般会出现在肩胛骨上角、肩胛上窝和斜方肌处。记住，只有膈肌中心区域受到影响时，才会引起肩关节区域的牵涉痛。因为下肋间神经支配的是膈肌的周围，故膈肌周围问题不会引起肩关节区域的牵涉痛。通常情况下，患者可能会在深吸气、咳嗽和打喷嚏时肩痛加重。

如你所见，患者出现疼痛的原因有很多。此处讲解并不详尽，仅强调了面对常见主诉为"肩/斜方肌疼痛"时所要考虑的众多原因中的一部分。

肩胛骨上角疼痛的其他可能原因

有些读者可能已经读过我写的另一本书《臀肌》（*The Vital Glutes*），并且可能（也可能没有）会思考，"嘿，臀肌还好吗！"上面提到的一些骨骼肌肉病理学在那本书中也有涉及，其中包括可能由

臀肌问题引起的肩痛。关于这种可能性，我想用我在牛津大学临床研究的个案来阐明上述 Ida Rolf 博士的观点。随着经验越来越丰富，不仅作为一名讲师，还作为一名执业运动整骨医生，我深信患者和运动员主诉的许多问题只是单纯的症状，而非真正的原因。这是激励我写一本关于臀肌的书的一个主要动力，且本章的一小部分内容就是以臀肌为基础。

为强调本章的相关性，以下信息来自真实患者案例。

案例研究

患者女性，34 岁，曾是英国皇家空军的一名体能教练。她因左肩胛骨上部疼痛前来就诊（图7.8）。每次跑步 4 英里（约 6.4km）后，她就不得不因疼痛太剧烈而停止跑步。虽然不适感随后会自行缓解，但如果她试图重新开始跑步，不适感很快就又会出现。跑步是唯一会引发她疼痛的活动。患者主诉此症状已经持续了 8 个月，在过去 3 个月加重，且开始影响她的工作。患者不存在会触发她主诉症状的既往病史或相关创伤。

她拜访过许多软组织医生，他们都将治疗的重点放在上肢软组织上。她所接受的治疗都偏向于在患处实施软组织按摩疗法，即斜方肌、肩胛提肌、胸大肌、胸锁乳突肌（SCM）、斜角肌，因为医生告诉她，她患有上交叉综合征。由于疼痛仍未缓解，她被建议去拜访整骨医生，对左侧 C4~C5 区域进行手法治疗，并对他们所说的第 1 肋采用肌肉能量技术（MET）疗法进行治疗。随后，她去拜访了一名脊骨神经治疗师，他对她的颈椎关节突关节（C4~C5 和 C5~C6）进行了手法治疗。最后，她去拜访了一位接受过针灸和运动疗法培训的物理治疗师，使用 MET，并结合特定的干针技术对斜方肌和肩胛提肌触发点进行了治疗，但是这只能治疗局部区域，虽然当时可以缓解症状，但对于她尝试奔跑 4 英里以上就出现疼痛这件事则没有任何成效。她从未接受过任何影像学检查（如 MRI 或 X 线检查）。

采取整体疗法

看到这里时最好暂停一下，思考上述案例所述内容及所有的治疗师是如何只关注患者当前表述的部位的。这是外科医生手指诊断弊端的再次重现——疼痛所在则治疗所在！我希望你能认同的是，"痛处即患处"的治疗策略并不适用于该患者。

现在让我们牢记一个最重要的事实，即疼痛只会在患者奔跑4英里后出现。故我们需要对患者进行全面评估，而不是只关注局部（手指所指部位）。

当我接诊一位新患者的时候，无论他正在遭受哪种疼痛，我通常都会评估其骨盆的位置和运动，因为我认为这个部位是身体所有与之相连的部位的基础。在临床治疗中我经常发现，当骨盆功能障碍矫正后，患者的症状往往会得到缓解。然而，当我对这位患者进行评估时，我发现她的骨盆位置和运动均正常。随后，我继续测试臀大肌的激活模式，我经常对参与体育活动的患者和运动员进行该测试。然而，我只有在感觉骨盆处于正确的位置时才测试激活顺序。这是因为，当骨盆略微错位时，你通常会发现臀大肌无法正常激活（我将其称为臀肌记忆缺失，这意味着臀肌在"打盹"）。

对于这位患者，我发现其双侧臀大肌无力或不能正常激活，但是右侧的激活似乎比左侧要慢一些（关于如何测试臀大肌激活的更多细节将在下一章详述）。由于我未发现骨盆有任何功能障碍，因此我对这种情况进行了进一步研究。

在我们继续讨论之前，我想提出几个问题供大家思考。

- 右侧臀大肌无力如何引起左肩疼痛？
- 臀大肌与对侧斜方肌及肩胛提肌之间有联系吗？如果有，其中的机制是什么？
- 从物理治疗的角度来看，可以采取什么措施纠正该问题？
- 最初的诱因是什么？

为了回答这些问题，我们需要研究臀大肌的功能解剖，以及臀大肌与其他解剖结构的关系。

臀大肌功能

臀大肌主要是作为一个强大的髋关节伸展和外旋肌，但它在整个步行周期中稳定骶髂关节（SIJ）在保持其"力封闭"状态方面也起到一定作用。

臀大肌的一些肌纤维附着在骶结节韧带上，起自骶骨，止于坐骨粗隆。这个韧带被称为是稳定SIJ的关键韧带。为了更好地理解此功能，我们首先需要了解两个概念，即形封闭和力封闭，这两个概念都与SIJ的稳定性有关（详见第八章）。

形封闭事实上是由自然形状的骶骨楔入两个髂骨之间构成，这就提供了一定的稳定性。然而，SIJ的形封闭并不是完美的且具有可移动性，这意味着在有负荷需求时保持其稳定是必需的。这是通过在负荷增加时挤压关节来实现的；而周围的韧带、肌肉和筋膜也起到稳定关节作用。这些附属结构对SIJ的加压机制称为力封闭。

当身体有效工作时，髂骨和骶骨之间的力量充分可控，并可以实现负荷在躯干、骨盆和腿部之间转移。那么我们如何将其与患者的主诉联系起来呢？我在之前的一篇关于牛津赛艇队训练的文章中（Gibbons 2008）提到过"后斜链"。这个结构通过胸腰筋膜直接将右侧臀大肌和左侧背阔肌相连（图7.8）。背阔肌附着于肱骨内侧，该肌肉的功能之一是维持肩胛骨紧贴胸廓并下降肩胛骨。

思路整合

那么，我们已了解到了哪些信息？我们知道，患者右侧臀大肌激活稍慢，而臀大肌在SIJ的力封闭中发挥作用。这表明，如果臀大肌不能起到稳定SIJ的作用，则会有其他结构代偿稳定关节。左侧背阔肌是帮助稳定右侧臀大肌（和SIJ）的协同肌。该患者跑步时，每当她的右腿接触地面时，左侧背阔肌就会过度紧张。这导致其左肩胛骨下降，而斜方肌上部和肩胛提肌会抵抗这种向下的力。随后这些肌肉开始疲劳。于患者而言，她会在跑步约4英里后感到左侧肩胛骨上部区域疼痛。

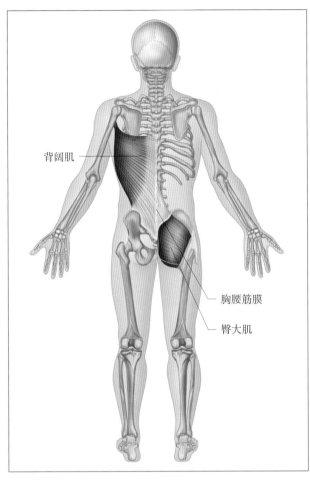

背阔肌

胸腰筋膜

臀大肌

图 7.8　后斜链

治疗

你可能会认为治疗臀大肌无力的方法仅是基于简单的力量训练。但实际上这并不总是正确的解决方案，因为有时短缩、过紧的拮抗肌也会造成肌肉无力。这里拮抗肌是指髂腰肌、股直肌和内收肌（髋屈肌）。髋屈肌短缩会抑制臀大肌，使其无力。

对于左肩疼痛这个复杂的难题，我的解决方案是使用 MET 来牵伸患者右侧髂腰肌、股直肌和内收肌，观察其是否能促进并重新激活右侧臀大肌，同时针对臀大肌进行特殊的力量控制训练。

预后

我建议患者暂时不要跑步，而是让她的伴侣帮助她进行每日 2 次的髂腰肌、股直肌和内收肌拉伸。我还建议她每日进行 2 次力量训练，直至后续治疗结束为止（这些训练在我所写的关于臀部肌群的书中有讨论）。10 天后，我对她重新进行了评估，并在髋关节后伸激活模式测试中发现其右侧臀大肌能够正常激活，且相关的髂腰肌、股直肌和内收肌的紧张程度也有所降低。基于这些积极的结果，我建议她在感到舒适的范围内跑步。我不确定我的治疗是否能纠正这个问题，但她反馈给我的信息提示她在跑步 6 英里（约 9.6km）期间及之后都没有感到疼痛。患者感觉良好，且继续定期进行臀大肌力量训练及牵伸短缩紧张的髋屈肌。

■ 总结

我个人认为，此案例研究可以证明，一种情况或问题的潜在原因可能并不局限于症状 / 疼痛出现的部位，这意味着我们需要充分考虑所有的可能性。我希望这一章的内容，尤其是这个案例，能让你在治疗患者肩胛骨上角疼痛之前有充足的思考。

值得记住的是，如果你能坚持下去，最终情况将变得更加清晰。

第八章
骨盆、骶髂关节、臀肌与肩关节复合体的关系

由于肩部和颈部疼痛的发生率不断增高，因此在本章中，我想对影响核心和腰、骶、骨盆稳定性的肌肉与骨骼间的关系，以及这与肩关节复合体的功能，甚至功能障碍之间的关系进行探讨。然后确定如何将这一知识纳入评估、治疗和康复计划中，特别是针对上肢区域和肩关节复合体区域出现相关疼痛的患者和运动员。

案例研究

我曾在目前所执教的牛津大学接诊过成千上万的运动员。有一个案例我尤其希望与大家分享。Anil是牛津大学的一名学生，他在板球比赛中很有竞争力，且是牛津大学板球队的一员。他总是抱怨右肩疼痛，尤其是在投球运动后。他告诉我，在过去的几年里，许多物理治疗师都为他进行过治疗，其中大多数人都建议他练习一些经典的肩部训练动作，但这些治疗并未真正改善他的症状。他还做了磁共振成像（MRI）检查，结果证实他的肩袖肌群受损，特别是冈上肌有部分撕裂，肩峰下滑囊也有增厚和炎症的表现。

在检查中，我发现他在肩外展70°~110°范围内确实存在疼痛和活动受限情况，疼痛弧证实问题累及肩袖。我告诉Anil，我不会马上治疗他的右肩，而是要观察他左侧骨盆尤其是左侧臀肌的功能和稳定性。他看起来很困惑，甚至因为我不打算治疗他疼痛的右肩而有些生气。然而，我列举了一位我曾接诊过的运动员，其左肩疼痛的致病因素就是右侧臀大肌的薄弱和无力，且左侧背阔肌已经开始进行代偿和收缩以替代臀大肌的作用，在步行周期中为右侧骶髂关节提供"力封闭"。

在对Anil进行评估时，我发现他左腿站立相比右腿站立不稳定，他很难激活左侧臀中肌。当我测试其左侧臀大肌的激活模式时，我发现该肌肉比右侧激活进度慢。我测量了拮抗肌的长度，即腰大肌、股直肌和内收肌，发现它们的左侧部分均相对短缩。治疗计划包括拉伸紧张的肌肉，同时强化薄弱的臀大肌和臀中肌。在接下来的几周中，Anil发现自己的情况得到了明显的改善，现在他的右肩已经不存在任何疼痛和活动受限了，尤其是在投球后。

如果你用一分钟思考为什么Anil的症状在我的训练建议下得到了改善。设想当你在板球比赛中时，你自然会跑得很快，而当你要投球那一刻，你的左腿必须与地面接触，与此同时右臂要将球抛出。如果左侧臀部肌肉因为某些原因较薄弱，右侧背阔肌将会同时收缩以改善左侧（对侧）骶髂关节

（SIJ）的稳定性（回想一下之前案例研究中的左肩痛与右侧臀大肌抑制的情况）。你现在遇到的问题是，运动员想举起右臂来投球，但是其右侧背阔肌为维持左侧（对侧）骶髂关节的稳定性也会收缩。当右臂的冈上肌辅助外展时，同时收缩的右侧背阔肌最终会抵抗外展（像刹车一样），因为它需要稳定左侧骶髂关节（由于臀大肌没有发挥它的固有功能）。我在这里以David和Goliath（圣经中的勇士）为例，David是小的冈上肌，Goliath是大的背阔肌。然而，在这种情况下，较大的肌肉赢得了战斗，较小的肌肉输掉了战斗，即冈上肌最终会因为持续撕裂和反复炎症而输掉战斗。因此，患者无论做什么肩关节稳定训练，症状都不会好转，除非这些肌肉能在投球运动后得到完全的休息。

本书主要介绍上肢和肩关节复合体，但是在这一章中，我想简要地谈谈骨盆、骶髂关节和臀肌，并就上肢出现的症状是否与这些区域相关进行探讨。正如Ida Rolf博士所言："疼痛所在，并非问题所在。"或许，对于某些人而言，骨盆区域、骶髂关节或者臀肌问题可能是导致他们上肢疼痛的部分原因。

骶髂关节的稳定性：形封闭和力封闭

首先，我们来探讨骨盆的稳定性。影响骨盆稳定（或许更准确地说是骶髂关节）的主要因素有两个：形闭合和力闭合。这两种机制协同参与了自封闭机制这一过程。

形封闭源于髋骨和骶骨的解剖学对齐。骶骨在骨盆的两翼之间充当拱顶作用。骶髂关节能够传递较大的负荷，且它的形状也适于实现这项功能。骶髂关节的关节面相对平坦，有利于传递压缩力和进行屈曲运动。然而，一个相对平坦的关节也容易受到剪切力的影响，骶髂关节可通过以下三种方式避免受到这些力的影响：第一，骶骨是楔形（三角形）的，使其可在髋骨之间获得稳定，类似罗马拱门的拱顶石，并通过作用于其上的韧带保持"悬浮"状态。第二，与其他滑膜关节不同，它的关节软骨是不平滑、不规则的。第三，骶髂关节解剖冠状面显示，软骨覆盖的骨延伸进入关节，使关节面呈现似乎并不规则的"凸"和"凹"，但事实上是相契合的。这种不规则形状很重要，因为它可以在骶髂关节受压时稳定关节。

根据Vleeming等（1990）的研究，青春期之后大多数人的骶髂关节面会形成一个月牙形的嵴，该嵴贯穿整个髂骨表面，增加了骶髂关节的稳定性。

如果骶髂和髋骨存在一个配合完美的封闭式关节面，则几乎不可能有活动性。然而，骶髂关节的形封闭并不完美，可能存在微小的活动性，因此关节在承载负荷时的稳定性至关重要。稳定机制主要通过在负荷作用下增加连接处的压缩力来实现。负责该压缩力的解剖结构是韧带、肌肉和筋膜。通过这些额外的力量对骶髂关节产生压缩机制，俗称"力封闭"。如图8.1所示，当骶髂关节受到挤压

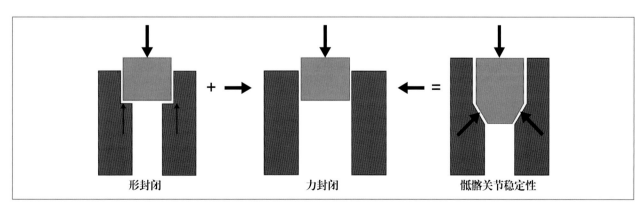

形封闭　　　　　　　力封闭　　　　　　骶髂关节稳定性

图8.1　形封闭、力封闭与骶髂关节稳定性的关系

时，关节间的摩擦力会增加，从而加强封闭作用。据 Willard 等（2012）的研究所示，力封闭能够减少关节的"中立区"，从而促进骶髂关节的稳定。

力封闭的完成方法如下。第一种方法是骶骨点头运动，这是通过骶骨基底部向前旋转或髋骨向后旋转实现的（图 8.2a）。这两种类型的运动导致骶结节韧带、骶棘韧带和骨间韧带被拉紧，协助激活力封闭机制，从而增加了骶髂关节的压缩力。相反地，当骶骨基底部仰头运动或髋骨向前运动时（图 8.2b），韧带张力降低，从而降低了骶髂关节的稳定性。力封闭的第二种完成方法是依靠内部和外部核心肌群（即局部和整体肌肉系统）的激活 / 收缩来辅助的，如前文所述。

由 Vleeming 等（1990a，1990b）首次发现形封闭和力封闭并描述了这种自封闭的主动与被动部分。下面摘录自 Vleeming 等（1995）的原话，我个人认为可以较好地解释上述内容。

"通过特定的解剖学特征（形封闭）防止骶髂关节产生剪切力，且由肌肉和韧带产生的压缩力适应特定的负荷情况（力封闭）。如果骶骨能与骨盆完美闭合，则不需要侧向力。然而，这样的结构几乎不可能完成活动。"

■ 骶髂关节的稳定性

韧带、肌肉和筋膜系统通过力学机制闭合骨盆，统称为骨 – 关节 – 韧带系统。当身体有效运作时，髋骨和骶骨之间的剪切力得到充分的控制，使负荷可以在躯干、骨盆和下肢之间有效传递（图8.3）。

Vleeming 和 Stoeckart（2007）提出，许多不同的肌肉都参与了骶髂关节的力封闭，甚至股直肌、缝匠肌、髂肌、臀大肌和腘绳肌都有足够的力臂去影响骶髂关节的运动。这些肌肉的作用取决于是开链运动还是闭链运动，以及骨盆是否有足够的支撑。

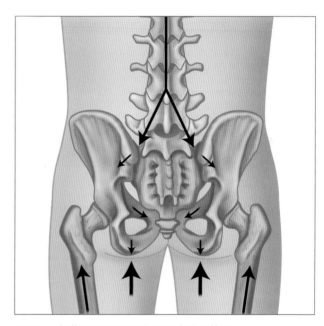

图 8.3　负荷重量经过骨盆和骶髂关节传递

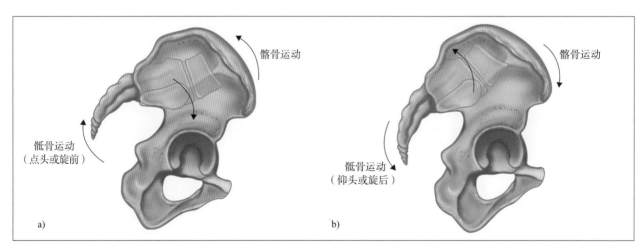

图 8.2　a. 骨盆后倾和骶骨旋前；b. 骨盆前倾和骶骨旋后

你将会在后续章节中读到，有一块肌肉在关节稳定中起着非常重要的作用，即臀大肌。我们还会讨论臀中肌，因为这块肌肉也与骨盆相关。臀大肌的部分纤维合并附着于骶结节韧带及胸腰筋膜。

Vleeming 等（1989a）通过对 12 具尸体的解剖证实了这一点。他们发现臀大肌是直接连接在骶结节韧带上的。

臀大肌通过胸腰筋膜的连接向对侧的背阔肌，形成了所谓的肌筋膜后斜链（参见第三章"整体稳定系统"部分）。已证实，臀大肌无力或激活时序紊乱可能会造成肌筋膜链（后斜）功能减弱，致使骶髂关节损伤。臀大肌无力或激活紊乱是对侧背阔肌代偿性激活的潜在原因，可能导致颈肩部疼痛；行走和跑步会使骶髂关节承受高负荷，所以这个承重关节需要足够稳定以减少因代偿机制改变而造成的不利影响。

研究表明，骶骨旋前（骶骨在髋骨之间的旋转运动）位是骨盆带最稳定的位置。从坐位到站立位的转移过程中产生骶骨旋前，躯干在向前弯曲或向后弯曲时骶骨会完全旋前。骶骨旋前运动使得骨盆后面的主要韧带（骶结节韧带、骶棘韧带和骨间韧带）被动拉紧，从而产生张力使骶髂关节压缩力增加。张力的增加为骶髂关节在步行周期及从坐到站的过程提供了所需的稳定性。

Vleeming 等（1989b）解释了无论将负荷直接施加于骶结节韧带抑或通过与股二头肌长头腱或臀大肌的连接，都会显著限制骶骨旋前。他们认为，这一过程增加了静摩擦系数，从而通过力封闭减少了骶髂关节的运动。

■ 力封闭

主要影响力封闭的韧带结构（图 8.4）包括：①骶结节韧带，连接骶骨和坐骨，被称为"关键韧带"；②骶髂背侧长韧带，连接 S3~S4 到髂后上棘，也称骶髂后韧带。

当肌肉收缩产生运动时，附着在骨骼上的韧带变得紧张或被拉长，从而增加关节压缩力。

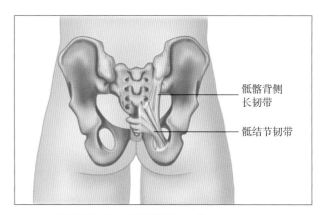

图 8.4　骶结节韧带和骶髂背侧长韧带

骶结节韧带可以通过以下三种方式增加张力。

1. 髋骨相对骶骨旋后。
2. 骶骨相对髋骨旋前。
3. 直接附着于骶结节韧带的四块肌肉中的任意一块（股二头肌、梨状肌、臀大肌和多裂肌）收缩。

限制骶骨旋后或髋骨旋前的主要韧带是骶髂背侧长韧带（骶髂后韧带）。骶骨旋前时骶髂关节处于压缩力较小且非良好自封闭的位置，对于骨盆抵抗水平方向和（或）垂直方向的负荷而言是一个更不稳定的位置（与点头或旋前的位置相比）。背侧长韧带通常是疼痛的来源，且可在髂后上棘的正下方被触及。

韧带本身不能维持骨盆的稳定，而是需要依靠肌肉系统的辅助来完成。有两个重要的肌群有助于腰部和骨盆的稳定，统称为内部核心（核心肌群）和外部核心（肌筋膜链系统）。内部核心由腹横肌、多裂肌、膈肌和盆底肌构成，也统称为核心肌或局部稳定肌。外部核心由多个"链"或者肌群构成。

■ 力偶

定义：力偶是作用于同一物体的大小相等、方向相反的两个力，力偶仅能引起旋转运动（Abernethy et al.，2014）。

由潜在肌肉系统失衡引起的任何骨盆位置的改

变都会对运动链的其余部分产生影响，这种生物力学的改变随后会影响骨盆与上肢的力学关系。有几对力偶负责维持骨盆的正确位置和对齐。图 8.5a~f 和图 8.6 展示了力偶在矢状面和冠状面对骨盆的控制。

■ 臀大肌的功能解剖（图 8.7）

我想重点讨论一下臀大肌及其引起患者和运动员出现许多不适的机制，尤其是上肢疼痛。我认为，相对而言，我接触过的大多数物理治疗师都忽

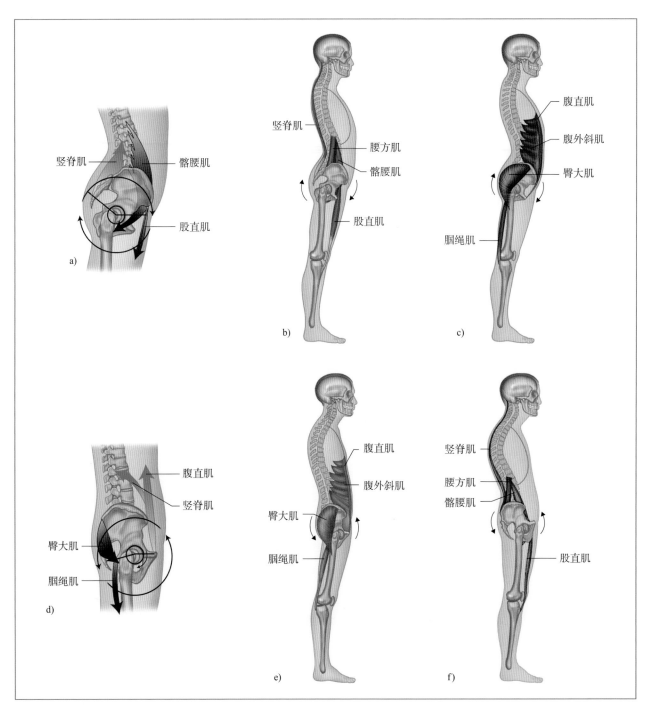

图 8.5　a. 矢状面（前）骨盆力偶；b. 前倾：肌肉处于缩短位置；c. 前倾：肌肉处于拉长位置；d. 矢状面（后）骨盆力偶；e. 后倾：肌肉处于缩短位置；f. 后倾：肌肉处于拉长位置

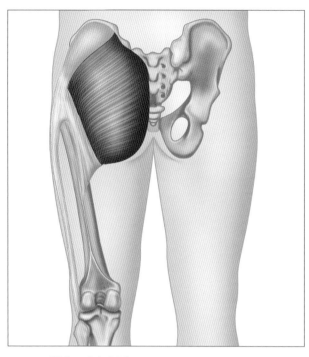

图 8.7　臀大肌的解剖学

视了臀大肌。也许是因为臀大肌本身通常不会出现疼痛，因此这块功能神奇的肌肉就被留在了我所谓的"被忽视的架子"上。

起点：髂骨外侧面的后臀线之后，另外一部分在髂骨的后上方，邻近骶骨和尾骨的后侧面、骶结节韧带、竖脊肌腱膜。

止点：后侧的深层肌束止于股骨臀肌粗隆。

其他肌束：阔筋膜张肌的髂胫束。

功能：辅助髋关节外展。通过延伸至髂胫束来帮助稳定伸膝。

上部肌束：外旋，可帮助髋关节外展。

神经支配：臀下神经（L5、S1、S2）。

臀大肌的功能

从功能层面上讲，臀大肌在控制与之相关的骨盆、躯干及股骨上起关键的作用。它具有外展和外旋髋关节的功能，有助于稳固膝关节及下肢的生物力学结构。例如，在爬楼梯时，臀大肌外旋、外展髋关节，使下肢处于最适宜的力线上，同时伸髋以支持整个身体抬高至上一级台阶。当臀大肌肌力不

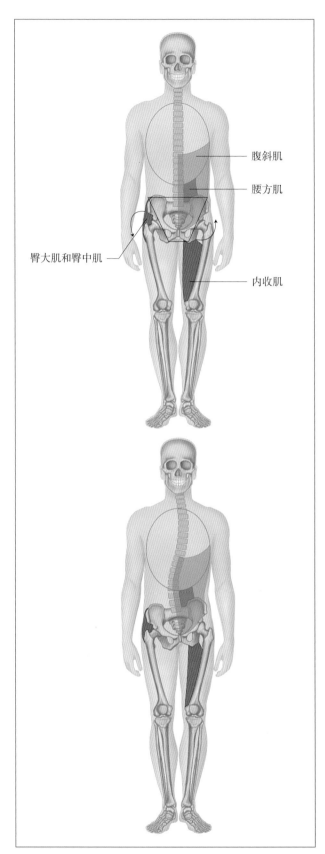

图 8.6　冠状面（侧方）骨盆力偶

腹斜肌

腰方肌

臀大肌和臀中肌

内收肌

足或激活异常时，可见膝关节向内侧偏移及骨盆向外侧倾斜。

臀大肌还被认为是一个具有锁定作用的肌肉，在稳定骶髂关节中也起到了重要的作用。一部分臀大肌的肌束直接附着于骶结节韧带和胸腰筋膜之上，胸腰筋膜是坚韧的、不可收缩的结缔组织，可通过与之相连的肌肉的激活而使张力增加。背阔肌通过胸腰筋膜与对侧臀大肌相连，这一组合被称为"后斜链"（图8.8）。在步行周期中的单支撑期后斜链会增加对骶髂关节的挤压。

臀大肌激活异常或肌力不足会减弱后斜链的作用，这会使骶髂关节更易损伤。随后，身体会通过增高胸腰筋膜的张力进而激活对侧背阔肌来弥补这一弱点，以此代偿臀大肌的力量缺失。任何代偿机制都会在产生"结构影响功能"的同时出现"功能影响结构"的现象。这意味着，身体的其他区域也

会受到影响。本书的重点是肩部结构。由于背阔肌在肱部和肩胛骨存在附着，背阔肌的代偿作用会导致肩部运动机制发生改变。如果背阔肌因为代偿而特别活跃，则可观察到在上台阶或弓箭步运动时肩部出现下沉现象。

臀大肌和腘绳肌的协同在步行周期中起关键作用。在足跟着地之前，腘绳肌被激活，这将通过骶结节韧带处的附着来增加骶髂关节的紧张度。这种关联促进了骶髂关节在支撑相时的自我锁定机制。从足跟着地到支撑相中期，由于骨盆的自然旋前及骶结节韧带的逐渐松弛，腘绳肌的张力会减小。此时，为开始进行伸髋运动，臀大肌的激活程度逐渐增加，相反腘绳肌的激活程度降低。臀大肌在支撑相早期和中期通过后斜链极大地增加了骶髂关节的稳定性。

臀大肌激活异常或无力会导致腘绳肌在步行周期中为稳定骶髂关节和骨盆位置而一直保持激活的状态。因此，过度激活的腘绳肌会承受持续且不正常的应力。

一般而言，如果拮抗肌变短变紧，臀大肌将表现出减弱的特征。主要肌肉的短缩对臀大肌有神经抑制作用，其中包括：髂腰肌、股直肌和内收肌群，它们都被归属为髋屈肌群，是臀大肌进行伸髋运动时的拮抗肌。

髂腰肌和其他与臀大肌缩短相关的拮抗肌的评估和治疗此处将不再赘述，读者可以自行在本书其他部分进行了解（Gibbons，2014）。但如果你对上述肌肉功能有较好的理解，且可通过应用牵伸技术来使紧缩的拮抗肌正常化，这将促进骨盆和腰椎恢复至正常的中立位，从而有望使无力的臀大肌像关掉的电灯一样被再次"激活点亮"，最终使肩关节复合体区域的疼痛有所缓解。

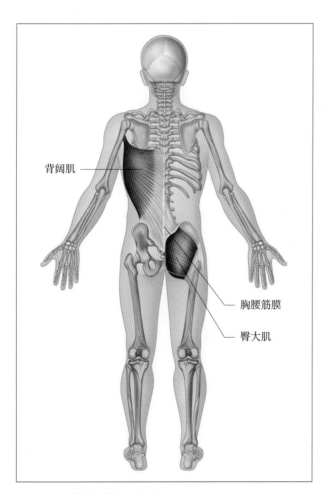

图8.8 后斜链和背阔肌相连

背阔肌

胸腰筋膜

臀大肌

■ 臀大肌的评估

在这一部分，我将讨论用以检查包括臀大肌在内的髋伸肌群激活顺序的伸髋激活模式测试（hip extension firing pattern test）。该测试的目的是确定

一组肌肉的实际激活顺序，以确保所有肌肉都像发动机的气缸一样按正确顺序被激活。在运动员或者患者身上经常会发生异常的激活模式。

伸髋激活模式测试（图8.9）

正常肌肉激活顺序为：

1. 臀大肌；

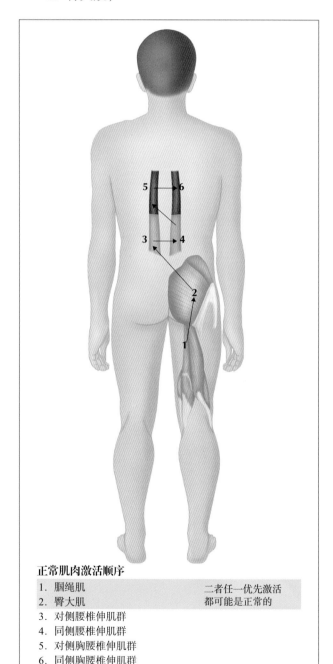

正常肌肉激活顺序

1. 腘绳肌
2. 臀大肌   二者任一优先激活都可能是正常的
3. 对侧腰椎伸肌群
4. 同侧腰椎伸肌群
5. 对侧胸腰椎伸肌群
6. 同侧胸腰椎伸肌群

图8.9　正确的伸髋激活模式

2. 腘绳肌；

3. 对侧腰椎伸肌群；

4. 同侧腰椎伸肌群；

5. 对侧胸腰椎伸肌群；

6. 同侧胸腰椎伸肌群。

伸髋激活模式测试在其运用上是独一无二的。把自己想象成一辆有6个气缸的汽车：我们的身体就是发动机。发动机具有固定的点火方式，我们的身体亦是如此。例如，汽车的发动机不是按照数字顺序1–2–3–4–5–6使每个气缸点火，它会启用预先确定的适宜顺序，如1–3–5–6–4–2。如果我们把车送去维修，机修工把两个引线接错了位置，此时发动机仍可工作，但效率会大打折扣，最终导致发动机发生故障。同理，即使我们运动特别活跃，但若激活功能异常，身体也同样会发生故障，最终导致疼痛出现。

第一步

治疗师将指尖轻轻放于患者的左侧腘绳肌和左侧臀大肌上（图8.10a，b），然后嘱患者将腿抬离治疗床面2秒（约5cm高）（图8.10c）。治疗师尽可能识别哪块肌肉是最先激活的，并记录其为第1，将结果记录在表8.1中。

表8.1　伸髋激活模式（左侧）

	第1	第2	第3	第4
臀大肌	○	○	○	○
腘绳肌	○	○	○	○
对侧竖脊肌	○	○	○	○
同侧竖脊肌	○	○	○	○

第二步

治疗师将拇指轻轻放于患者的竖脊肌上，然后嘱患者将腿抬离治疗床面2秒（约5cm高）（图8.11a，b）。治疗师识别哪一侧的竖脊肌先激活并记录在表8.1中。

完成前两个步骤后，将同样的操作运用于右侧腿，然后记录结果于表8.2中。完成后，治疗师即可判断肌肉是否出现了异常激活现象。正常激活模

表 8.2　伸髋激活模式（右侧）

	第 1	第 2	第 3	第 4
臀大肌	○	○	○	○
腘绳肌	○	○	○	○
对侧竖脊肌	○	○	○	○
同侧竖脊肌	○	○	○	○

式为：①臀大肌；②腘绳肌；③对侧竖脊肌；④同侧竖脊肌。

在第一步的触诊时，如果臀大肌最先激活，则可毫无疑问地认定其为正确的顺序，同样在第二步中对侧竖脊肌先收缩的顺序也是正确的。

然而，如果你感受到腘绳肌或同侧的竖脊肌首先激活，而臀大肌未出现收缩，则可以推测该激活模式异常。若异常的激活模式没有被纠正，身体像引擎一样将会开始"抛锚"，然后产生功能异常的代偿模式。

根据以往的经验，我发现很多患者都是腘绳肌和同侧竖脊肌最先收缩，而臀大肌位列第4。这些案例中的竖脊肌和腘绳肌将会成为完成伸髋动作时最主要的肌肉。这会导致骨盆过度前倾，从而导致腰曲过度前凸，继而引起下腰椎关节突关节炎症。

图 8.12 显示了一个异常激活序列的示例，该

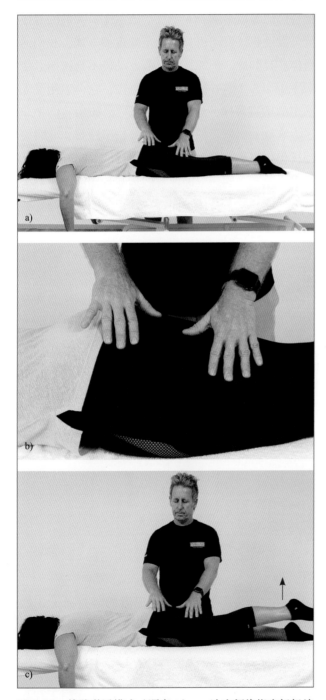

图 8.10　伸髋激活模式（顺序 1）。a. 治疗师将指尖轻轻放于患者的左侧腘绳肌和左侧臀大肌上；b. 治疗师手指位置的特写；c. 嘱患者将左腿抬离治疗床面

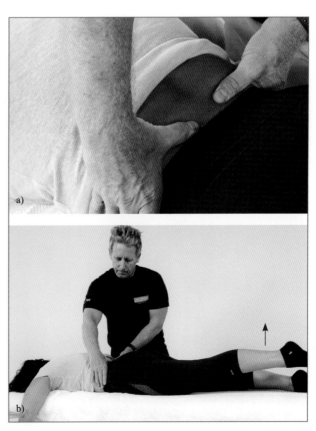

图 8.11　伸髋激活模式（顺序 2）。a. 治疗师的拇指轻轻放于患者的竖脊肌上；b. 嘱患者将左腿抬离治疗床面

示例演示了我经常见到的典型的功能障碍模式。你会注意到，首先收缩的肌肉是右侧腘绳肌（1），然后是同侧腰椎伸肌群（2），再后是对侧腰椎伸肌群（3），最后是臀大肌（4）。由于1~4功能失调，故我没有提及胸腰椎伸肌群，且如前所述，一旦1~4得以纠正，我发现5和6也恢复了正常的激活顺序。

在尝试纠正异常激活顺序之前，我们首先需要检查上文中提到的拮抗肌的长度，尤其是通过使用MET可将缩短紧张的软组织调整至正常状态时。因此，纠正激活异常的臀大肌需要在加强力量训练前先进行牵伸。

请注意，本章未讨论顺序5和顺序6的激活方式，因为我们需要确保建立的1~4的激活顺序是正确的。如上所述，我还发现，当肌肉1~4的激活顺序得以纠正后，肌肉5和6的激活方式通常是可以自行校正的，且倾向于遵循正常的激活顺序。

■ 臀中肌的功能解剖（图8.13）

起点： 起自髂骨翼外表面，髂嵴下方，位于臀后线和臀前线之间。

止点： 股骨大转子外侧面的斜嵴。

功能： 上纤维束，髋外旋、髋关节外展。
下纤维束，髋内旋、髋关节屈曲。
后纤维束，髋外旋并伸展髋关节。

神经支配：臀上神经（L4、L5、S1）。

臀中肌的功能

臀中肌主要在步行周期，特别是在首次着地和支撑相发挥作用。简言之，即当我们从A点走到B点时，臀中肌负责维持骨盆的位置。

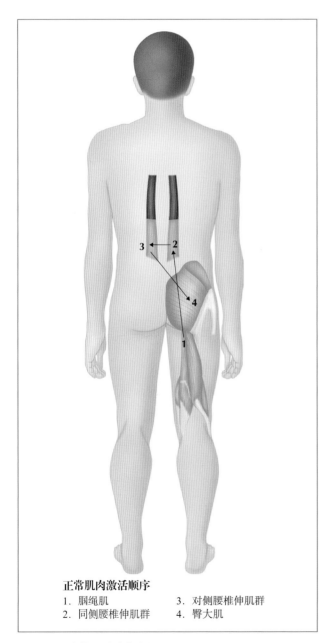

正常肌肉激活顺序
1. 腘绳肌
2. 同侧腰椎伸肌群
3. 对侧腰椎伸肌群
4. 臀大肌

图8.12 髋伸肌群功能失调

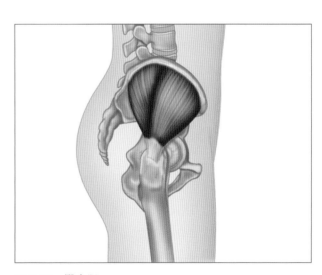

图8.13 臀中肌

臀中肌评估应在患者可能出现因跑步造成的上半身或下半身损伤时进行。很多运动员都是由于过度跑步导致下肢和躯干损伤而前来就诊，其中多数表现为臀中肌功能障碍。我由此得出结论，臀中肌的力量和生物力学控制可能是实现高效跑步模式最重要的整体组成部分之一。这并不稀奇，当你在跑步时，你总是要么完全腾空，要么依靠单腿维持动态平衡。所有的治疗师都应该能够评估及恢复臀中肌的功能。

我们来仔细观察一下臀中肌的解剖结构：肌肉附着于髂嵴的全范围，分别止于臀后线和臀前线之间的髂骨外侧，臀肌筋膜、阔筋膜张肌（tensor fasciae lafae，TFL）的后缘，以及髂胫束上方。臀中肌分为前束、中束和后束，它们共同形成一个宽大的联合肌腱，环绕并止于股骨大转子。在使髋外展时，臀中肌较垂直的前束和中束与更为水平的后束相比似乎处于更加有利的位置。

关于臀中肌是在内旋还是在外旋时更容易被激活存在很多争论。2003 年，Ireland 等的一项研究结果表明，存在髌股关节疼痛的女性受试者的髋外展和外旋明显弱于对照组。外旋无力归因于臀中肌功能障碍。相反，Earl（2005）则在测试中观察到臀中肌在髋内旋同时进行外展动作时显现出更强的激活状态。

如上所述，臀中肌在结构上包含后纤维束及前纤维束，治疗师通常较关注后纤维束。臀中肌后纤维束与臀大肌协同工作，特别是这两块肌肉可控制髋关节的位置并使其外旋，这有助于在步行周期开始时髋、膝和下肢的对位对线。

例如，治疗师嘱患者行走并观察其过程。当患者在步行周期的首次着地阶段将其身体重量移至左腿时，臀中肌负责下肢稳定机制，这也将有助于下肢整体的对线对位。患者继续进入支撑相。在步行周期中的这一阶段，右侧臀中肌收缩以允许髋外展。然后可观察到右侧髋关节逐渐抬高至略高于左侧的位置。这个过程非常重要，因为他允许右下肢在摆动相进行摆动。

如果左侧臀中肌无力，在步行周期中，身体会采取以下两种方式做出反应：支撑腿对侧的骨盆向下倾斜（此案例中为右侧），出现特伦德伦堡（Trendelenburg）步态（图 8.14a）；或采取代偿性特伦德伦堡模式，此时可观察到患者整个躯干向臀肌减弱侧过度转移（图 8.14b）。

当处于单支撑期时，就激活了所谓外侧肌筋膜链系统，这个系统由同侧的臀中肌、臀小肌、内收肌和对侧的腰方肌组成（图 8.15）。如前所述，如果肌力表现出减弱，可能是为代偿其他肌肉过度激活而产生的结果。臀中肌表现出肌力减弱的患者，特别是后束，易出现腰方肌收缩及阔筋膜张肌连接的髂胫束过度激活。如果臀中肌后纤维束减弱，梨状肌也可能被过度激活。

臀中肌是维持骨盆动态稳定性的关键肌。根据我的经验，臀中肌力量薄弱的跑步者步幅往往较小，即采用拖曳步行的模式，从而减少足跟接触地面时的反作用力和降低用以维持骨盆姿势所需的肌肉控制力量。

臀中肌肌力减弱不仅会影响骨盆带和腰椎整体的稳定性，还会影响从全足底着地到支撑相中期所有向下的动力链。臀中肌肌力减弱可能造成如下情况。

- 特伦德伦堡步态模式或代偿性特伦德伦堡步态模式。
- 腰椎侧屈与旋转的组合运动增加，因此可能导致病理性骨盆和骶骨扭转。
- 髂腰肌可以通过降低骨盆稳定性来代偿，造成髋、腰椎、胸椎的生物力学改变。
- 对侧（相反侧）腰方肌过度紧张，且由于其与膈肌相连接，呼吸机制也会受到影响。
- 由于肌筋膜链的连接，进而影响了肩关节和颈椎的生物力学模式。
- 同侧（相同侧）梨状肌和横韧带及髂胫束过度紧张。
- 膝关节移位为外翻或内翻，引起髌骨轨迹不良综合征。
- 下肢（胫骨）相对于足位置内旋。
- 距下关节过度旋前。

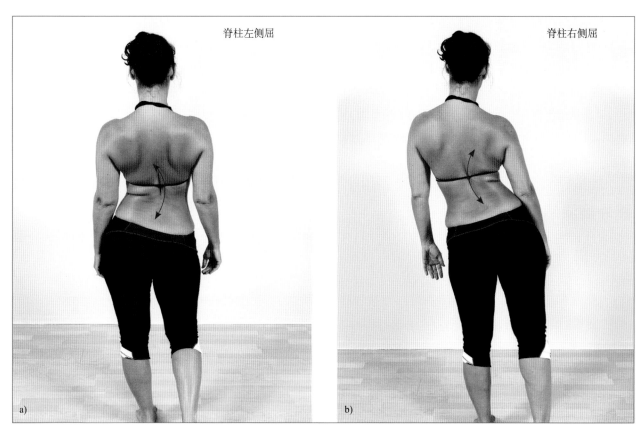

脊柱左侧屈　　　　　　　　　　　　　　　脊柱右侧屈

图 8.14　a.步态；b.代偿步态

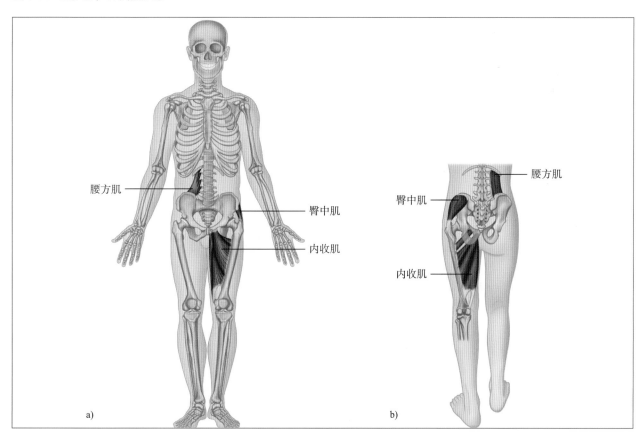

图 8.15　a.外侧肌筋膜链系统；b.步行周期期间激活的外侧肌筋膜链

■ 臀中肌的评估

每当检查存在上肢、下肢及脊柱疼痛的患者时，检查臀肌的力量都会是我评估过程的一部分，尤其是臀中肌。在这一部分内容中，我将讨论用于确定正确的髋外展肌群激活顺序的髋外展激活模式测试。

髋外展激活模式测试

为了检查左侧髋外展激活顺序，患者取双腿并拢侧卧位，左下肢位于上方。按臀中肌、阔筋膜张肌和腰方肌（quadratus lumborum，QL）的顺序测试。治疗师右手轻轻触诊腰方肌，然后将手指放于阔筋膜张肌上，拇指放于臀中肌上（图 8.16）。

在治疗师评估激活顺序时，嘱患者外展髋关节并将其左腿抬起至距离右腿几英寸处（约 10cm）（图 8.17）。检查所有的代偿或虚假表象是十分重要的。这个测试要求患者必须能够在不存在以下现象时外展髋关节：①左侧骨盆抬高（髋关节抬高意味着他们正在激活左侧腰方肌）；②导致骨盆带旋前；③使骨盆向后倾。

正确的激活顺序应该是臀中肌，紧接着是阔筋膜张肌，最后是使骨盆抬高大约 25° 的腰方肌。如果腰方肌或阔筋膜张肌首先出现激活，则说明激活的顺序错误，即可能导致这些肌肉出现适应性缩短。

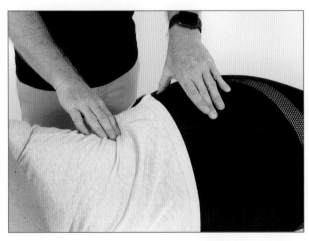

图 8.16　腰方肌、臀中肌和阔筋膜张肌的触诊

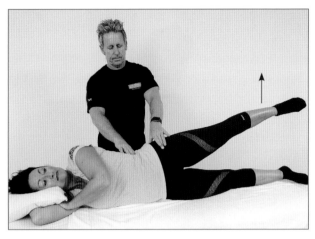

图 8.17　当患者外展左侧髋关节时，治疗师注意观察肌肉激活的顺序

一旦确定了髋外展激活的顺序，就必须决定下一步。大多数患者认为自己需要去健身房锻炼以加强无力的臀中肌，特别是在被告知该肌肉肌力减弱时，他们会进行大量的侧卧位髋关节外展训练。然而该训练的困难在于，它（侧卧位髋部外展训练）并不能强化臀中肌，再重申一遍，不能，特别是当阔筋膜张肌和腰方肌在髋外展运动中处于优势地位时。梨状肌是一块较弱的外展肌，故此时也会受累，可能会导致骨盆/骶髂关节功能障碍，使潜在的问题更复杂。

因此，最好的方式是最初先将臀中肌的强化搁置并关注缩短/紧张的内收肌、阔筋膜张肌和腰方肌。理论上讲，通过延长紧张的组织，被拉长和减弱的组织会收缩并自行恢复其力量。如果一段时间（建议 2 周）后，臀中肌肌力仍未恢复，则可以增加此肌肉的特定训练和功能性力量训练。

臀中肌"前纤维束"肌力测试

为测试左侧臀中肌的前纤维束，患者取右侧卧位。治疗师右手触诊患者的臀中肌，嘱患者将其左腿外展抬高，并维持在距离右腿几英寸（约 10cm）的上方。将左手放于患者膝关节附近，向下施加阻力，嘱患者抗阻重复上述动作（图 8.18）。如果他们能够按要求完成，则臀中肌正常。

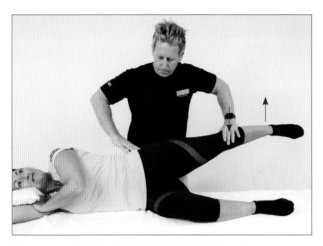

图 8.18　患者进行左侧髋关节抗阻力外展运动

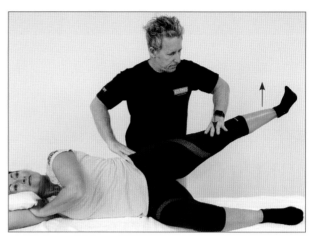

图 8.19　髋关节外旋并轻微后伸，以突出臀中肌的后纤维束。治疗师向患者外展的髋关节施加向下的阻力

臀中肌"后纤维束"肌力测试

在测试左侧臀中肌时，为了更加强调臀中肌的后纤维束，治疗师将患者的左侧髋关节置于轻微的伸展和外旋的位置（图 8.19）。若患者能够抵抗这种外加阻力，则臀中肌后纤维束正常。如果你想评估的是肌耐力而不是肌力，可嘱患者腿部外展并保持该姿势至少 30 秒。

■ 结论

本章旨在使读者意识到，位于上肢、颈部和肩关节复合体处的疼痛可能与骨盆、骶髂关节的稳定性及臀肌功能相关。尽管我已经提供了一些处理建议，但这并不包含你观察后可能提出的其他治疗方法。因为此处并没有足够的篇幅来讨论这个潜在且广泛的话题，而且我的其他文章中已经涉及许多与这些迷人的骨盆和臀肌区域相关的讨论及治疗方法。任何对这一主题感兴趣的读者都可以从本书中获取有关进一步阅读的建议。

毫无疑问，当患者和运动员走进诊室时，你并不会知道他们将展示什么——每个人都有自己独特的故事。正如我们在某些方面都是不同的，于我而言确定患者臀肌（臀大肌和臀中肌）功能是否正常具有非凡的意义！无论疼痛出现在哪里，这些臀肌都是真正独一无二的（人体有 600 多块肌肉），我个人认为它们往往被忽视而不被充分考虑。因此，下次你遇到有疼痛症状的患者时，请花点时间关注这些肌肉，也许结果会出乎你的意料！

第九章
肌肉能量技术与肩关节复合体

很多年前，在我学习整骨疗法时，五年制的学位课程中只包含了几个简短的关于肌肉能量技术（muscle engergy technique，MET）的讲座。当时我觉得老师并没有真正理解 MET 的基本组成部分，且教授的这些技术并没有真正点燃学生的学习热情，我的同学们几乎都不愿意使用这种技术。幸运的是，相对于这些同学，我已经在运动治疗课程中学习过 MET 了，所以我更多是花时间与他们一起复习一些概念。扪心自问，我曾经（现在仍然）很失望，因为我在攻读学位期间忽视了MET，我应该对我见过的每一位患者都应用某种形式的 MET（或者至少是改良版的技术）。MET 是一种整骨治疗技术，因此每一位整骨治疗师都应具备运用它的能力。我的目标之一（我有很多！）是向全世界所有的物理治疗师传授同样的概念，我希望当我传授这些美妙的技术时，也能够将我自己的激情传递一些给他们。

在后续章节中，你将阅读并了解可纳入治疗计划以帮助纠正肩关节复杂功能障碍的具体技术，这些技术还将对颈椎活动范围的各个方面产生重大影响。我认为我将在本章中演示的技术是可以用来纠正任何软组织或脊柱关节异常的最好的软组织技术。也许你已经猜到了，这就是 MET。

因为我在这本书中讨论了如何治疗与肩关节复合体相关的特殊功能障碍，以及许多与颈椎相关的功能障碍，所以我需要解释 MET 的作用，以便读者更好地了解何时及为何使用这种软组织治疗技术。物理治疗师有一个装有各种各样技术的工具箱，可以用来释放肌肉张力和放松肌肉，以帮助患者促进其机体的自愈。1948 年 Fred Mitchell 首次描述的 MET 就是这样一种工具，如果使用得当，它会对患者的健康产生重大影响［可参考 Gibbons（2011）以获得关于 MET 的更全面的描述］。

定义：MET 是整骨疗法诊断和治疗的一种形式，在应用 MET 时，患者应根据要求从精确控制的位置对抗在远端施加的反作用力并向特定的方向主动收缩肌肉。

MET 在其应用方面是独一无二的，因为患者可以提供最初的作用力，而治疗人员只是促进了这个过程。最初的力量来自患者软组织（肌肉）的收缩，这种收缩被用于促进及矫正骨骼肌肉功能障碍。MET 通常被归为一种直接的治疗形式，而非间接的，因为肌肉是在受控的位置上沿特定方向对抗由治疗人员施加在远端的反向作用力进行抗阻运动。

■ MET 的优势

当我将 MET 的概念传授给我的学生时，我强调应用该技术的主要优点是可以使关节活动范围正常化，而不是增加其灵活性。这听起来可能有悖常理，举个例子，如果患者颈部（颈椎）向右旋转的幅度与向左旋转一样，即颈椎右旋障碍。颈椎的正常旋转范围是80°，但假设患者只能向右旋转60°，这就需要使用MET处理。对紧绷的肌肉使用MET处理后，患者已尽力运动，而作为治疗师的你需要鼓励患者进一步增加其右旋范围，以达到颈椎的全范围活动（80°），使关节活动范围达到"正常"。但这并不是严格意义上的牵伸——尽管整体灵活性得到了改善，但仅仅是达到了被认为是正常关节活动范围的位置而已。

根据使用MET的情况和类型，治疗的目标可以包括如下：

- 高张力肌肉恢复至正常张力；
- 为肌肉随后的牵伸做好准备；
- 增加关节活动性；
- 加强薄弱肌肉的力量。

高张力肌肉恢复至正常张力

作为物理治疗师，我们试图通过简单的MET处理让处于高张力且短缩状态的肌肉得到放松。如果我们认为关节的活动范围受到了限制，那么通过对高张力结构的初步判断，可以应用MET以帮助组织恢复正常状态。某些类型的软组织（按摩）疗法也可以帮助我们达到这种放松的效果，因此通常将MET与按摩疗法联合使用。我觉得按摩结合运动是物理治疗师可以帮助患者放松其短缩组织的有效工具。

为肌肉随后的牵伸做好准备

在某些情况下，你的患者或运动员所能达到的关节活动范围决定了他们能够参加的运动类型。每个人都可以通过MET来帮助他们提高自身的灵活性。值得一提的是，MET的重点是试图使关节活动范围正常，而不是增加肌肉的长度。

如果你想提高患者的灵活性并使其超过正常水平，则可能需要使用更激进的MET方法。此时，患者会被要求更努力地收缩肌肉，且收缩力量达

到肌肉收缩能力的10%~20%。例如，我们可以要求患者以40%~70%的肌肉力量进行收缩。这种加大力度的收缩有助于激活更多的神经运动单元，可进一步刺激高尔基腱器（Golgi tendon organ，GTO）。这有助于增强肌肉的放松效果，使肌肉得以进一步延长。无论采用哪种方式，一旦MET被纳入治疗计划，后续就可以灵活地开展治疗。

增加关节活动性

当我教授肌肉测试和功能课程时，最常说的一句话是："关节僵硬会导致肌肉紧张，而肌肉紧张会导致关节僵硬。"

这难道不是完美的解释吗？当你正确使用MET时，虽然开始的目的是放松肌肉，但它也是改善关节活动性的最好方法之一。这一情况在应用MET矫正肩关节复合体的功能障碍中尤为适用，这将在后续章节中进行介绍。MET的重点是让患者收缩肌肉，这会最终进入一个松弛期，我称之为"机会之窗"，从而可以使特定的关节获得更大的关节活动性。

一般来说，脊骨神经治疗师仅会通过徒手操作术改善脊椎的活动性；但如果从逻辑上考虑，软组织技术如MET将有助于提高脊柱整体的活动性，特别是在徒手操作术之前优先使用时，因为MET提倡收缩—放松—延长理论，并可通过这个简单又精湛的概念使患者和治疗师同时受益。

强化薄弱肌肉

MET可用于强化薄弱无力的肌肉，因为在延长肌肉之前患者需要先收缩肌肉。治疗师可通过让患者抗阻力收缩原本无力的肌肉（等长收缩）来调整MET操作技术，肌肉收缩时长可以根据实际情况调节。例如，可以要求患者用约为最大收缩能力的20%~30%抗阻力运动5~15秒，重复5~8次，每次重复之间休息10~15秒。随着时间的增加，可以注意到患者的表现得到改善。

■ MET 的生理效应

MET 的两个主要效应可以通过两个不同的生理过程来解释。

- 等长收缩后放松（postisometric relaxation，PIR）。
- 交互抑制（reciprocal inhibition，RI）。

当我们使用 MET 时，会发生某些神经系统的影响，在讨论 PIR/RI 的主要过程之前，我们需要关注参与牵拉反射的两种受体。

- 肌梭，对肌纤维长度的变化及变化速度十分敏感。
- 高尔基腱器，可感知张力的持续变化。

牵伸肌肉会导致从肌梭向脊髓后角细胞（posterior horn cell，PHC）传递的冲动增加。相反，前角细胞（anterior horn cell，AHC）传达到肌肉纤维的运动冲动增加，从而产生一种抵抗拉伸的保护性张力。然而，GTO 内感受到张力增加的数秒后便会向后角细胞发送冲动。这些冲动对前角细胞处增加的运动刺激有抑制作用，故导致运动冲动减少以及随之而来的放松。这意味着肌肉的长时间牵伸将增加其拉伸能力，因为 GTO 的保护性放松大于肌梭的保护性收缩。然而，肌梭的快速伸展会导致肌肉即刻收缩，且由于不能持续，故不会产生抑制作用（图 9.1）。该过程称为基本反射弧。

等长收缩后放松

等长收缩后放松是在持续等长收缩时由从脊髓到肌肉本身的神经学反馈产生的，它会使已收缩肌肉的张力降低（图 9.2）。这种张力的降低会持续 20~25 秒，故此时为改善关节活动范围的绝佳机会，因为在放松期间，组织可以更轻松地活动到一个新的静息长度。

交互抑制

当使用 RI 时，肌肉张力的降低依赖拮抗肌收缩产生的生理抑制作用（图 9.2），当拮抗肌处于收缩状态时，它的运动神经元会接收到传入通路的

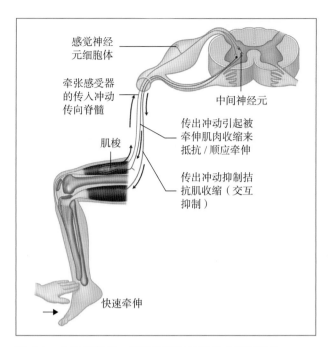

图 9.1　伸展反射弧：用手快速牵伸肌肉来激活肌梭

兴奋性冲动，与此同时，拮抗肌对立的肌肉（主动肌）的运动神经元接收到抑制性冲动，从而阻止其收缩。因此，主动肌的收缩或延长必定会导致其拮抗肌放松或受抑制，而快速地牵伸某一肌肉也将促使该肌肉进行反射性收缩（伸展反射）。

在多数 MET 的应用中，束缚点或者仅次于束缚点的部位，是实施 MET 的首选部位。显然，与其他技术相比，MET 是一种相当温和的加长/拉

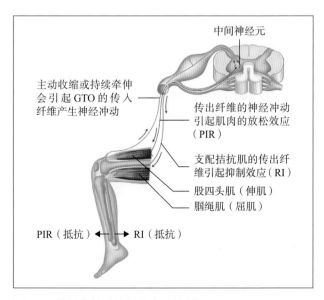

图 9.2　等长收缩后放松和交互抑制

伸方式，故在康复过程中使用 MET 更为合适。应该牢记的是，大多数与肌肉缩短有关的问题通常倾向于在姿势／张力性肌肉中发生。由于这些肌肉主要由慢肌纤维组成，故较温和的拉伸方式可能更为合适。

■ MET 的治疗流程

- 患者的肢体被移动至能感受到阻力的位置，即束缚点。在治疗的目标区域中对一个稍微仅次于束缚点的点进行放松治疗，对于患者来说会更容易接受，尤其是当这些组织处于病症慢性阶段时。
- 嘱患者使用 10%～20% 的肌肉力量来抵抗由治疗师施加的阻力，使待治疗的肌肉或拮抗肌进行等长收缩。若采用 PIR 的方法，患者应使用主动肌，这将会直接放松紧张缩短的结构（参见下述的 PIR 示例）。
- 如若使用 MRT 的 RI 方法，则嘱患者等长收缩其待治疗肌肉／肌群的拮抗肌。这也可使对侧紧张、缩短的肌肉放松（参见下述的 RI 示例）。
- 嘱患者缓慢进行肌肉等长收缩，并持续 10～12 秒，过程中应避免出现任何急促而猛烈的抽动。如上所述，这样的肌肉收缩需准确把握时间，以有效刺激 GTO，使其被激活并影响肌梭内的梭内肌纤维，由此抑制肌肉张力的升高。随后，治疗师便可较轻易地拉伸治疗部位相应关节至某一位置。
- 整个收缩过程中不应引起患者不适或劳损，首先嘱患者深呼吸，使其完全放松，然后在呼气时，治疗师被动活动患者相应关节，将其过度紧张的肌肉拉伸至某一长度，从而使关节活动范围逐渐恢复正常。
- 肌肉进行等长收缩诱发 PIR 后，有 15～30 秒的松弛期。这个时期也许是牵拉肌肉组织至一个新的静息长度的黄金时间。
- 重复该过程直至效果达到最大（通常 3～

4 次），并保持于最终静止位置 25～30 秒。
- 25～30 秒足以使神经系统对肌肉新的静息位置形成记忆。
- 这类技术对于释放紧张并缩短的软组织内的张力和放松肌肉的效果十分显著。
- RI 的不应期约为 20 秒（恢复静息电位所需的短暂时间）；然而 RI 被认为不如 PIR 有效。治疗师必须能够同时应用这两种方法，因为主动肌有时可能会因疼痛或损伤而出现不适。MET 施加的力是最小的，因此会降低受伤或组织损伤的风险。

■ MET 方法的应用

"束缚点"（或"受限障碍"）

本书多次提到"束缚"一词。当治疗师进行触诊的手／手指首先感受到软组织阻力时，就会出现束缚点或受限障碍。通过经验和持续实践，当治疗部位轻轻被置于"束缚点"时，治疗师将能够触及软组织的阻力。这一位置并不是肌肉拉伸的位置——而是拉伸点之前的位置。治疗师应能够感觉到二者的区别，而不是等待患者告知他们感觉到了牵拉。

急性期和慢性期

适于使用 MET 进行治疗的软组织疾病通常分为急性或慢性两种，且常涉及有某种损伤或创伤的组织。急性期和慢性期都可以使用 MET 技术。急性症状，包括任何明显的急性症状如疼痛或痉挛，以及在最近 3～4 周出现的症状。任何时间长且急性性质不明显的症状都被认为是慢性的，同样 MET 也适用。

如果你认为其目前的症状处于急性期（发生于最近 3 周内），则可从"束缚点"进行等长收缩。患者肌肉等长收缩持续 10 秒后，治疗师可选择新的"束缚点"为治疗部位。

在慢性期时（病症存在超过 3 周），等长收缩应从紧接"束缚点"的前一点开始。在患者进行等长收缩 10 秒后，治疗师应鼓励患者到达一个越过束缚点的新位置。

PIR 与 RI

患者当前的疼痛程度通常是确定初始治疗方法的决定性因素。PIR 方法往往是治疗"缩短"且"紧张"肌肉的首选技术，这些肌肉将于治疗一开始主动收缩，然后放松。

然而，有时主动肌即缩短的结构收缩时，患者可能会感到不适，在这种情况下，先令其收缩拮抗肌群更为合适，因为这样可以减轻患者的疼痛，同时使待治疗肌肉放松。因此，使用 RI 方法可以使待治疗肌肉的拮抗肌收缩，这往往不会引起疼痛，通常也是在治疗较为敏感且已出现缩短的肌肉组织时的首选方法。

当患者最初的疼痛已因适当的治疗得以缓解时，即可结合使用 PIR 方法（如上所述，相较于 RI 方法令拮抗肌主动收缩，PIR 方法可令紧张缩短的肌肉自身主动收缩）。在某种程度上，敏感组织是处于急性期还是慢性期是选择最佳治疗方法的主要因素。

定期使用 PIR 和 RI 后，我发现 PIR 可以达到拉伸高张力结构的最佳效果（前提是患者在治疗过程中未感到疼痛）。然而，实施了 PIR 技术后，如果我感觉到缩短的紧张组织还须提高 ROM，我将使用 RI 技术，一般重复 2 次，使拮抗肌发挥更大的作用，如下述的 RI 实例所示。这种针对患者的个性化治疗方法具有改善整体 ROM 的预期效果。

PIR 示例

为阐明 MET 治疗的 PIR 方法，我们现在以拇收肌为例（内收或外展拇指）。你可能认为以肩关节复合体为例来演示 MET 操作更为合适，但是我希望治疗师可以首先在自己身上练习这项技术，以便他们能更好地理解 MET 的概念。一旦理解了这项技术，并使用这个简单的例子进行练习后，治疗师就可以考虑应用更复杂的 MET 操作以帮助患者恢复肩关节和颈椎的功能。

将左手（或右手）放在空白的纸上，尽可能地张开手，围绕手指周围画线并测量拇指和示指之间的距离（图 9.3）。

拿开纸并尽可能主动地外展拇指，直到感觉到束缚点。接下来，将右手手指放在左手拇指的上方，内收拇指以对抗手指向下的压力，从而实现等长收缩（图 9.4）。在施加这个压力 10 秒后，吸气，并在呼气时进一步被动外展拇指（但不要强行推动拇指）。重复该过程 2 次以上，最后一次重复时，保持最终静止位置 20~25 秒。

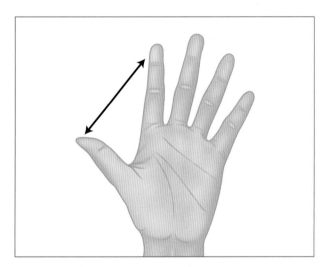

图 9.3 测量拇指与示指之间的距离

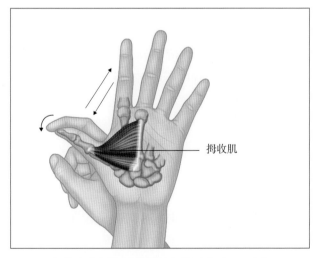

拇收肌

图 9.4 拇指内收抵抗对侧手施加的阻力（PIR 法）

现在将手放在纸上并再次画线（图9.5）。希望你会看到拇指比之前可以外展更多。

RI 示例

请遵循与PIR方法相同的步骤应用RI方法，依然是外展拇指至束缚点。同样从束缚点开始，执行与抗阻力内收拇指（PIR）相反的动作，使拇指抗阻外展（使用拇短展肌/拇长展肌）（图9.6）。施加压力10秒之后，吸气，在呼气时被动地将拇指进一步外展（再次强调，不要强推拇指）。重复这个过程2次以上，最后一次重复时，保持最终静止位置至少20秒。

与之前相同，把手放在纸上，然后再围绕它画

线（图9.5），希望你会看到拇指比之前可以外展更多。

■ 总结

我经常在教授MET课程时对我的学生说，如果上述我们单纯使用拇指的示例有效，则我们应该能够合并使用这些操作，并将MET应用于评估和治疗过程中发现的任何高张力组织上。MET可以应用在身体任何部位（而不仅仅是肩关节复合体），只要这些部位存在限制性组织或关节僵硬，就像拇指一样，治疗后你应该能观察到一些积极的变化。

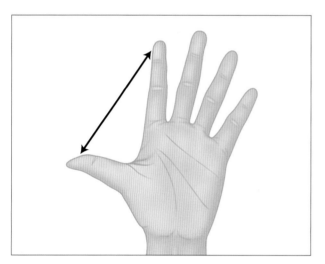

图9.5　使用MET中的PIR和RI后重新测量拇指和示指之间的距离

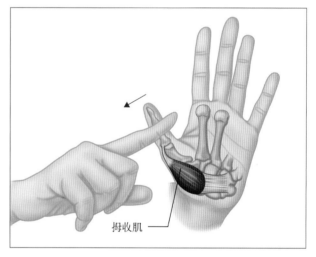

图9.6　外展拇指并对抗另一只手所施加的阻力（RI方法）

第十章
肩关节复合体与颈椎的肌肉长度测试

以下是我认为与肩关节复合体和颈椎特别相关的肌肉。

1. 斜方肌；
2. 肩胛提肌；
3. 胸锁乳突肌；
4. 斜角肌；
5. 喙突肌群：胸小肌、肱二头肌短头和喙肱肌；
6. 背阔肌；
7. 胸大肌；
8. 肩胛下肌；
9. 冈下肌。

表10.1可用于指导帮助你对患者和运动员进行评估。该表格也收录进书末的附录，可以打印并在工作中使用。

在本章中，我将演示如何对每一块有自然变短趋势并随之变得紧绷的肌肉进行评估。在解释完测试流程后，我将在第十一章进行专业的MET演示，使这些短缩/变紧的肌肉延长至它们的自然静息长度，由此我们将有望帮助有功能障碍的身体部位恢复正常。

■ 斜方肌

起点：颅骨底部（枕骨）。第7颈椎（C7）和全部胸椎（T1~T12）的棘突。

止点：锁骨的外侧1/3、肩峰、肩胛冈。

表10.1　姿势评估表——上半身

患者姓名：			
关键词：E= 长度相等			
L/R= 左侧或右侧短缩			
肌肉	日期	日期	日期
斜方肌			
肩胛提肌			
胸锁乳突肌			
斜角肌			
喙突肌群 ·胸小肌 ·肱二头肌短头 ·喙肱肌			
背阔肌			
胸大肌			
肩胛下肌			
冈下肌			

功能

上纤维束：上拉肩带（上提）。当手或肩部负重时，防止肩带下沉。

中纤维束：后缩（内收）肩胛骨。

下纤维束：下降肩胛骨，特别是抵抗阻力时，例如从椅子上站起时用手推起。

上和下纤维束共同收缩：上旋肩胛骨，如将手臂举过头顶。

神经支配：副神经。颈神经腹支（C2、C3、C4）。

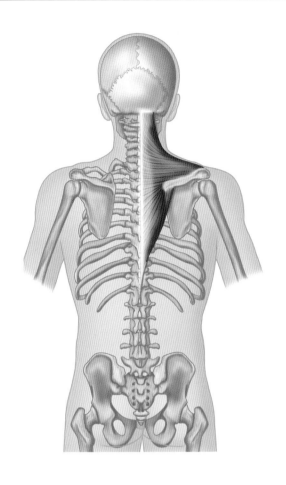

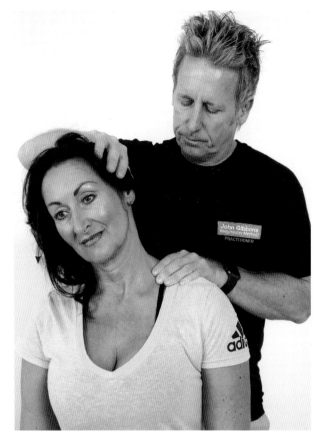

图 10.1　治疗师缓慢地向右侧屈曲患者头部，并用手固定患者的肩部

斜方肌上部的评估

患者取坐位。治疗师将患者颈部被动地向右侧屈，用左手触诊患者左侧斜方肌（图 10.1）。治疗师需要能够感受到组织束缚感，而不是由患者表达其感受到的拉伸感。束缚感是指在达到牵伸位之前去除组织的"松弛状态"——明白束缚感与拉伸感并不相同非常重要。

若能达到 45° 的活动范围，则斜方肌的长度正常。在对侧重复与上述相同的测试，进行对比。

斜方肌的替代评估

肩肱节律检查

嘱患者外展右侧肩关节并观察其运动。前 30° 的活动全部来自盂肱关节；之后肩胛骨开始向上旋转。这个旋转的比例约为 2∶1，即盂肱关节每活动 2° 肩胛骨旋转 1°。例如，肩关节 90° 外展，是由盂肱关节活动 60° 和肩胛骨旋转 30° 共同完成的。

正常的肩肱节律如图 10.2a 所示，而图 10.2b 表示肩肱节律模式的"反向"运动节奏模式，是因右侧的"斜方肌上部"过于活跃使得肩关节出现外展动作。这种节律的变化在粘连性关节囊炎或肩周炎的患者中表现得非常明显。

活动范围变小是由粘连性关节囊炎（冷冻肩）导致的盂肱关节运动受限造成的；肩胛胸壁关节将成为代偿关节，并出现过度的上提或旋转。

肩肱节律触诊检查

为确认斜方肌上部在肩关节外展运动时是处于激活抑或过度激活状态，治疗师可在患者执行该运动时将左手放于患者右侧肩关节上，并在触及患者斜方肌收缩时进行记录。若在肩关节外展的前 30° 内感觉到收缩，则为斜方肌上部过度激活（图 10.3）。

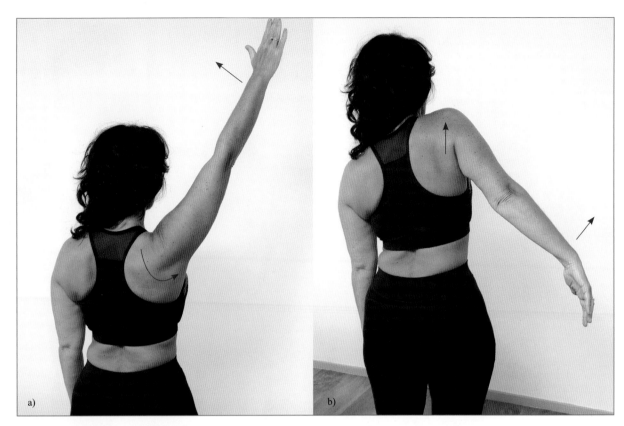

图 10.2　a. 手臂外展——正常的肩肱节律；b. 手臂外展——反向肩肱节律

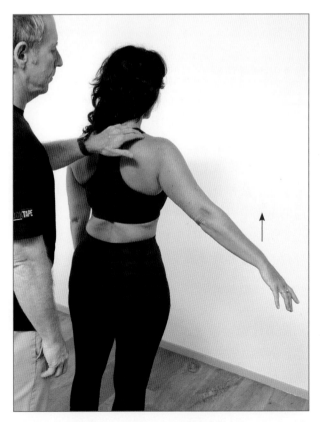

图 10.3　患者外展右上肢，治疗师触诊斜方肌上部是否存在过度激活

斜方肌上部的仰卧位评估

患者取屈膝仰卧位，放松腰椎（图 10.4）。治疗师坐在治疗床头端，将左手放于患者颞骨上，右手放在患者右肩上。缓慢使患者头部被动地向左侧屈曲，同时稳定患者右侧肩关节。当治疗师触及右侧斜方肌上部束缚感时，即到达测试位置。如此时侧屈角度小于 45°则表明斜方肌上部短缩。

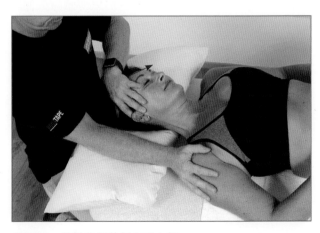

图 10.4　仰卧位评估斜方肌上部

■ 肩胛提肌

起点：上 3 个或 4 个颈椎横突（C1~C4）。

止点：肩胛骨内侧缘（脊柱侧）（即肩胛冈上方）。

功能：上提肩胛骨并协助颈椎侧屈。

神经支配：肩胛背神经（C4、C5）和颈神经（C3、C4）。

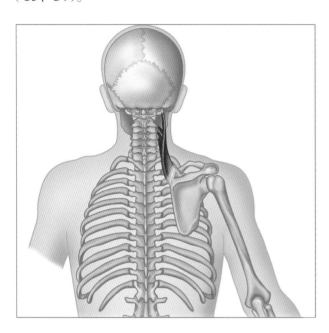

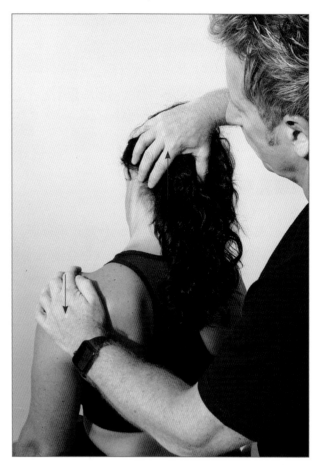

图 10.5 评估左侧肩胛提肌时治疗师手的位置

肩胛提肌的评估

肩胛提肌的检查方法与斜方肌十分相似，它们的功能也相近，如它们都能上提肩带并侧屈颈椎。不同之处是斜方肌辅助肩胛骨上回旋，而肩胛提肌辅助肩胛骨下回旋。

检查左侧肩胛提肌的一种方法如图 10.5 所示，患者取坐位。治疗师轻柔地协助患者头部运动并控制颈椎向右旋转约 30°。鼓励患者前屈颈部，并嘱其尝试将下颌向胸部靠近。治疗师的左手用以防止患者耸肩，当触及束缚感时，即到达测试位置。若下颌能触及胸骨且无阻力，即证明肩胛提肌的长度正常。

■ 胸锁乳突肌

起点：胸骨头起自胸骨上端的前面；锁骨头起自锁骨的中 1/3 处。

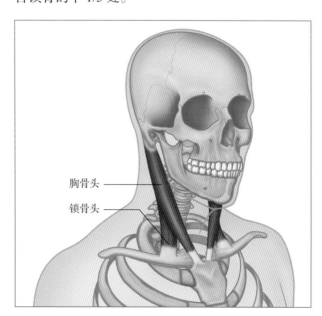

胸骨头

锁骨头

止点：颞骨乳突（耳后突出的骨头）。

功能：双侧同时收缩，则颈部屈曲（头向前）。深吸气时上抬胸骨，从而抬高肋骨。一侧收缩，则头部向同侧侧屈，向对侧旋转（同时上抬）。

神经支配：副神经、颈神经（C2、C3）支配本体感觉。

胸锁乳突肌的评估

患者取仰卧位，双膝屈曲，手臂置于身体两侧。然后要求患者从仰卧位开始做卷腹动作。治疗师观察患者的下颌与前额的位置。图 10.6 为向前卷腹运动时正常的胸锁乳突肌（SCM）表现。患者在躯干屈曲时应保持下颌回收。

如果做卷腹时下颌前伸（即用下颌引导运动），则证明 SCM 缩短（图 10.7）。

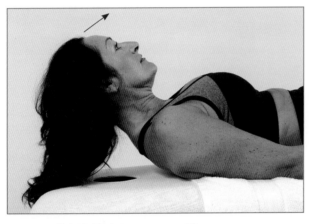

图 10.6　前额向前运动——SCM 正常

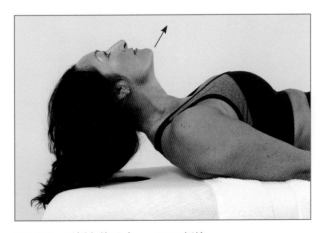

图 10.7　下颌向前运动——SCM 短缩

■ 斜角肌

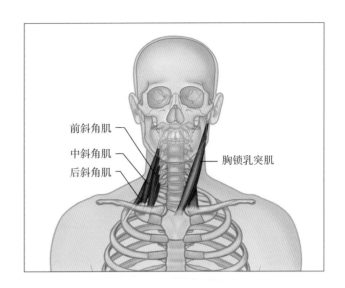

前斜角肌
中斜角肌
后斜角肌
胸锁乳突肌

起点：颈椎横突。

止点：前斜角肌和中斜角肌止于第 1 肋。后斜角肌止于第 2 肋。

功能：同时收缩——颈部前屈；用力吸气时上提第 1 肋。单独收缩——侧屈和旋转颈部。

神经支配：颈神经腹侧支（C3~C8）。

斜角肌的评估

要评估斜角肌相对短缩的程度，必须了解颈椎的位置及其与椎动脉的关系。

椎动脉检查

重要提示：以下检查须使颈椎处于伸展和旋转位。进行该检查时，如果注意到患者眼球运动异常或患者感到不适甚至头晕，则必须立即停止检查，因为椎动脉可能受累。如果检查结果显示椎动脉受压，则必须避免颈椎伸展和旋转的动作。治疗颈椎使用 MET 更安全的方法是在颈椎更大屈曲角度时使用。如果你仍不确定，请咨询临床医生。

右侧斜角肌的评估

患者取仰卧位，双膝屈曲，头放于床沿外。治疗师控制患者的头部，轻柔地将患者颈椎置于伸展位（图10.8），然后向左侧屈曲和向右旋转（图10.9）。

完全旋转的角度约为80°。在此过程中如果感受到束缚感，则表明斜角肌短缩。

另一种观察斜角肌紧张度的方法是，治疗师支撑患者头部，轻柔地将颈椎伸展（图10.8），向右侧屈，再向左旋转（检查左侧）；或者在颈椎伸展位，向左侧侧屈，然后向右旋转（检查右侧）。在

达到完全旋转（80°）前触及阻力表明斜角肌张力增高。

斜角肌群相对短缩的观察评估

斜角肌是辅助呼吸肌。要确定它的短缩状态，治疗师需要在患者仰卧位时观察其呼吸周期（图10.10）。

嘱患者正常的呼吸，治疗师用右手轻柔地触摸患者胸骨，左手放在其膈肌的位置。在呼吸阶段，治疗师应观察并感觉患者胸骨的运动。若吸气时上胸廓的运动先于膈肌，则表明可能存在斜角肌功能障碍及活动过度。

■ 背阔肌

起点：宽大的肌腱附着于下6个胸椎的棘突和所有的腰椎、骶椎（T7~S5），髂嵴后侧，最下3根或4根肋骨，肩胛骨下角。

止点：扭转，然后止于肩关节下方的肱骨结节间沟（肱二头肌沟）。

功能：上肢屈曲位时伸展肩关节。内收并内旋肱骨（即将手臂向内收回的动作）。是主要的攀爬肌肉之一，因为它能向下和向后拉肩关节，并将躯干拉向屈曲位的上肢（因此，在自由泳时背阔肌也

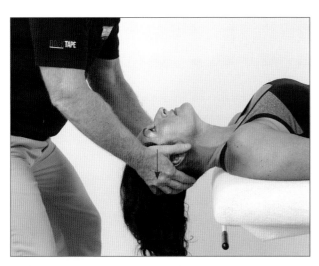

图10.8 控制患者头部，治疗师轻柔地将患者颈椎放于伸展位

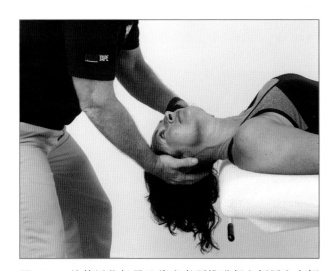

图10.9 从伸展位轻柔地将患者颈椎进行左侧屈和右侧旋转

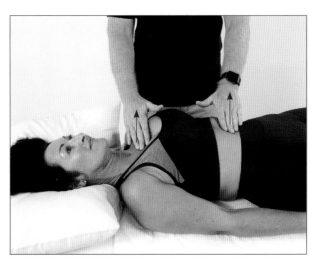

图10.10 患者仰卧位，治疗师应观察并感受患者呼吸过程中胸骨和膈肌的运动

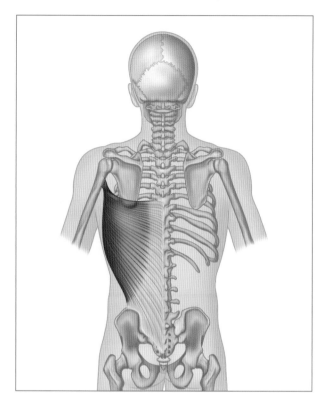

肩关节充分前屈，逐渐将其放低至床面上（图10.11a），此时治疗师应感受是否有束缚感及观察手臂是否出现外展。

由图10.11b可知，患者的右臂相对于左臂处于外展的位置。你还可以注意到患者的右侧肘关节屈曲，这表明患者的右侧背阔肌紧张。

背阔肌的替代评估

治疗师支撑患者的右臂使其处于外展位，并感觉患者背阔肌的束缚感。要确定患者背阔肌是否存在紧张，可以将其手臂轻微内收至稍偏离中线位置。

治疗师可尝试从患者手臂内收的位置使其肘关节伸直（图10.12）。如果背阔肌紧张，则可观察到手臂出现内收，以此确认肌肉存在短缩。

很活跃）。通过提升下侧肋骨以辅助用力吸气。

神经支配：胸背神经（C6、C7、C8），来自臂丛神经后束。

背阔肌的评估

手臂上举测试

采用手臂上举的方法可评估背阔肌的紧张度。治疗师扶住患者的手臂，将其举过头顶，使患者

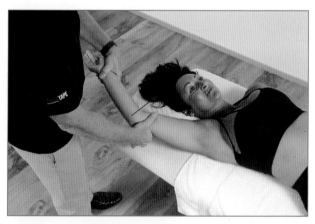

图 10.12　治疗师下压患者前臂以使其肘关节伸直

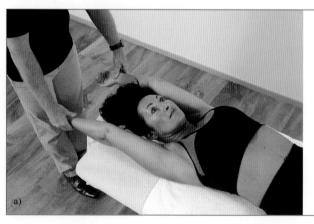

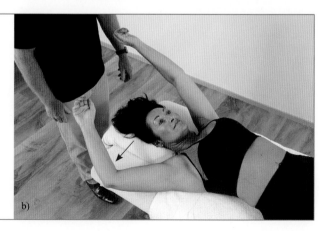

图 10.11　a.手臂上举测试；b.提示右侧背阔肌紧张

■ 胸大肌

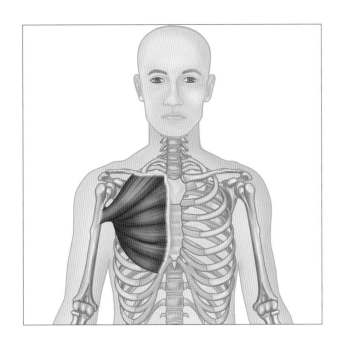

起点： 锁骨头侧起自锁骨前内侧 1/2 或 2/3。胸骨肋部起自胸骨及邻近的上 6 肋软骨。

止点： 肱骨上部。

功能： 内收和内旋肱骨。锁骨部分，屈曲和内旋肩关节，向对侧肩的方向水平内收肱骨。

胸肋部分： 使肱骨向对侧髋关节斜向内收。胸大肌是主要的攀爬肌肉之一，可上拉身体靠近于臂。

神经支配：上纤维束由胸外侧神经（C5、C6、C7）支配。下纤维束由胸外侧神经和胸内侧神经支配（C6、C7、C8、T1）。

评估胸大肌

手臂上举测试

该测试方法类似于背阔肌的评估方法，主要区别在于患者手臂的位置。治疗师支撑患者的手臂使其处于充分屈曲位，逐渐地将其放低至床面。如果手臂不能触到床面，则证明一侧胸大肌存在短缩。

图 10.13a 演示了这个测试，因为两侧都没有碰到床面，故提示左右两侧都很紧张。如果再仔细观察，你会发现患者的左臂相较于右臂离床面更

远，这表明左侧的结构更紧。然而，你也应该留意到右侧也很紧。

如果肩关节的活动范围受限，治疗师就可以触摸胸大肌的胸骨部纤维（图 10.13b），如有束缚感则证实是由于肌肉紧张限制了运动，而不是肩关节本身活动受限。

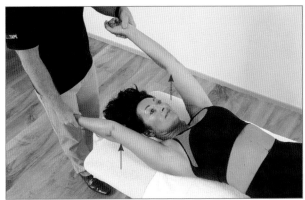

图 10.13a　左右对比，可观察到左侧手臂更高

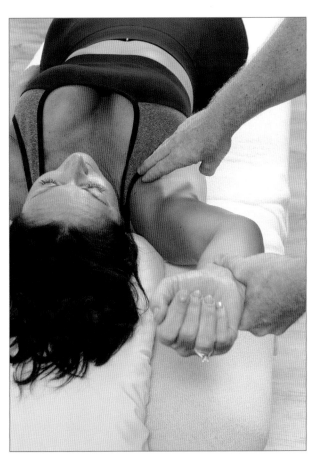

图 10.13b　治疗师触摸胸大肌的胸骨部纤维，以感受束缚感

■ 胸小肌和喙突肌（肱二头肌、喙肱肌）

胸小肌

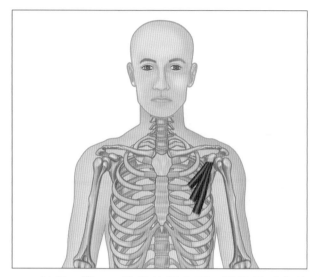

起点： 第3~5肋的外侧表面，以及相对应的肋间隙筋膜。

止点： 肩胛骨喙突。

功能： 向前下方移动肩胛骨。用力吸气时上提肋骨（即当肩胛骨被菱形肌和斜方肌稳定时，胸小肌就是一块辅助吸气肌）。

神经支配：胸内侧神经和胸外侧神经的一个分支（C6、C7、C8、T1）。

肱二头肌

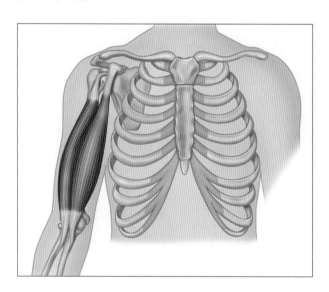

起点： 短头起自肩胛骨喙突。长头起自肩胛骨盂上结节（关节盂上方）。

止点： 桡骨粗隆（在桡骨上部内侧）。前臂内侧的深筋膜（结缔组织）。

功能： 屈曲肘关节，前臂旋前（类似用开瓶器打开瓶盖的动作）。在肩关节处仅有微小的屈曲作用。

神经支配：肌皮神经（C5、C6）。

喙肱肌

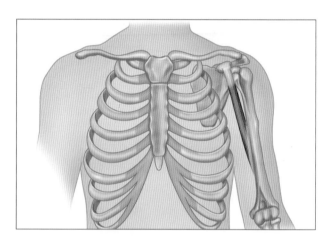

起点： 喙突顶端。

止点： 肱骨中段内侧。

功能： 轻微外展肩关节。可能有辅助肩关节屈曲的作用（此观点未得到证实）。帮助稳定肱骨。

神经支配：肌皮神经（C6、C7）。

胸小肌的观察评估

用观察法进行胸小肌长度的检查（图10.14）。患者取仰卧位，治疗师观察其盂肱关节前面位置。如果一侧肩看起来更向前，则该侧胸小肌可能存在短缩。（当我提及肩部向前时，正确的位置是肩胛骨前伸。注意：不是盂肱关节的位置。）

喙突肌群和鉴别诊断

结论是胸小肌的相对短缩导致了盂肱关节向

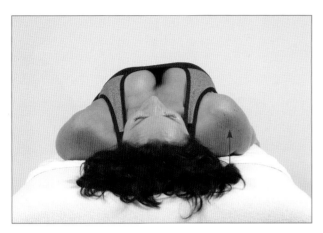

图 10.14　观察盂肱关节的前面。箭头表示右侧距离床面更远

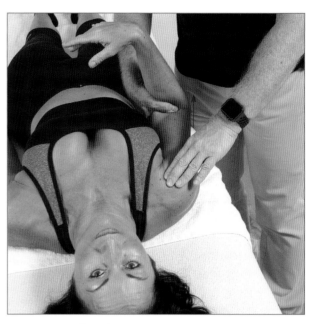

图 10.16　评估喙肱肌。被动地前屈肩关节（箭头的位置），触摸间隙。如果间隙改变，则说明喙肱肌变短

前，但也可能不正确，因为喙肱肌和肱二头肌短头也附着于喙突上。

　　为了确定是哪个结构导致了这种紧绷感，治疗师须控制患者的右肘，并逐渐屈曲肘关节（图 10.15），如果肩关节可以回到中立位，则说明肱二头肌短头短缩。

　　图 10.16 显示治疗师再次握住患者的右臂，但这次缓慢地前屈肩关节。如果肩关节回到了中立位，则说明喙肱肌短缩造成肩部向前。

　　如果这两项测试均不呈阳性，即可假设导致肩部向前的肌肉是胸小肌。

■ 肩胛下肌

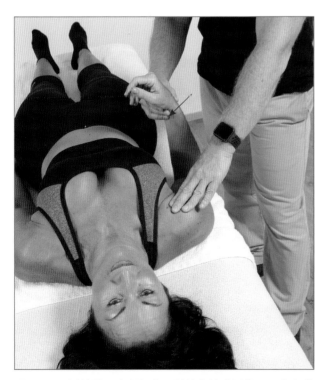

图 10.15　评估肱二头肌短头。肘关节被动屈曲，观察肩关节与床面的距离。如果距离发生变化，则说明肱二头肌短缩

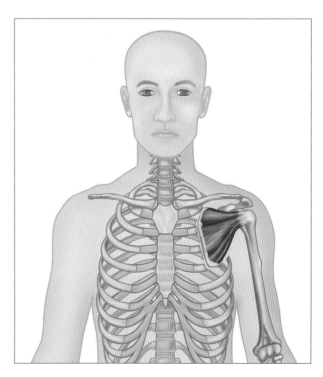

起点： 肩胛下窝（肩胛骨的前面）。

止点： 肱骨小结节和肩关节囊。

功能： 肩袖肌群之一，稳定肩关节；主要是防止肱骨头被三角肌、肱二头肌和肱三头肌长头向前拉。

神经支配：源自臂丛神经后束的肩胛下神经上束和下束（C5、C6、C7）。

肩胛下肌的评估

治疗师扶住患者的手臂进行 90°外展和 90°屈曲——这个姿势的评估被称为 90/90 测试。在这个位置，治疗师用右手支撑患者的肘部，用左手握住患者前臂（图 10.17）。

然后，治疗师将患者的上臂外旋，直到感到束缚感。肩胛下肌正常则活动范围应达外旋 90°，即患者前臂应与床面平行，如图 10.18a 所示。如果肩胛下肌短缩，则活动范围将小于 90°（图 10.18b）。

■ 冈下肌

起点： 肩胛骨背面中 2/3 处，肩胛冈下部。

止点： 肱骨上端大结节，肩关节囊。

功能： 肩袖肌群之一，有助于防止肩关节后脱位。肱骨外旋。

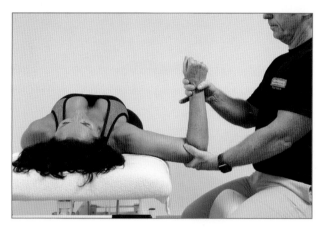

图 10.17 从 90°/90°位置开始评估肩胛下肌

神经支配：来自臂丛神经上干的肩胛上神经（C4、C5、C6）。

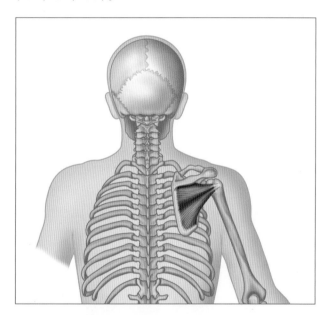

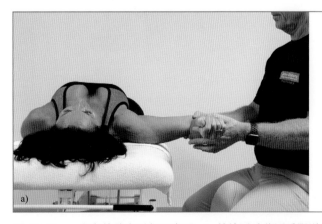
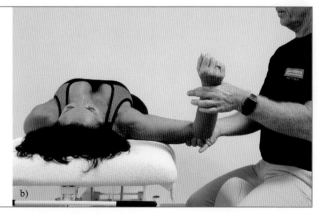

图 10.18 a.患者前臂应平行于床面；b.外旋活动范围受限说明肩胛下肌短缩

冈下肌的评估

从 90°/90°位置开始，治疗师将患者的手臂内旋，直至有束缚感（图 10.19a）。冈下肌正常，则活动范围应达内旋 70°（图 10.19b）。如果活动范围小于 70°，则说明冈下肌短缩。

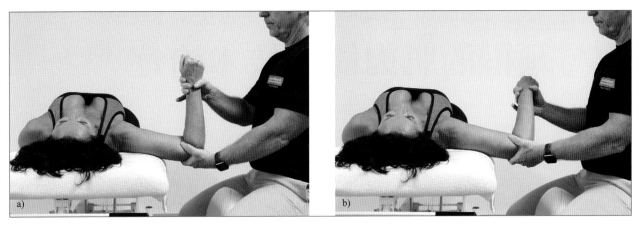

图 10.19　a.冈下肌评估的起始位置。b.冈下肌长度正常的终末位置，内旋达 70°

第十一章
肩与颈椎的肌肉能量技术治疗

本书中的几个章节均是针对肩关节复合体的"治疗"，而不像我的其他书一样只有一章注重治疗。现在你可能已经意识到，真正地理解这个有趣的部位，并有效处理患者的实际情况，特别是在考虑实施治疗策略方面，实际上可能需要采取多个角度和不同的思维方式。

前一章着重讲述了如何评估与肩关节和颈椎相关的肌肉的长度，因此在本章中我们将专注于如何使用肌肉能量技术（MET）延长这些组织以达到正常的静息长度，希望任何功能异常的姿势都有被纠正的可能。

■ 右侧斜方肌上部的 MET 治疗

治疗师将右侧斜方肌置于一个受束缚的位置，嘱患者颈椎向右侧屈或者抬高右肩。或者，可能需要让患者同时抗阻力进行这两个动作（图 11.1a）。此技术的另一种方法是嘱患者耳朵贴近肩膀或肩膀贴近耳朵，抗阻力保持 10 秒。

收缩 10 秒后，嘱患者放松，吸一口气，在放松阶段进一步向左侧屈患者颈椎（图 11.1b）。如果侧屈引起任何不适，可进一步下沉患者肩部，因为这同样能延长斜方肌上部。

若需要采用交互抑制（RI）技术，治疗师如上所述完全控制患者颈椎和肩。在这个位置，嘱患者右手缓慢够向右侧小腿，直到感受到束缚感（图 11.1c）。随着患者的右侧肩带下降，斜方肌下部被激活。因为这会打破右侧斜方肌上部肌梭的激活，故会诱使右侧斜方肌上部出现抑制，使其以这种安全的方式延长。

斜方肌上部有前、中和后三束。如果你认为某些纤维特别短，做简单的颈椎旋转就可有针对性地检查该纤维。图 11.1d 展示了患者颈椎向左旋转一半，这一体位是针对斜方肌上部中束的检查位置。如果颈椎完全旋转，将针对后束进行检查，如图 11.1e 所示。颈椎无旋转则针对前束进行检查。

图 11.1f 所示是治疗斜方肌上部的另一种手法位置。治疗师的左手采用类似于摇篮的方式托住患者，一些患者认为这种位置更舒适。

小贴士：斜方肌上部经常存在一个可能会导致头痛的触发点。

■ 肩胛提肌的 MET 治疗

患者取仰卧位。治疗师在提供支撑的同时，将患者的头侧屈然后前屈。若在下颌接触胸廓之前感受到阻力，则表明肩胛提肌相对较短。

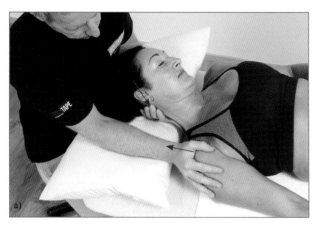

图 11.1a 嘱患者向右侧屈颈椎或抬高右肩或二者都执行

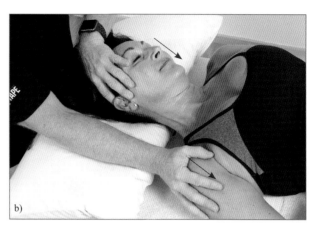

图 11.1b 治疗师将颈椎向左侧屈以拉长斜方肌上部

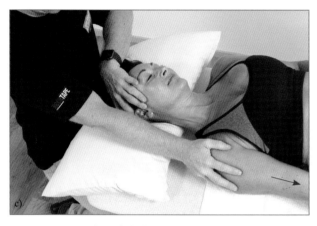

图 11.1c 嘱患者下降肩带以激活斜方肌下部，通过交互抑制放松斜方肌上部

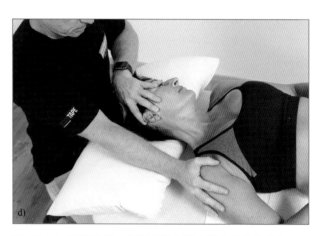

图 11.1d 颈椎旋转一半针对斜方肌上部中束进行检查

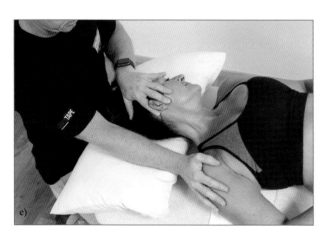

图 11.1e 颈椎完全旋转针对斜方肌上部后束

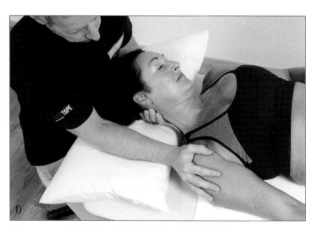

图 11.1f 治疗斜方肌上部的另一种手法位置

一些治疗师认为在测试体位下治疗肩胛提肌更合适，而不是将患者置于其他体位。这是一个选择的问题，我认为一般情况下，仰卧位治疗肩胛提肌更为舒适。但是，一些存在颈椎疼痛的患者取仰卧位时会产生不适。这种情况下，坐位下 MET 治疗更适用。

手部位置类似于斜方肌上部的治疗，区别在于患者的颈椎需要屈曲更大角度以达到束缚感。

从束缚点的位置，要求患者将颈椎推到伸展位以启动肩胛提肌的收缩（图 11.2）。

适当治疗并放松后，将患者颈椎进一步屈曲，并增加左旋的运动（图 11.3）。

治疗师可采取站立姿势而不是坐位。一些治疗师会首选站立姿势，因为在坐位时，仅用手臂不易控制患者头部的重量。

小贴士：当颈椎保持在头前伸的状态时，肩胛提肌处于离心收缩状态。这表明该肌肉既处于被拉长的位置，又同时保持收缩的状态。患者可能会在肩胛上角肩胛提肌止点的位置感到疼痛。如果在这种情况下，用 MET 去拉伸已被拉长的组织可能并不合适。

■ 右侧胸锁乳突肌的 MET 治疗

患者取仰卧位，膝关节屈曲。在患者两侧肩胛骨之间放一个枕头。然后，治疗师轻柔地向左完全旋转患者颈椎，嘱患者在该位置保持 10 秒。如图 11.4 所示，治疗师轻触患者头部，患者保持头部姿势。

患者在保持头部被旋转的位置等长收缩胸锁乳突肌 10 秒后，治疗师控制患者头部，慢慢放低至床上（图 11.5）。在有些病例中，此时胸锁乳突肌已经开始被拉长了。

为实现右侧胸锁乳突肌的有效拉长，治疗师将他们的右手放在患者颞骨上，左手放在胸骨上（对于女性，可嘱患者将自己的手放在胸骨上，然后治疗师将手放到患者手上）。嘱患者吸气，治疗师在患者放松阶段用右手固定其头部，同时左手施加一个向尾部方向的压力（图 11.6）。

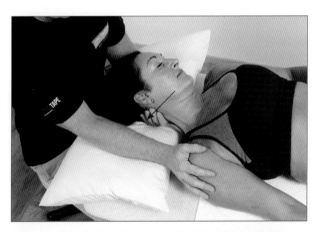

图 11.2　嘱患者伸展并向右侧屈曲颈椎以激活肩胛提肌

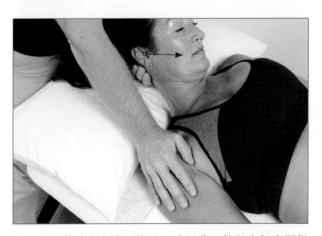

图 11.3　鼓励患者将颈椎进一步屈曲以拉长右侧肩胛提肌。治疗师固定右侧肩胛骨并将患者下颌带向胸廓

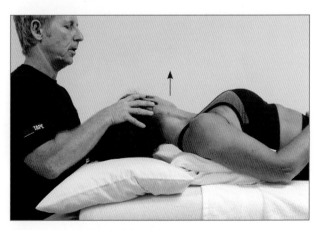

图 11.4　治疗师向左旋转患者颈椎，嘱患者等长收缩右侧胸锁乳突肌

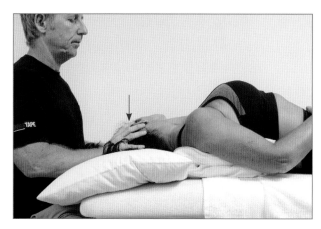

图 11.5　治疗师控制患者头部并朝着枕头方向放低

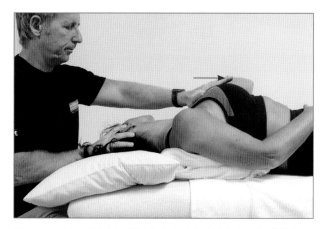

图 11.6　治疗师用右手固定患者头部的同时，左手施加一个向尾部方向的压力

小贴士：双侧胸锁乳突肌的收缩会导致头前伸的姿势。单侧收缩会产生斜颈——颈椎屈曲并向对侧旋转。

■ 右侧斜角肌的 MET 治疗

患者采取的姿势和治疗胸锁乳突肌的姿势相似。将一个枕头放在患者肩胛骨下面，治疗师控制患者颈椎完全向左旋转。（斜角肌治疗过程中胸锁乳突肌也会受到影响。）

治疗师将左手放于患者右侧颞骨上，患者的左手放在自己的右侧锁骨上。治疗师将右手放在患者的手上。

嘱患者吸气，治疗师对患者上胸廓的运动施加阻力。治疗师固定患者头部同时施加一个朝向尾部的压力。这将影响斜角肌的后束（图 11.7）。

患者使肌肉完全收缩后，在放松呼气阶段，治疗师于患者右手上施加一个向尾部方向的压力，可拉长右侧斜角肌（图 11.8）。

如果你关注斜角肌的解剖起止点，你会发现斜角肌包含三束纤维，类似斜方肌上、中、下部，如本章前文所述。

由于斜角肌解剖上的附着点，运用特定的技术去影响单束纤维的长度是可能的。图 11.8 所示的 MET 应用中，患者颈椎处于完全旋转状态将影响斜角肌的后束。由于后束的止点在第 2 肋，故须轻微调整手的位置。将手置于第 2 肋上，即锁骨中

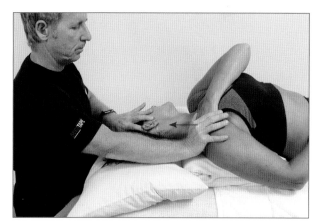

图 11.7　嘱患者吸气并抵抗来自治疗师右手的阻力

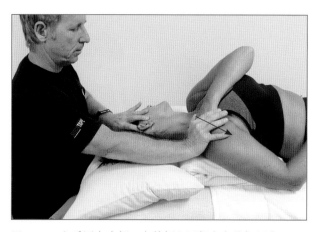

图 11.8　左手固定头部，向外侧和尾部方向施加压力

心下方。拉长中束时需要使颈椎旋转一半，如果你认为前束需要 MET 治疗，可在不旋转颈椎的条件下，采用相同的技术和姿势。

小贴士：前斜角肌过度活动（前斜角肌综合征）会导致胸廓出口综合征。来自 C5~T1 椎体的神经血管束，即臂丛，从斜角肌的前束、中束穿过，与锁骨下动脉连接。然后继续走行于锁骨下、第 1 肋上和胸小肌下面。任何对神经血管束的挤压都会导致疼痛或者手臂和手的感觉异常。

■ 右侧背阔肌的 MET 治疗

患者取左侧卧位，治疗师的左手与患者右臂紧扣。嘱患者向腰椎方向内收右臂（图 11.9）。

治疗师在患者右侧髂嵴上施加压力，并在其收缩后进一步外展患者手臂。这将拉伸患者右侧缩短的背阔肌（图 11.10）。

注意：若存在潜在的肩关节病变，如肩锁关节扭伤、撞击综合征或肩周炎，不能在上述位置执行该技术，因为这通常会使现有的损伤恶化，因此在该情况下推荐采用下述替代技术。

背阔肌治疗的替代技术可以在患者坐位下实施，嘱患者将双上肢置于水平屈曲位，并向左旋转

直至感受到阻力。从这个位置开始，嘱患者抵抗治疗师阻力，胸廓向右旋转（图 11.11a）。背阔肌收缩之后，治疗师可鼓励患者进一步再向左旋转胸廓（图 11.11b）。

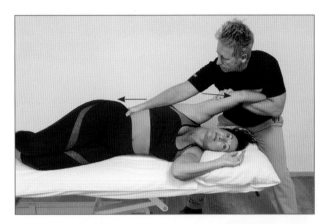

图 11.10　沿箭头方向施加压力以拉长右侧背阔肌。治疗师用右手固定患者髂嵴

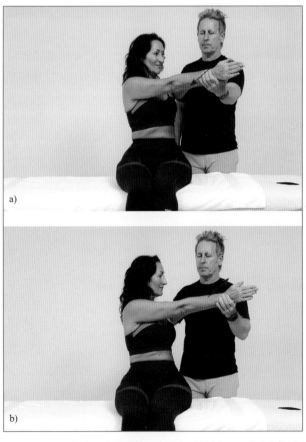

a)

b)

图 11.11　a. 患者一侧上臂抗阻力水平外展；b. 治疗师握住患者双臂并带动旋转胸廓

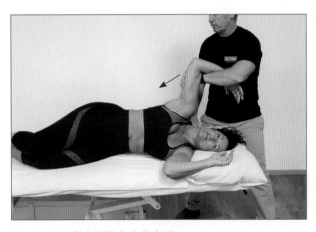

图 11.9　患者向腰椎方向收右臂

小贴士：过度活动导致背阔肌缩短，可能是对侧臀大肌肌力不足所致，这与后斜链穿过胸腰筋膜有关。

■ 胸大肌的 MET 治疗

带动患者手臂远离身体至肩胛骨平面以诱发胸大肌胸骨束的拉伸。在治疗师执行 MET 之前，触诊患者的肌肉找到其束缚点。

从束缚点起，嘱患者将手臂跨过身体中线（屈曲并水平内收），以诱发右侧胸大肌的收缩（图 11.12）。

胸大肌收缩 10 秒后，嘱患者（女性）将手放于胸大肌上，治疗师将他的手置其上。治疗师控制患者右臂，逐渐将肩关节移至肩胛骨平面。这将延长胸大肌胸骨束（图 11.13）。

锁骨束

下述技术用于拉伸右侧胸大肌的锁骨束。将患者的手臂从接近 90°外展位向后水平伸展以诱发右侧胸大肌锁骨束的束缚。从束缚位，嘱患者抗阻抬起手臂。收缩 10 秒后，将锁骨束进一步带至新的束缚位（图 11.14）。

拉伸胸大肌的替代技术可在患者坐位下实施。嘱患者 90°外展上臂并屈曲肘关节，然后抗阻水平内收（图 11.15a）。收缩以后，治疗师水平外展患者上臂（图 11.15b）。

另一种方法是嘱患者坐位，并将手放于髋部，然后使肩胛骨抗阻前伸（图 11.16a）。收缩过后，治疗师将患者手臂向后带至肩胛骨进一步的后缩位（图 11.16b）。

小贴士：胸小肌短缩导致的肩胛骨前伸会引发肩关节内旋，最终会使胸大肌处于短缩位。

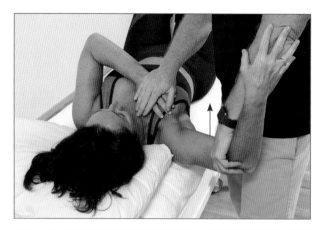

图 11.12　治疗师触诊患者的束缚点，嘱其抗阻收缩胸大肌

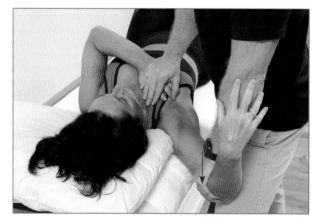

图 11.13　治疗师用手固定女性患者的手臂，左侧手沿箭头方向施加压力以拉伸患者右侧胸大肌

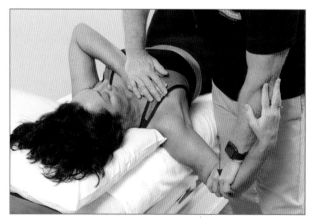

图 11.14　拉伸胸大肌的锁骨束。治疗师沿箭头方向施加压力

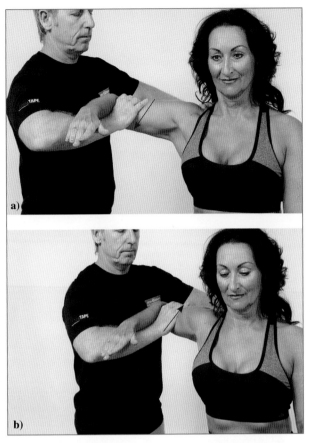

图 11.15　a. 患者抗阻水平内收；b. 治疗师将患者手臂带至水平外展位

■ 胸小肌的 MET 治疗

患者取仰卧位，治疗师将左手放于患者右侧肩胛骨下。然后，治疗师扶住患者右肩的前侧。嘱患者前伸右侧肩胛骨并维持适当时间（图 11.17a）。在胸小肌收缩后，治疗师将患者右侧肩胛骨带至后缩的位置（图 11.17b）。这将拉长右侧胸小肌。

胸小肌的另一种 MET 治疗方法可在患者侧卧位下实施。如下图所示，治疗师托住患者右侧肩胛骨。嘱患者抗阻前伸右侧肩胛骨（图 11.17c）。

胸小肌收缩 10 秒后，治疗师轻轻地将患者右侧肩胛骨带至后缩的位置（图 11.17d），这将会拉长右侧胸小肌。

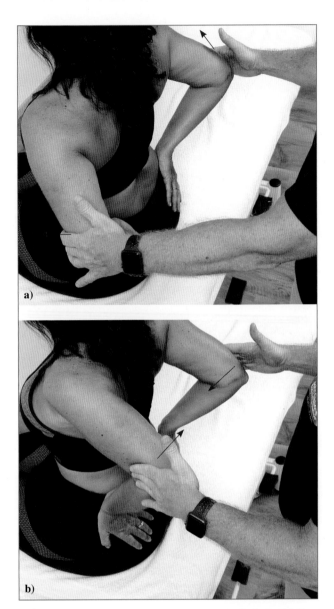

图 11.16　a. 嘱患者肩胛骨前伸；b. 治疗师将患者手臂带至进一步肩胛骨后缩位，因此拉长了胸大肌

RI 方法

如图 11.17c 所示，我们可在等长收缩后放松（PIR）的开始对胸小肌采用交互抑制（RI）技术。可嘱患者想象用两侧肩胛骨挤压一枚硬币，两侧肩胛骨相向活动，治疗师同时在肩的前面施加相同方向的压力。这会激活菱形肌，引起其对胸小肌的抑制（图 11.17e）。

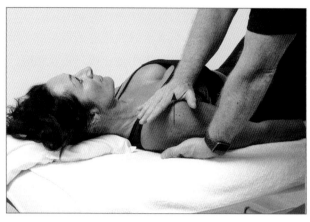

图 11.17a　患者前伸右侧肩胛骨（仰卧位）

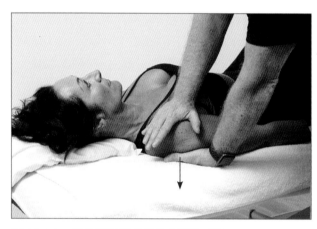

图 11.17b　治疗师逐渐使患者肩胛骨后缩

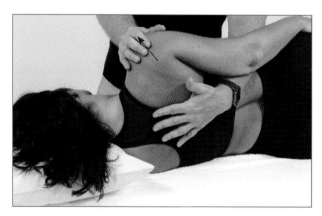

图 11.17c　患者前伸其右侧肩胛骨（侧卧位）

小贴士：穿过胸廓出口的神经血管束包含臂丛神经和动脉。这些组织从胸小肌下穿行，因此这块肌肉的任何高张力状况都可能导致臂丛神经炎，甚至手臂或手血管损伤的发生。

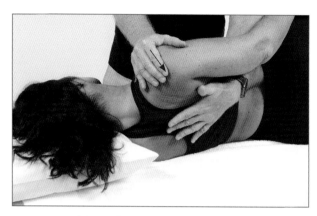

图 11.17d　治疗师施加一个使肩胛骨后缩的力以促进右侧胸小肌拉长

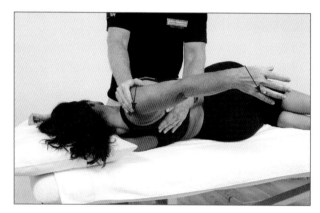

图 11.17e　交互抑制方法——嘱患者挤压两侧肩胛骨，治疗师同时施加使肩胛骨后缩的压力

■ 肩胛下肌的 MET 治疗

PIR 治疗方式

治疗师外旋患者肩关节直至感受到束缚感，从该位置起，嘱患者内旋肩关节以收缩肩胛下肌（图 11.18a）。

收缩 10 秒后，在放松期治疗师牵引患者肩关节（预防撞击）并鼓励其进一步外旋（图 11.18b）。

RI 方法

如果激活肩胛下肌时患者感觉不适，可以激活其拮抗肌（冈下肌）来代替。从束缚位（前文已解释），嘱患者抗阻外旋肩关节，这会使冈下肌收缩，通过交互抑制使肩胛下肌放松（图 11.19）。在放松期可以进行肩胛下肌的拉长。

小贴士：肩胛下肌属于肩袖肌群，是盂肱关节主要的内旋肌。肩胛下肌扭伤会导致三角肌粗隆区域的牵涉痛。

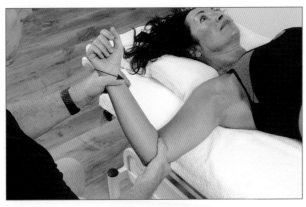

图 11.18a 肩胛下肌的 MET 治疗——PIR 治疗方式。在肩胛下肌束缚的位置，患者内旋肩关节激活肩胛下肌

■ 冈下肌的 MET 治疗

PIR 治疗方式

治疗师内旋患者肩关节直到感受到束缚，从该位置开始嘱患者进一步外旋肩关节（图 11.20a），这将激活冈下肌。冈下肌收缩 10 秒后，治疗师牵引患者肩关节，并鼓励其进一步内旋（图 11.20b）。

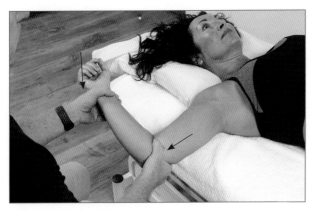

图 11.18b 肩胛下肌收缩以后，治疗师牵引患者肱骨，并鼓励其进一步外旋肩关节

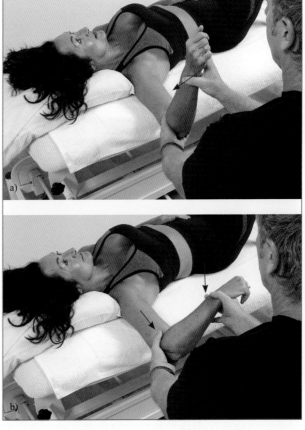

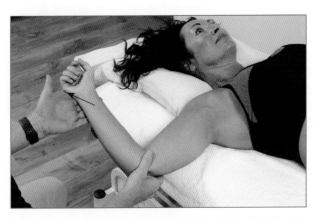

图 11.19 治疗肩胛下肌的交互抑制方式是外旋肩关节以使肩胛下肌放松

图 11.20 冈下肌的 MET 治疗——PIR 治疗方式。a. 从冈下肌的束缚位，嘱患者抗阻外旋肩关节；b. 治疗师牵引患者肱骨，并鼓励其进一步内旋肩关节以拉长冈下肌

RI 方法

若患者在激活冈下肌的过程中感到不适，可激活其拮抗肌（肩胛下肌）来代替。从束缚位（前文已解释），嘱患者抗阻力内旋肩关节。这将会使肩胛下肌收缩，通过交互抑制使冈下肌放松（图11.21）。在放松期可进行冈下肌的牵伸。

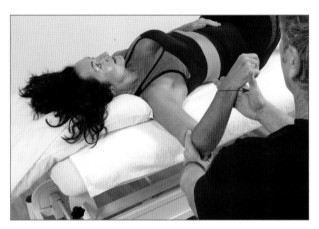

图 11.21 治疗冈下肌的交互抑制方式是内旋肩关节以使冈下肌放松

小贴士：冈下肌的触发点通常会导致肩前部的牵涉痛。

第十二章
肩与颈椎的相关病变

在本章中，我想以自己的经验为背景，讨论一些我在临床中最常见的肩和颈椎病变。当然，还有许多其他可能出现的疾病，但对于本章，我将只考虑最常见的情况，否则这一章可能永远都无法结束。这些病变包括：

- 肩袖肌腱病和肩峰下撞击；
- 投掷伤；
- 肩锁关节扭伤；
- 前脱位；
- 肱二头肌肌腱病；
- SLAP 损伤（关节盂上唇自前向后的撕脱）；
- 粘连性肩关节囊炎——冻结肩；
- 腋神经麻痹；
- 胸长神经麻痹；
- 颈椎间盘脱出；
- 颈椎小关节紊乱综合征；
- 颈椎病；
- 胸廓出口综合征（TOS）。

■ 肩袖肌腱病和肩峰下撞击

回顾前几章，肩袖肌群由冈上肌、冈下肌、小圆肌和肩胛下肌组成，它们被认为是有主动收缩能力的韧带，因为它们保证了盂肱关节的稳定。事实上，这个部位的特殊病变往往好发于冈上肌，而不是肩袖的其他三块肌肉，即使其他三块肩袖肌肉也会被拉伤/撕裂。很多年前，我和 Jeremy Lewis 博士一起参加了一个课程，我认为他是所属专业领域的带头人之一，特别是在肩关节复合体诊疗方面。你可能会看到由 Lewis 博士和他的同事们所做的大量与肩关节复合体相关的现行方法学研究。我记得他在一次精彩的演讲中谈到肩袖肌腱病是引起患者疼痛的原因，而不是某一特定的肩袖肌，尽管也提到了冈上肌。

Lewis（2009）提到肩袖肌腱病或肩峰下撞击的临床评估不能将单个肌腱和其他结构分离开，也无法提供准确的诊断，因以下原因：肩袖的形态、病变症状和影像学之间缺乏相关性；肩峰下滑囊（subacromial bursa，SAB）的位置和神经支配。任何旨在评估肩袖肌腱完整性和疼痛反应的测试均会涉及滑囊。

Ide 等（1996）还提到存在神经支配的 SAB 的病变似乎是肩部疼痛的主要原因。

肩袖的功能已经在前文进行了探讨，此处不再赘述。但如果我说大多数肩袖肌腱病都与冈上肌有关，那么我就不会错得太离谱。我有幸参与了许多有顶级骨科医生参加的研讨会，其中大部分讨论内容都与肩撞击综合征有关，其中主要关注的结构是冈上肌、肩峰下滑囊，以及软组织的潜在增厚或肩峰的各种形状（图 12.1）。

就评估和诊断而言，超声或更先进的磁共振成像（MRI）检查被列为诊断的金标准，对确定肩袖

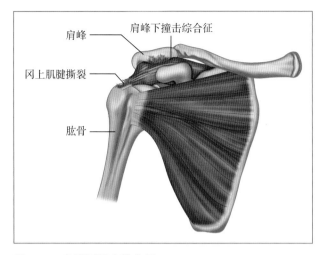

图 12.1　肩峰下撞击综合征

（图中标注：肩峰　肩峰下撞击综合征　冈上肌腱撕裂　肱骨）

是否受累具有重要价值。这种诊断可以明确指出患者出现症状的潜在结构。至于手法治疗，有许多测试可用来确定是否累及肩袖，但是徒手检查只能辅助治疗师得出诊断，并不能确定潜在病变的程度。

Neer（1972，1983）认为95%的肩袖撕裂均是由撞击所致，创伤可能会扩大撕裂，但一般不是主要因素。他将肩峰撞击分为三个阶段。第一阶段多见于25岁以下的人群，伴有肌腱水肿和出血，不需要手术。第二阶段是肌腱炎，多见于25~40岁人群，若经过18个月的保守治疗后无效，应考虑切除滑囊并离断喙肩韧带，Neer认为在这组患者中通常不需要做肩峰成形术。第三阶段多见于40岁以上人群，伴有骨刺和肌腱断裂，需进行前肩峰成形术。Neer认为这类人发生的肩袖撕裂主要是由其肩峰的形状所致。

Bigliani等（1986）也认为肩峰的形状更可能是引起肩峰下撞击综合征和肩袖撕裂的原因。

如果Neer和Bigliani等在这两项研究中提出的假设是正确的，即大多数肩袖的病变是由肩峰的形状导致的，那么正如人们所预料的，肩袖肌腱和滑囊的上部会因此承受很多刺激。但在Ozaki等（1988）所做的一项研究中，检查了110具尸体的200个肩关节，在69个样本中观察到了部分厚度的肌腱撕裂，但其中大多数涉及的是肌腱深层关节面。他们认为撕裂的发生率随年龄的增长而增加，是由于内在的肩袖组织退变而非外在的（肩峰）刺激所致。

目前肩峰下减压术非常流行，且普遍应用于肩关节病变的外科治疗中。Judge等（2014）对此进行了讨论，报道指出，接受这类手术的患者人数2000年1度为2523人，至2009年约10年间增加至21355人，增幅为746.4%。我们现在进退维谷。基本上，就这个简单的事实进行讨论，如果患者肩部疼痛是因为肩峰形状的变化，那么在这种情况下，建议进行手术将具有实际价值；但是，如果患者的疼痛不是源于肩峰的形状，那么手术就不会有效果。Colvin等（2012）的另一项研究显示在1996~2006年间，美国所有年龄组的肩袖的关节镜修复率增加了600%。

在本书的每一章中，我会不断地对肩袖损伤进行讨论，涉及评估、治疗和康复，所以相关话题会在其他章节论述。接下来让我们讨论投掷伤这一主题。

■ 投掷伤

投掷诸如球之类的物体并非看起来那么简单。可能我们都往河里扔过石头，如打水漂，但你能多次重复这个动作而不引起肩膀不适吗？你知道有多少人在第一次掷球后就感到不适吗？我们大多数人都可以把东西扔过头顶，但又有多少人能做得足够好，让它成为一项我们首选的运动呢？这完全是另一回事。要把一个物体抛过头顶并达到一定高度，即便不需要全部也需要大部分的骨骼肌肉共同完成，所有的组成部分需要协同工作才能完成这一相对简单的动作，特别是你想有目的性地准确扔球的话。

尽管每个人的关节活动范围各不相同，也有许多其他因素需要考虑，但人们普遍认为，肩部外旋的角度越大，球被抛得越远的可能性也就越大。

我们必须记住并考虑到运动员的投掷伤与老年人的投掷伤是完全不同的，即使损伤的病理和机制（运动学）大致相同。显然老年人在不可避免的老化过程中存在机械和结构变化而引发的问题。

Calliet（1991）提到老年人的退行性改变。突出的肩峰可能会退变，导致肩峰前缘过度生长和喙肩韧带增厚。姿势的改变会引起这些结构排列方式的改变。肩袖可能已由于肱骨上（肩峰下间隙）变窄而引起了退行性改变。这种变窄会压迫供应肩袖肌腱的血管，导致其进一步退化，部分撕裂，甚至完全撕裂。

一般来说，年轻的运动员往往会更健康、更强壮，且投掷得更用力、距离更远，从某一方面来说，这种重复运动是导致肩部疾病的重要诊断因素。

Jobe 等（1983）讨论了投掷和投球动作的 5 个阶段：

- 阶段 1：准备；
- 阶段 2：手臂上举（初期和后期）；
- 阶段 3：手臂加速；
- 阶段 4：手臂减速；
- 阶段 5：跟随动作。

准备

虽然整个投掷动作从开始到结束大约需要 2 秒，但准备阶段几乎占到 1~1.5 秒，相对来说是一个缓慢的过程。准备目的是使投掷者摆出一个正确的姿势，同时为手臂上举阶段做准备。要理解这五个阶段，我们必须想象一个掷球的情景。想象一下初始阶段：如你手里拿着一个球，正要把它扔给你的朋友（图 12.2），这是投掷动作的开始。

手臂上举

第 2 阶段被称为手臂上举阶段，可以分为初期（图 12.3a）和后期（图 12.3b）。如果你观察右臂上举时的位置，你会发现肩关节处于外展 90°、后伸 30°、外旋至少 90°的位置。这个动作在上举阶段初期主要是通过三角肌的激活和肩袖肌群的稳定来完成的；在后期，三角肌的作用减弱，主要通过肩袖肌群激活来控制。在手臂上举阶段后期，胸大肌、肩胛下肌和背阔肌均离心收缩以控制肱骨头的稳定，这个位置可使肌肉处于最大的伸展位（也拉伸

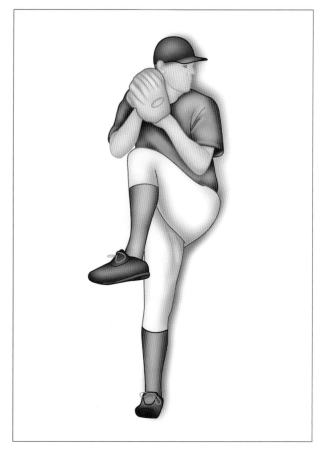

图 12.2 投掷的准备阶段

关节囊前侧），为手臂加速阶段做准备。此阶段，重心转移到右腿后部，躯干向右旋转，这可能是自然撞击过程导致肩袖撕裂的体位，特别是肩袖肌群本来力量不足或已有撕裂的情况下。上臂内收肌（前斜链、胸肌和背阔肌）处于伸长状态，肩关节处于极度外旋的位置，为下一阶段的投掷做准备。

手臂加速

第 3 阶段是加速阶段，即扔球，当你放开球时这一阶段结束。当更强壮的胸大肌和背阔肌向心收缩时，此时肩袖肌群发挥着最小的作用，这些肌肉使手臂从外旋位以最快速度进入伸展和内旋位。当胸部向左旋转时，将重心转移到左腿，且该动作也使用了前斜链（图 12.4）。

手臂减速

阶段 4 被定义为手臂减速阶段（图 12.5）。一

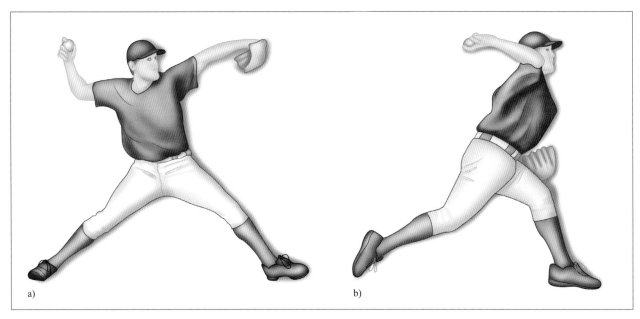

图 12.3　投掷的手臂上举阶段。a. 初期；b. 后期

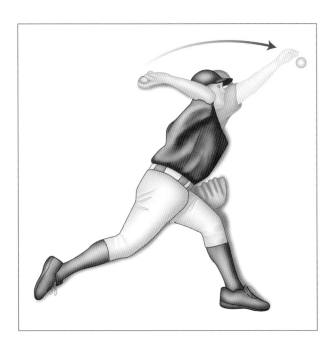

图 12.4　使用前斜链投掷的加速阶段

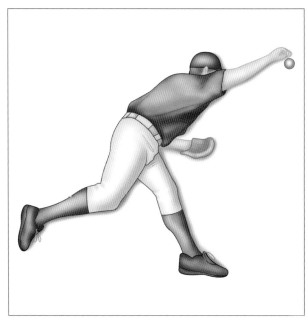

图 12.5　投掷减速阶段

旦球离手，肩袖肌群就会异常用力地离心收缩以减缓肱骨头的运动。若没有这个离心的制动运动，则肱骨头会继续内旋，因此这一阶段的投掷动作可能最容易造成损伤，也是导致撞击综合征和肩袖撕裂的一个常见原因。

跟随动作

　　阶段 5 是投掷动作的最后阶段，称为跟投（图 12.6）。即身体即将进入休息状态，肌肉活动已恢复至正常水平。

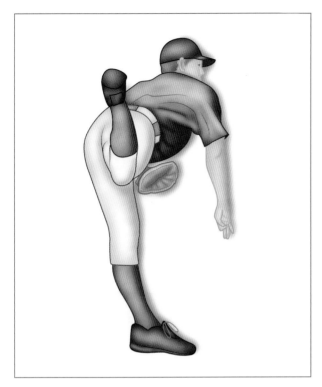

图 12.6　投掷的跟随动作

■ 肩锁关节扭伤

肩锁关节作为人体关节系统的组成部分，我称之为支柱或铰链结构，它位于肩关节复合体内，我认为它是最容易扭伤的关节之一。扭伤不仅发生在体育活动中且在日常生活中也会出现。我在本书的开头曾提及它，因为我在不同类型的体育赛事中，亲眼见过这个小而复杂关节的诸多损伤。

当我在临床上遇到肩锁关节扭伤时，我得出一个结论：就患者遭受痛苦的程度而言，扭伤越严重，痛苦反而越小。这听起来有点奇怪，但这确实是真的，因为我见过一些肩锁关节看起来损伤非常严重的患者相对来说并没感觉到什么痛苦；反之，一个并无明显移位的小扭伤可能会引起令人难以忍受的疼痛。我认为，当锁骨和肩峰移位较大时，骨之间根本没有相互摩擦的可能；相反，如果扭伤非常轻微且仅有一个小的移位，那么骨之间就处于异常位置，故很容易相互接触、摩擦，最终导致疼痛，使肩关节活动受限。

从某个方面来说，我认为对肩锁关节实施物理治疗有时是一个非常困难的过程，因为我们遇到的每位患者都是不同的，所以针对患者 A 的治疗方案可能不适用于患者 B，反之亦然。通常，在康复过程中，有时可以建议患者进行手臂过头顶的运动，但对于一些患者来说，这种运动很容易刺激关节，特别是在常规训练中涉及负重时。根据我的个人经验，这个关节的扭伤在自然情况下需要很长时间才能恢复稳定且不再感到疼痛或不稳定。不幸的是，在治疗中比较常见的情况是人们在肩锁关节还未准备好进行某些运动之前人们就很快恢复了正常活动。

肩锁关节扭伤等级如图 12.7 所示。

■ 前脱位

在讨论盂肱关节的脱位之前，请回忆一下关于关节稳定性的内容。肱骨头被比作一个放在高尔夫球座上的高尔夫球，有人说盂肱关节是一个先天不稳定的关节。话虽如此，但值得注意的是虽然我有

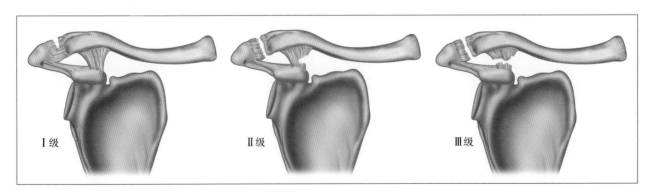

图 12.7　ACJ 扭伤——Ⅰ / Ⅱ / Ⅲ 级

多年和体育运动员共处的经历，但我并未见过多少肩关节完全脱位的情况。肩关节完全脱位通常由训练有素的医疗团队在医院进行重新复位，部分脱位通常会根据患者的意愿进行一些活动以自行复位。

不过，我想讨论一个你可能感兴趣的案例。

案例研究

我曾是一支橄榄球队的治疗师，在一场比赛中，一名队员因铲球动作导致其肩关节脱位。当我跑过去为他进行急救时，他对我说的第一句话就是问我是否可以使他的肩关节复位。当时我很想帮忙，但医院就在附近，所以一位朋友把他带到了那里，随后他的肩关节得以重新复位。那天晚上晚些时候，我在俱乐部见到了他，我对他说，实际上，随着康复方案的实施，对他来说橄榄球赛季可能已经结束了。3周后，在我为周六的比赛提供医疗服务时，看到这个家伙正要开始比赛，就问他发生了什么事。他说很抱歉，但教练要求他上场。我说这样做很不明智并建议不要这样做。但他还是上场了，在第一个铲球时，他的肩关节再次脱位，不得不被送往医院。医生非常恼火，因为他不得不再次复位他的肩关节。他告诉这名球员，由于他的肩关节在短期内再次脱位，他可能需要在不久后进行肩关节稳定手术，并建议他在接下来的几个月里不要参加任何运动。

肩关节脱位会造成结构和软组织损伤，即使重新复位后亦是如此，因为重新复位的操作本身就可能会对身体造成很大的伤害，特别是医疗团队需要一定时间才能将肱骨重新定位于关节盂（肩窝）内。腋神经在此过程中特别容易受损伤。

记得我第一次肩关节脱位时，有人建议我用吊带固定制动至少4周。我当时在军队里，所以我照他们说的做了，情况确实好转了，但我花了几个月时间进行物理治疗。实际上，那次受伤是很多年前的事，但在某些姿势下，我仍然能感觉到肩关节的无力甚至不稳定。

我认为肩关节前脱位的原因之一是由于先天结构缺陷（图 12.8）。这是因为肩前韧带，即盂肱韧带，基本上是关节囊的褶皱，它有上、中、下三个独立的带，如图 12.9 所示。你会注意到，两条韧带间有一道缝隙，即上部和中部之间的间隙，称为 Weitbrecht 孔，这是特别值得关注的，于我而言，因为这可能会使肱骨头前脱位，故是一个潜在的薄弱点。

■ 肱二头肌腱病

肩前部的疼痛可能来自肱二头肌长头腱和其他

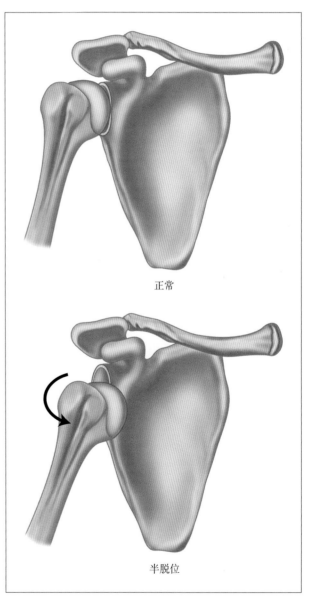

正常

半脱位

图 12.8　前脱位

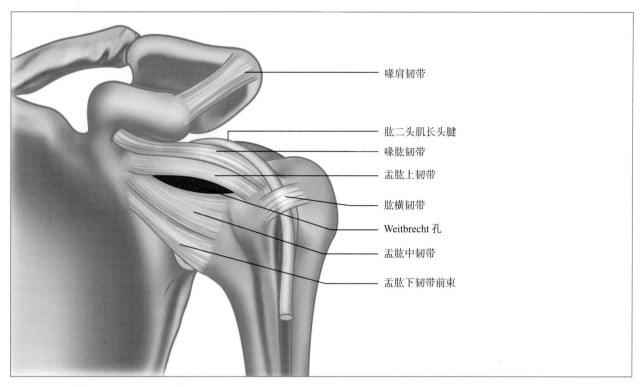

喙肩韧带

肱二头肌长头腱
喙肱韧带
盂肱上韧带

肱横韧带

Weitbrecht 孔

盂肱中韧带

盂肱下韧带前束

图 12.9　盂肱韧带和 Weitbrecht 孔

肌腱病（图 12.10）。这些年来我接受过很多治疗。一些治疗师以一种比较粗暴的方式刺激肱二头肌长头腱，而另一些治疗师则在长头腱上使用横向摩擦按摩技术，以至于在之后的很多天里软组织刺激都

肱二头肌
（长头）
肌腱病

肱二头肌
（短头）

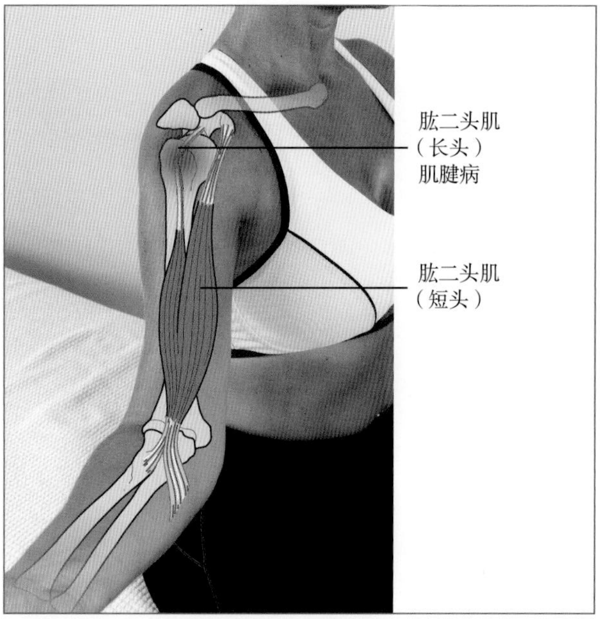

图 12.10　肱二头肌肌腱病

会存在。肌腱位于敏感的滑膜鞘内，穿过关节囊附着于盂上结节上，整个结构相当脆弱且无法承受过多的按摩刺激，所以我建议不要按摩它！经验告诉我，如果一名患者的肩膀前部长时间持续疼痛，且肱二头肌长头腱触痛，则应做进一步检查，因为这可能存在潜在的 SLAP 损伤。

■ SLAP 损伤或撕裂

　　SLAP 代表关节盂上唇（软骨边缘）从前至后。盂唇上部（盂上结节）有肱二头肌长头腱附着于其上，若肩部被迫出现不自然的移动（如脱位）或进行体育运动中的投掷动作，这时手臂运动的作用力引发肱骨头的杠杆作用，导致肌腱和盂唇由前向后的撕裂〔superior labral(tear from)anterior(to) posterior〕。

　　与其他损伤（扭伤和拉伤）相同，SLAP 损伤分为以下四种类型（图 12.11）。

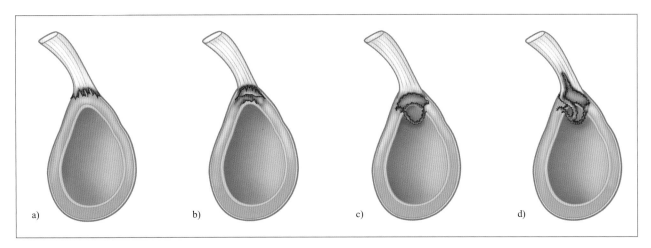

图 12.11　SLAP 损伤的 4 种类型。a. Ⅰ型；b. Ⅱ型；c. Ⅲ型；d. Ⅳ型

Ⅰ型

肩关节上盂唇磨损、退变，但关节盂仍完好无损。它与衰老相关，故Ⅰ型通常见于老年患者。

Ⅱ型

最为常见。上盂唇的肌腱与关节盂完全分离，在上盂唇和关节软骨下出现间隙，导致肱二头肌和关节盂唇附着点不稳。

Ⅲ型

类似于膝关节的半月板撕裂。被称为上盂唇桶柄样撕脱。肱二头肌腱仍附着于关节盂上部，但撕脱部分下落至肩关节。这种损伤可能会导致关节内的锁定或咔嗒声。

Ⅳ型

同样是桶柄样的上盂唇撕裂，且撕裂扩大累及肱二头肌腱，故肱二头肌腱和盂唇附着点的稳定机制会受到影响。

患者通常抱怨肩部非常疼痛，特别是如举重训练或投掷物体时。一些人提到关节活动范围减小，另一些人则很难确定他们疼痛的具体部位。运动表现无力和功能减退也常见于 SLAP 损伤。

如果 MRI 诊断存在 SLAP 损伤（即使可能会漏诊小撕裂），且患者的日常活动受限，关节镜手术通常是治疗的首选和现实的选择。

■ 粘连性肩关节囊炎——冻结肩

不幸的是，即使是现在，这种病症仍未被真正地理解。多年来，它有许多名字：最早是 Duplay 病，于 1906 年以 Duplay 的名字命名，当时他讨论了一种被他称为肩周炎的肩部疾病，现在被认为是典型的冻结肩。该病也叫粘连性滑囊炎和囊周炎等。我们认为肩峰下和肩胛下滑囊相关的滑膜组织，以及与肩袖相连的肌腱、肱二头肌长头和盂肱关节囊都可能以某种方式与该病变相关，因为它们都是相互连接的。1934 年，Codman 对这种病变进行了最广泛的研究。最初他认为这是由于肩峰下滑囊粘连所致，后来认为是肩袖肌腱损伤所致。

40 岁以下的患者通常不会出现冻结肩，它好发于 50~65 岁，女性比男性多见。

案例研究

一名 54 岁女性因右肩疼痛和活动受限并于过去的几周加重而来就诊。这个问题约在 4 周前就开始出现了，当时患者为减肥参加了一个"杠铃操"训练班，她按照教练的指示取蹲位，肩上扛一个轻的杠铃听音乐。练习结束后，她把杠铃从后背上部举起时，立即感觉到右肩剧痛。起初她很担心，但接下来几天，她服用了些镇痛药，疼痛减轻了，就没有放在心上。在此后的几周里，她发现一些简单的事于她而言都变得十分困难，如解开背后内衣的扣带，伸手去拉车上的安全带，甚至举手把几罐豆子放在橱柜的最顶层。即使在晚上，右侧卧和某些姿势下移动手臂时也开始出现疼痛。

我让她把手臂放在身体两侧，肘关节屈曲至90°，然后让她尽可能舒适地外旋双肩。右侧肩关节活动明显受限且疼痛明显（图12.12），这提示存在关节囊相关结构或关节囊受损，因为外旋通常是患粘连性肩关节囊炎时首先受限的运动。

我把这种病症类比为点燃火药。你可能会觉得这个比喻很奇怪，但我认为是恰当的。这位女士最初在上举杠铃感觉疼痛时，她就"点燃"了一条非常细小的火药线，现在看起来就像一条缓慢燃烧的长长的火药线，而在远处有一大堆火药。我的理论是，如果这一大堆火药爆炸，她很可能会患上冻结肩，诱发过程将持续很长一段时间（可能是1~2年），所以治疗方案必须是熄灭火焰，这可以通过物理治疗干预来实现。我们是有机会实现这一点的，我的意思是，我们可能只有有限的时间，几周而不是几个月。如果让引线继续燃烧并最终引爆一大堆火药，则慢性病症和粘连性关节囊炎将接踵而至。

有时，我们需要以一种相对简单的方式来治疗特定的身体部位，如肩关节复合体。我的意思是：如果患者被怀疑有冻结肩，显然主要目标是恢复功能和活动能力，以及减轻疼痛。

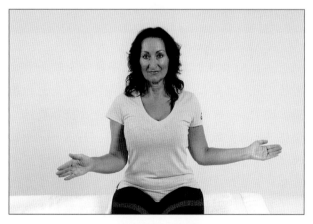

图12.12　右侧肩关节外旋受限表明存在关节囊限制

也许有很多原因会导致粘连性肩关节囊炎，但并没有明显的潜在致病因素。不过，来诊所就诊的肩关节囊炎患者大多都是女性，年龄通常在48~58岁之间。有趣的事情是，这个年龄段的女性更容易患上这种疾病，这需要进行更多的研究以解释这种情况出现的原因。目前，还没有研究能真正解释出现这种病症的病理生理的原因。我们知道糖尿病患者易患冻结肩，可能是由糖尿病引起的全身血管病变所致。正如Bridgman（1972）所讨论的那样，他在800名糖尿病患者中发现冻结肩的患病率为10.8%。

这种病变通常为隐匿发作，且常开始于三角肌止点到肱骨结节区域，大结节上附着的肱二头肌腱和冈上肌也可能会有轻微触痛。一些特定的运动，尤其是外展和屈曲会加剧疼痛。在早期，主动和被动活动范围会被限制在10°~15°，患者此时可能已经有夜间肩部不适，故疼痛自然会影响他们的睡眠。

就治疗而言，医生曾多次对我说，这种疾病会在18个月至2年内自行缓解。我假定这是解决慢性问题的方法，但患者可能并不想等那么久，我完全可以理解他们的想法。如果我们想得更简单一点，则主要目标就是改善活动范围和功能，因为患者已经完全丧失运动的动力，所以物理治疗师必须制订一个计划，以在不增加疼痛的情况下促进和鼓励患者运动。我知道这个过程并不像大家想象的那么简单，因为我见过很多冻结肩患者，他们情况不尽相同，对A患者的治疗未必对B患者有效。所以，很遗憾，我无法制订一个固定的治疗方案。然而，尽管如此，我想补充的是：在接诊过（将要接诊的）的患者中，我都在尽最大努力改善他们肩关节的活动性，这是首要目标。

■ 腋神经麻痹

腋神经是一条很有趣的神经，它起自C5和C6神经根，并支配三角肌和小圆肌。如果已经明确如何进行肌节（肌肉区域）测试，那么理解为什么医生会怀疑是 C5 神经根病变而不是腋神经麻痹就相对容易了，因为 C5 支配的肌节主要进行盂肱关节外展，而众所周知三角肌负责外展肱骨。

我想和大家讨论一个病例，我觉得研究特殊病例非常有价值。这也许能阐明我想讨论的内容，尤其是下述患者存在潜在的肩部问题时，且对于本书涵盖的包括颈椎和神经区域等所有可能致病原因的阐述是非常有意义的。

案例研究

45 岁男性，喜欢每天早上做 50 个俯卧撑。3 周前，在做了 5 个俯卧撑后，他突然感到右肩疼痛而不得不停止运动。1 周后他来找我时，他的肩关节不能完全外展和屈曲的主要原因是无力而非疼痛。奇怪的是，如果仰卧（即背靠床），他可以完全但不能连续外展肩关节——即需要间隔休息 30 秒才能再次抬起手臂。患者还抱怨三角肌附着点有一种奇怪的感觉。经检查，患者三角肌明显不能收缩，其他肌肉如胸肌和冈上肌也存在代偿。我告诉他，我怀疑他是因为做俯卧撑损伤了腋神经，因为这条神经靠近肱骨头，如果由于某种原因使肱骨过度运动（脱位），该神经可能会受损伤。我告诉他，神经通常以每天 1mm 的速度修复，所以他可能需要几周时间才能恢复。他所感觉到的三角肌区的那种奇怪的感觉是因为腋神经将感觉传递到了那里，称之为"肩章区"（图 12.13），如果腋神经受损，则患者会有这个区域的感觉变化。

■ 胸长神经麻痹

案例研究——笔者本人

尽管我没有做过任何神经传导测试，但我仍认为自己的胸长神经有损伤。从图 12.14 中可知我的右侧肩胛骨呈翼状突起。胸长神经发自 C5、C6、C7 节段，支配前锯肌，这块肌肉的主要功能是前伸和向上旋转肩胛骨（结合肩关节外展），并

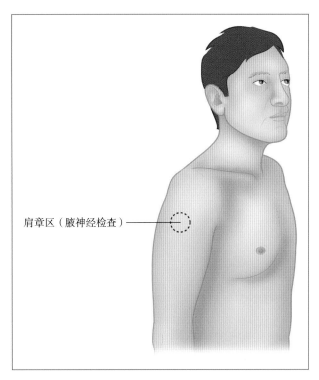

图 12.13　腋神经感觉分布

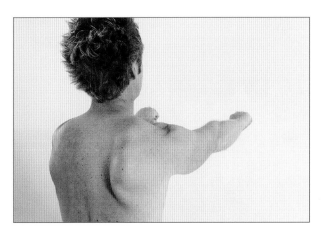

图 12.14　翼状肩胛骨

保持肩胛骨悬浮于胸廓之上。如果由于某种原因该肌肉变薄弱，则很可能出现肩胛骨"翼"状突起。对于我这种情况，应该是损伤了胸长神经所致，而不是因为肌肉薄弱。我认为这是由于右臂撞到了一块大石头上导致右肩脱位造成的。我的肩关节在全身麻醉下进行了复位，我醒来时发现腋神经已经受损。我在前文解释过这个后果，是因为该神经支配三角肌和小圆肌，而这些神经已经

停止正常工作好几个月了。当时我还不知道，最初的肩关节脱位也可能导致胸长神经损伤。

多年来，我一直试图加强前锯肌的肌力以帮助纠正翼状肩。但说实话，这似乎没有什么帮助，现在我不得不承认这样一个事实，即有神经损伤的肌肉可能永远不会恢复力量。总体上我对恢复结果还是比较满意的，因为没有不适，也从来没有过任何真正的疼痛。现在我拥有一个突出的肩胛骨。

■ 颈椎、椎间盘、关节突关节和退行性病变

人们认为大多数肩痛都直接或间接与颈椎相关，在本文中，我想讨论一些常见的可能与患者上肢疼痛症状有关的肌肉骨骼结构。

椎间盘脱出

是最常见的椎间盘问题，我习惯称呼它为：椎间盘膨出、突出、挤压、脱出、突出症，甚至游离（髓核从纤维环上脱离）（图12.15）。这些病变

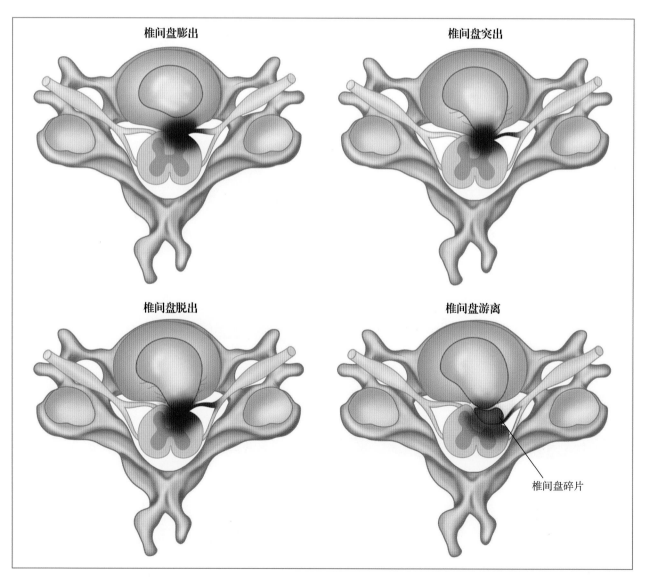

椎间盘膨出

椎间盘突出

椎间盘脱出

椎间盘游离

椎间盘碎片

图12.15 椎间盘病理变化

主要发生在 C4/5、C5/6 和 C6/7 椎间盘水平。需要记住的是，虽然经常提到椎间盘脱出，但真正的椎间盘脱出并不存在。椎体间被称为髓核（外层称为纤维环）的液体状结构如压迫神经通常会引起疼痛，当触及疼痛敏感结构如后纵韧带或神经根出口处时会有疼痛感，表现在特定的皮节区域（图 12.16）。想象有一管牙膏，如果你挤压牙膏管的一端，另一端就会"鼓起来"，反之亦然，所以牙膏（髓核）会从内部挤压外壳（纤维环）并使其变形，但椎间盘实际上没有出现真正的滑动。

椎间盘是个很神奇的结构，其内部有被称为蛋白聚糖的细胞，就像微小的海绵一样，可以携带约 500 倍于自身重量的水。随着年龄增长，这些细胞会因其中含水量的自然减少而死亡。这会导致椎间盘退行性病变（degenerative disc disease，DDD）。椎间盘靠椎体终板维持功能。这些结构被比作轮胎的一部分——髓核是轮胎内的"空气"，纤维环是轮胎坚固的壁面，端板是轮胎的胎面。椎间盘无血管结构，但椎间盘可通过椎体和后续终板的液体扩散而水合（图 12.17）。椎间盘由椎管内的窦椎神经支配，但仅支配到椎间盘的外围。

颈椎关节突关节

它是高度敏感的结构（图 12.18），通过疼痛感受器进行神经支配，以至于这些小关节病变都有可能导致持续的慢性颈、肩和手臂疼痛。我的许多患者在找我之前都在脊柱疼痛诊所接受过颈椎关节突关节注射（通过超声引导），以观察这些结构是否是导致他们肩部疼痛的原因。在某种程度上，注射被认为是一种诊断手段，尽管这一方法的正确与否还有待商榷。从积极的角度来看，如果患者在注射后肩关节的症状确有减轻，则医生就可以确认关节突关节病变是可能的致病因素。但是，在我看来，整个骨骼肌肉的问题都被忽略了，还是那句话："疼痛并非病症所在。"我认为这些患者持续的颈部和肩部疼痛可能是由于众多小的骨骼肌肉在过去几年长期功能失调所致，而现在，这些小的无关

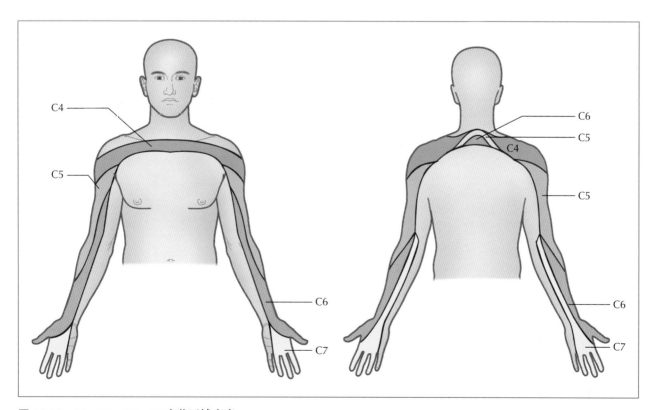

图 12.16　C4、C5、C6、C7 皮节区域疼痛

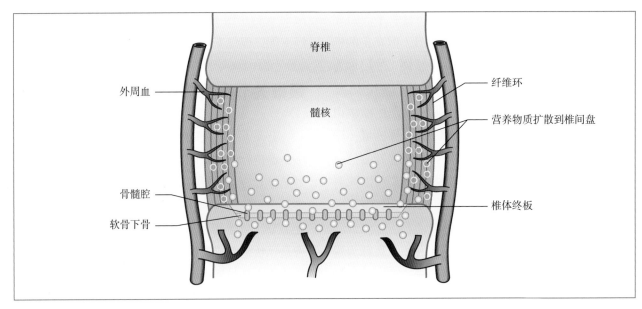

图 12.17　终板的水合作用和椎间盘的血液供应

图中标注：脊椎、外周血、髓核、骨髓腔、软骨下骨、纤维环、营养物质扩散到椎间盘、椎体终板

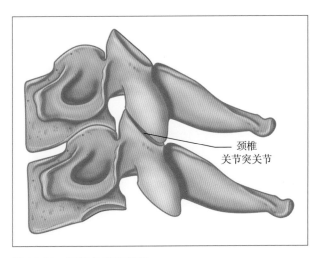

图 12.18　颈椎关节突关节

图中标注：颈椎关节突关节

紧要的改变已慢慢显露出来，并成为患者更大的问题。

　　这是另一个可能适用于这些患者和其他患者的比喻。我认为每个人都有一个蓄水池，对一些人来说，它像一个巨大的水源地，永远不会缺水，换言之，在这种情况下，你的身体无论出现什么问题都能得以补偿。像这样的人，他们可以参加每一项运动，做所有的日常任务且从不抱怨任何部位的疼痛。但是，对大多数患者而言，水池的容量要小得多，且正在慢慢开始干涸，因此现在身体正在努力调整，但最终可能出现症状。例如，你的一位朋友

已经坚持跑步 20 年了，每周跑步 3 次，但在过去的 2 个月里，他的膝、髋或足（身体某个部位受伤了但并不碍事）开始疼痛。为什么？也许，仅仅是也许，他们的蓄水池开始枯竭了。

■ 颈椎病

　　不幸的是，随着年龄的增长，一些人比其他人更早衰老且伴随着一些自然的退行性变化，尤其是人体的某些部位，如髋关节和膝关节，都会受到影响。颈椎的 C4/5、C5/6 和 C6/7 亦是如此，即这些区域也有可能退化，我们称为脊椎病（脊椎病与整个脊柱有关，而骨质疏松症与退行性疾病有关）。脊椎病通常影响椎体和关节突关节（图 12.19）。神经穿出的空间被称为椎间（神经）孔，这些空间最终会因为潜在的病理改变而变窄，导致神经受压而引起疼痛。

案例研究

　　一位 72 岁的女性因双肩疼痛前来就诊。主诉疼痛在晨起时尤为明显，但约 20 分钟后就会缓解，热水泡浴或淋浴后也有缓解，减轻一些症状。

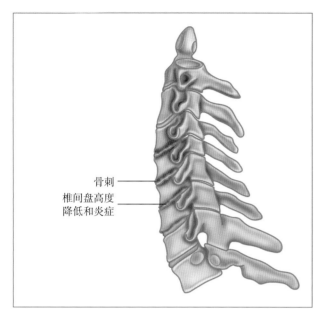

图 12.19 颈椎病

骨刺

椎间盘高度
降低和炎症

她的颈部主动旋转活动范围受限，特别是向左旋转时，她一直说自己的脖子"总是感觉很僵硬"。当取仰卧位，对她的颈椎进行被动旋转时，活动仍然非常受限且不适。令人惊讶的是，深部腱反射和（肌节）力量测试都正常。她的斜方肌在触诊时异常敏感，且感觉僵硬，但她觉得按摩会有所帮助。我告诉她，我认为存在退行性改变。1 周后的磁共振检查结果证实，她的椎体和关节突关节、多节段椎间盘存在脱水和退变，椎体和关节突关节有骨赘改变（骨刺），尤其是颈椎的最下 3 个椎体。

关于治疗策略，患者询问我是否需要用高速推力技术（high velocity thrust technique，HVT）来治疗她的颈部，我说在这种情况下，特别是有骨刺和多节段退行性改变时，这些技术并不合适，甚至可能非常危险。我建议采用软组织技术、柔和的运动和肌肉能量技术来矫正一些缩短的肌肉组织，并进行一些姿势再教育练习。

我告诉患者，从 MRI 检查结果显示的情况来看，她的颈部永远无法完全修复，但我可以通过软组织技术和柔和的运动来帮助她改善活动能力及缓解疼痛。稍后内容中将介绍我对她实施的一些治疗方法。

■ 胸廓出口综合征

当我讨论与肩胛骨上角相关的疼痛时就已经简要地介绍过胸廓出口综合征。但是，由于教科书中已经收录过这个主题，故我们在此从另一个角度进行讨论。胸廓出口综合征的相关病例历史可以追溯到 1861 年。当时一名 26 岁女性因左臂缺血性疼痛被诊断存在颈部肋骨（当时没有 X 线检查），Holmes Coot 先生成功为她进行了手术切除。

胸廓出口综合征有 3 种不同的类型：①动脉型；②静脉型；③神经型。

动脉型是由锁骨下动脉压迫引起，静脉型是由锁骨下静脉压迫引起，神经型是由臂丛神经压迫引起。

Rob 和 Standeven 在 1958 年报道了 10 例动脉阻塞的并发症，他们称为胸廓出口综合征，并将该术语引入外科文献中。

根据 Vanti 等的说法（2007），大多数患者都有神经系统症状，非特异性神经源性 TOS 占诊断病例的大部分，约为 85%，且通常沿尺神经（C8/T1）分布。

回顾前一章，胸廓出口容纳臂丛神经（C5~T1）和锁骨下动脉及锁骨下静脉。这些软组织结构从颈部发出，通过一个称为胸廓出口的小空间，到达上臂、前臂和手。臂丛神经和锁骨下动脉经过前、中斜角肌之间形成的间隙，该区域称为"斜角肌间三角"（图 12.20）。请注意，锁骨下静脉通常不通过这个斜角肌三角间隙，它与前斜角肌相邻，在第 1 肋上形成了自然的凹槽供静脉通过（图 12.20）。这三个结构继续走行，通过第 1 肋和锁骨下面，并且穿过胸小肌下方。毫无疑问，由于结构改变这些脆弱的组织可以在它们走行的任何部位受到压迫。由于这些组织既有神经性的也有血管性的，故患者的症状可能是疼痛、麻木、刺痛、感觉异常、无力或表皮温度变化，甚至是肩部、上臂、前臂、手掌和手指的肿胀。

通常为臂丛神经的下内侧易受累，其症状与 C8 和 T1 水平的神经有关。尺神经是在这个水平分

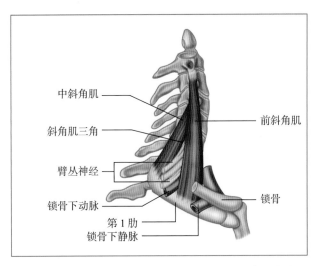

图 12.20 斜角肌三角，臂丛神经、锁骨下动脉、锁骨下静脉通过前斜角肌和第 1 肋之间的沟

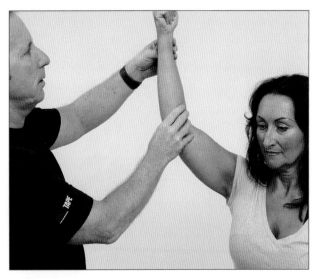

图 12.21 要求患者多次握紧拳头

出的，皮神经（皮肤感觉）也是由这个水平细分出来的，它们分别是内侧臂神经和内侧前臂神经。C8 和 T1 支配的皮节主要在上臂和前臂的内侧、小鱼际、无名指的 1/2 区域及小指。

如果锁骨下动脉受压（请注意，这种病变很罕见），这种情况通常与颈肋或第 1 肋异常导致动脉受压变窄有关，并有可能在受压部位以外形成动脉瘤。患者可能会有以下症状：突然出现手部疼痛和无力，手臂疲劳，手指麻木和刺痛。手指会感到寒冷苍白、感觉减退，且患者会提到他们手臂上的伤口愈合很慢。如果有这种情况，建议立即转诊就医。如果在甲床进行毛细血管再充盈测试，则再充盈速度将会变慢，如果使用 Allen 试验（检查血液流向手部的速度，见下文）结果将呈阳性。

胸廓出口的特殊检查

Allen（艾伦）试验（血管通畅试验）

这项检查针对动脉血管，以排除手部有刺痛和麻木症状患者的远端动脉疾病。

患者取坐位。治疗师被动地抬起患者的手臂，要求患者快速多次握紧拳头（正常 3~5 次）（图 12.21），因为这个动作会阻断掌部的血供。

接下来，在患者拳头仍然紧握的情况下，治疗

师同时按压其手腕的桡动脉和尺动脉（图 12.22）。

然后将患者的手臂放低，张开手掌，但仍然对桡动脉、尺动脉施加压力。首先放松桡动脉（图 12.23），记录毛细血管再充盈所需的时间；然后在尺动脉重复整个过程，再次记录毛细血管再充盈时间。

通过压迫桡动脉、尺动脉远端并握紧拳头，可有效地减少流向手部的血液。然后，通过放松一条动脉可以检查手部再次血流通畅的时间，并与正常值进行比较，从而确定每条动脉是否存在异常。

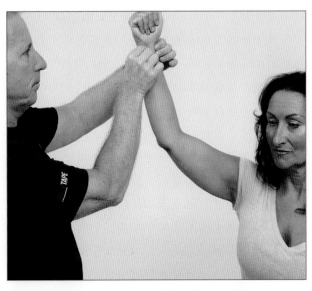

图 12.22 治疗师同时压迫患者桡动脉和尺动脉

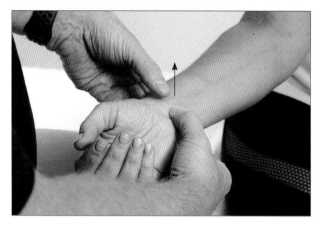

图 12.23　放松桡动脉，记录毛细血管再充盈时间

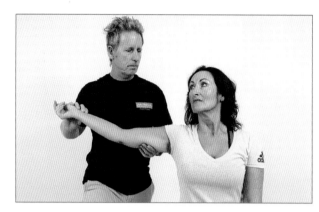

图 12.24　治疗师外旋、外展和水平外展患者肩关节，让患者深吸气后屏气，一手触摸患侧桡动脉

Adson（爱德生）试验（斜角肌压迫试验）

患者取坐位，治疗师触摸患侧桡动脉。嘱患者将头部向患侧旋转，并将头部和颈部向后伸展。

肩关节外旋、外展至 90°，水平外展 10°。在此位置嘱患者深呼吸后屏住呼吸，如图 12.24 所示，治疗师继续触摸其患侧桡动脉。并询问患者是否感觉到手臂或手有任何变化。

Adson 试验增加了斜角肌的张力，有可能会压迫神经血管束。Gillad 等（2001）报道说，Adson 试验是胸廓出口综合征常用检查中灵敏度较好的试验之一，阳性预测率为 85%。在这项特殊检查中，无论患者桡动脉脉搏丧失或症状的再现都将表示为阳性。Adson 试验阳性表明应评估和治疗斜角肌的高张力和触发点。

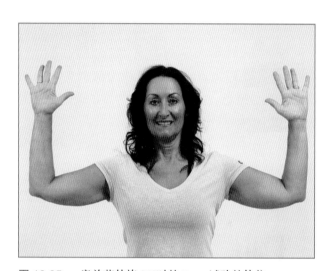

图 12.25a　肩关节外旋 90°时的 Roos 试验的体位

Roos（鲁斯）试验（上臂缺血试验）

患者取坐位，肩关节外旋并外展至 90°，同时屈肘至 90°（图 12.25a）。即所谓的"投降"姿势（图 12.24a）。

在这个姿势下，指导患者缓慢握紧、张开手（每次 2~3 秒）。测试应持续 3 分钟或直到患者因疼痛无法继续为止（图 12.25b）。

根据 Gillard 等（2001）报道，阳性症状为手臂、肩部、胸部或颈部疼痛再现，四肢麻木或刺痛，或无法保持握拳。Roos（1996）提出，最明显的阳性表现是由于疼痛而无法持续握拳满 3 分钟。

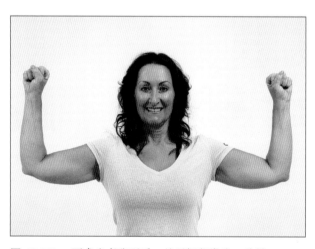

图 12.25b　要求患者张开手，然后握紧拳头 3 分钟

颈肋和胸廓出口综合征

肋骨与 T1~T12 相连结，故有 12 对肋骨。有时会多出一根类似肋骨的短骨，通常位于 C7 水平，这被认为是导致胸廓出口神经血管受压的因素（图 12.26）。多出的肋骨从 C7 横突伸出，可以是任何形状，从一个小的残端到一个全尺寸的肋骨，甚至可以通过纤维软骨与第 1 肋相连。额外的肋骨有些可以在标准 X 线片上看到，不幸的是有些却看不到，因为并非所有额外的肋骨都会钙化，通常只在外科手术才会发现。

斜角肌综合征与胸廓出口综合征

加利福尼亚大学神经外科主任 Naffziger（Naffziger and Grant，1938），认为前斜角肌问题是颈肋综合征患者神经血管压迫异常的关键，故使用斜角肌综合征作为术语（图 12.27）。

胸廓出口综合征可由前斜角肌的痉挛和短缩引起，因此胸廓出口综合征被认为是前斜角肌短缩、纤维化或增厚的结果。

Mayo 诊所的另一位神经科主任 Adson（Adson and Coffey，1927）开创了手术切除存在颈肋的患者的前斜角肌治疗胸廓出口综合征的先例。他认为压迫来自上方，导致下方的骨骼和神经血管结构受压，他认为这个手术比切除颈肋更安全。

我们一直在使用斜角肌，所以它们很容易变得

紧张；如果我们有点焦虑，我们会更多利用上胸部呼吸而不是用膈肌。我在前文谈到过姿势。如果一个人已经形成了头部前倾、圆肩姿势，那么胸廓出口可能就会受到损害，随后缩短的斜角肌内也会形成触发点。

肋锁压迫综合征与胸廓出口综合征

锁骨的位置与第 1 肋平行，这两个骨性结构之间形成的空间有限。检查锁骨是否压迫肋骨的一种相对快速的方法是采用军姿或"巡游警察"姿势：肩膀向后向下，挺胸，双臂伸展（这会拉伸颈肩部神经血管束）（图 12.28）。治疗师也可以同时触诊患者桡动脉。如果这种军姿使颈肩部神经血管束受压而使患者的症状加重，则可以确定锁骨已压迫第 1 肋。但是，在少数情况下，胸小肌也可能参与压迫。如果患者以前有过锁骨骨折，且是通过保守治疗愈合而非通过手术修复，那么形成的额外骨痂可能是患者出现胸廓出口综合征症状的原因之一。

1998 年，Plewa 和 Delinger 提到，阳性检查结果是相关的：首先，脉搏消失是最不具有灵敏度的表现（即使在无症状的受试者中也很有可能呈阳性）；其次是感觉异常，而最特异的症状是上肢疼痛的产生。

过度外展和胸廓出口综合征

肩关节经常处于外展与屈曲活动末端（图 12.29）位可能导致胸廓出口综合征。正是这种持续的活动范围末端位置损害了神经血管束。

想象一位每天都在建筑工地上工作的电工。他负责安装电线和为所有房间天花板的灯布线，这意味着他每天都要将手臂举过头顶几小时。尽管这个动作会引起患者的症状，但我们也可以将其作为一种评估方法，以确定肩关节过度外展的姿势是否会加剧胸廓出口综合征症状。

在这个位置，锁骨靠近第 1 肋，且由于神经、血管结构直接从锁骨下面穿过胸小肌及下面的肋

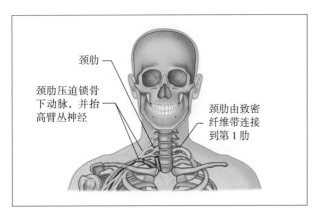

颈肋

颈肋压迫锁骨下动脉，并抬高臂丛神经

颈肋由致密纤维带连接到第 1 肋

图 12.26　颈肋导致 TOS

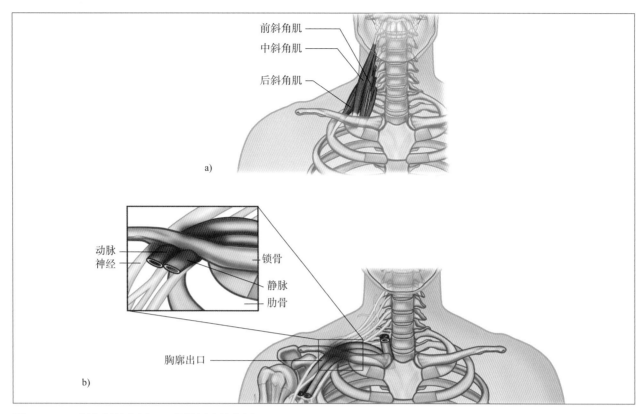

图 12.27　a. 斜角肌综合征；b. 肋锁压迫综合征

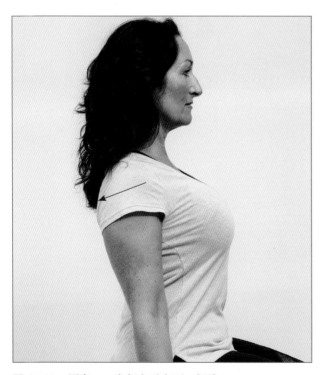

图 12.28　军姿——肩部向后向下，挺胸

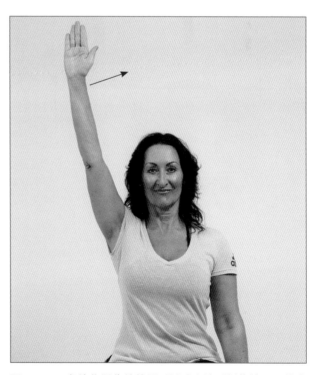

图 12.29　肩关节屈曲并外展至活动末端可损伤神经血管束

骨，则胸小肌也会受到影响。该位置会导致神经、血管结构受压迫。

检查步骤

患者取坐位，治疗师在患者肩关节过度外展位握住患者的手腕，同时进行腕部触诊（图 12.30）。嘱患者出现症状时告知，并检查脉搏是否出现任何变化。通常在检查脉搏的同时，嘱患者保持这个姿势至少 30 秒。

当手臂外展时，胸小肌被拉伸，可能会压迫腋动脉（锁骨下动脉的延续），降低桡动脉脉搏的搏动强度，并可能再现症状。Malanga 等（2006）认为这项检查的体位可以使肋锁间隙封闭，压迫神经血管束。

Novak 等（1996）提出，可以通过在斜角肌之间向下点压锁骨正上方的臂丛神经来加强测试（图 12.31）。

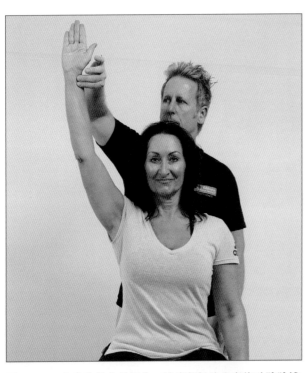

图 12.30　患者肩关节外展位，治疗师触诊患者桡动脉脉搏

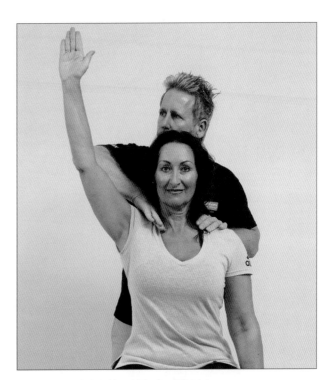

图 12.31　对臂丛神经施加向下的压力

第十三章
肩关节复合体的评估

在大多数存在肩关节不适的患者中，肩袖和肩峰下滑囊撞击综合征占比为50%~60%，这是一个普遍共识（我也同意这一观点）。

Neer于1972年首次提出了肩部撞击的概念，并将其分为两种类型：结构性和功能性。如Brossman等（1996）及Ludewig和Cook（2002）所述，肩峰下撞击综合征的发生可能是由骨质增生、软组织炎症（结构性）等引起的肩峰下间隙（subacromial space，SAS）变窄或由肌力减弱和（或）失衡（功能性）引起的肱骨头上移所致。结构上和功能上多种因素的共同作用可能最终导致了肩峰下撞击综合征的发生。

正常肩峰下间隙的空间为9~10mm。事实上，男性肩峰下间隙要大于女性。如果肩峰下间隙小于5mm，则被认为是病理性的。当位于肩峰下间隙内的结构及喙肩韧带受到挤压时，就会发生肩峰下撞击综合征。易出现问题的结构包括肩袖肌群、肱二头肌长头腱和肩峰下滑囊，其中最常见的是肩袖肌群，尤其是冈上肌。这主要是因为冈上肌位于肩峰下方，特别是当肩关节外展约90°并内旋45°时容易受到挤压。

Page等（2010）在文献中提到，Janda博士认为肩峰下撞击是由典型的肌肉失衡模式造成的，包括斜方肌中、下部，前锯肌，冈下肌和三角肌的肌力减弱，再加斜方肌上部、胸肌和肩胛提肌的紧张。这种特殊的模式通常被认为是Janda所提出的上交叉综合征的一部分。

临床MRI成像已经证明，与无症状（无痛）侧相比，肩峰下撞击综合征患者疼痛侧在肩关节外展时肩峰下间隙减小。

从功能的角度看，我们知道，肩关节复合体利用肌肉来维持其必要的动态稳定，这也是连续进行手臂过头顶动作的要求，例如掷板球。但如果肌肉失衡以任何方式造成功能障碍，就可能会导致肩关节复合体的结构性损伤。

我在本章中介绍的评估程序与我在诊所里对患者进行检查的方案非常相似，但我并不希望你完全遵循每个步骤，尤其是在患者第一次就诊时。进行全面检查并从中收集信息会花费很多时间；此外，一旦完成了所有检查，治疗师就必须消化吸收所有的必要信息来制订治疗计划。

我敢肯定，有很多治疗师只能帮助患者一个疗程，因为对我来说也有相同的情况。也就是说，我认为至少需要做几次物理治疗才能真正了解一名患者的骨骼肌肉生物力学框架。这也是我不会在首诊时就进行本章节中所演示的所有检查的原因，因为某些特定的检查要在第2次、第3次，甚至是第4次的后续治疗中进行才更有价值。

我希望你能反复参考本书，尤其是本章节，特别是在你第一次接触肩关节和颈椎疾病患者的时候。我希望随着时间的流逝，本书可以最大限度地帮助你了解肩关节复合体这个迷人的区域，并帮助你缓解患者和运动员可能出现的任何疼痛状况。

■ 评估步骤：第 1 部分

本部分将涵盖以下评估标准。

- 站立平衡。
- 主动关节活动范围（active range of motion, AROM）。
- 被动关节活动范围（passive range of motion, PROM）。
- 抗阻 / 肌力检查。

表 13.1 可用于记录患者站立状态下解剖标志的相对位置（表格见附录）。同样，所有本章中的表格均可用于记录肩关节或颈椎复合体存在的任何类型功能障碍的临床检查发现。

站立平衡检查

患者站立情况下，记录表 13.1 中列出的解剖标志的相对水平。

表 13.1　解剖标志检查表

标志	左侧	右侧
骨盆嵴（后面观）		
髂后上棘		
大转子		
臀横纹和腘窝皱襞		
下肢、足和踝关节的位置（前、后面观）		
腰椎和胸椎		
肩胛骨下角（平 T7）		
肩胛骨内侧缘		
肩胛骨上角		
肩峰的位置（水平）		
颈椎的位置		
骨盆嵴（前面观）		
髂前上棘		
胸锁关节		
肩锁关节		
盂肱关节		

后面观

患者站立，双下肢平均承重。治疗师坐在或跪在患者身后，将双手置于患者两侧髂嵴最高点以确定它们是否在同一水平位置上（图 13.1）。

在检查肩颈复合体之前，我们需要确定骨盆的位置。这是为什么呢？因为这个部位（骨盆）是身体的结构基础，其他所有结构都建立在该结构基础之上。如果基础不平，那么其他一切都会处于代偿状态，而且骨盆不平衡可能是患者肩颈疼痛的原因。

例如，在站立位下，经常可见骨盆右侧髂嵴稍高，尤其是在有右侧髂骨旋前（最常见）或骶骨上移的情况下［本书中不讨论这些骨盆功能障碍，读者可参阅 John Gibbons 所著的《骨盆和骶髂关节功能解剖》（*Functional Anatomy of the Pelvis and Sacroiliac Joint*）］。但需要注意的是，即使存在右侧髂骨旋前，该侧髋骨的实际位置还是可能会低：这可能是由足踝部的距下关节（subtalar joint, STJ）过度旋前所致。此外，在俯卧位下，骨盆受右侧短缩腰方肌的影响，右侧髂骨向前旋转，使髂嵴位置变高。因此，骨盆的平衡并不像想象中那么简单。

如果检查时确实发现髂嵴高低不平，则需要记录并且在某些时候做进一步的必要检查，特别是在肩关节复合体的症状没有减轻的情况下。

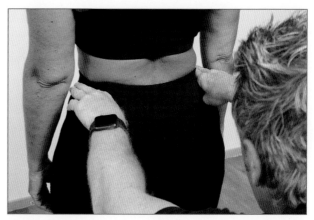

图 13.1　骨盆平衡检查（后面观）手的位置：用于检查髂嵴水平

接下来，治疗师将拇指掌面置于两侧髂后上棘下方，并比较其位置是否在同一水平上（图13.2）。

确定髂后上棘的位置后，治疗师将拇指（指尖）移放至股骨大转子上方，以确定两侧股骨大转子的高度（图13.3）。

治疗师观察肩关节、肩胛骨、胸椎、腰椎、臀横纹和腘窝皱襞（膝）的位置是否对称，然后观察下肢、足和踝的相对位置（图13.4），特别是要观察小腿是否外旋，并观察足部的位置，是否存在过度旋前（扁平足）、旋后（高弓足）或是否处于中立位置（正常足）。

前面观

患者站立，双下肢平均承重。治疗师坐在或跪在患者身前，将双手置于患者两侧髂嵴最高点以确定它们是否在水平位置上（图13.5）。

接下来，治疗师将拇指掌面置于两侧髂前上棘下方，并比较其位置是否水平（图13.6）。

治疗师观察肩关节、胸锁关节和肩锁关节的位置，颈椎的相对位置，然后观察下肢、足和踝的位置（图13.7）。

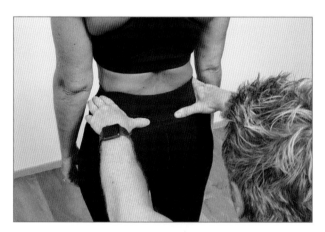

图13.2　手的位置：用于比较两侧髂后上棘高度

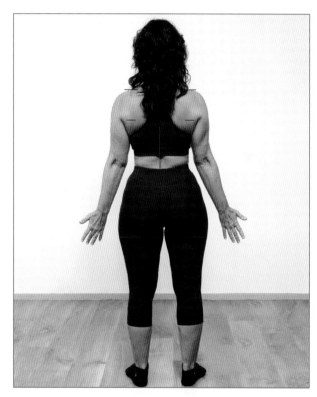

图13.4　观察用红色标出的解剖标志

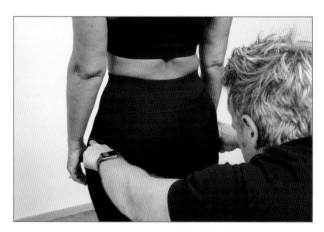

图13.3　手的位置：用于确定两侧大转子高度

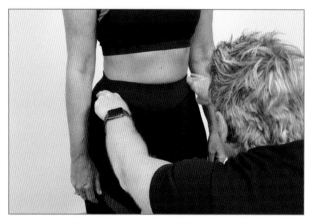

图13.5　骨盆（前面观）——手的位置：用于确定髂嵴水平

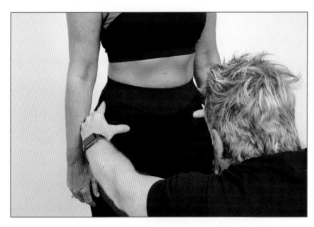

图 13.6　手的位置：用于比较两侧的髂前上棘高度

表 13.2　盂肱关节的正常关节活动范围

盂肱关节	左侧（°）	右侧（°）
屈曲	180	180
伸展	60	60
外展	180	180
内收	45	45
内旋	70	70
外旋	90	90
水平内收	130	130
水平外展	50	50

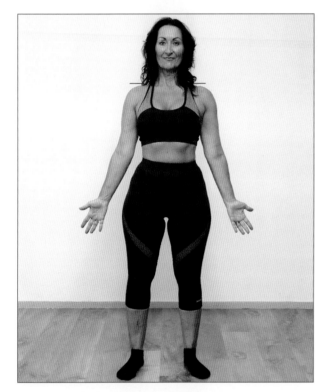

图 13.7　观察用红色标出的解剖标志

■ 主动关节活动范围

　　现在我们要测试患者肩关节（盂肱关节）（表13.2）、肩胛胸壁关节和颈椎的功能性关节活动范围。

1. 肩关节运动

a. 屈曲——正常关节活动范围为 180°

　　请患者尽可能地从前方上举双臂。记录并比较

两侧肩关节的运动（图 13.8）。

　　注释：肩关节屈曲活动范围的末端是由胸廓伸展控制的。例如，如果你的患者有轻微的胸椎过度后凸（屈曲畸形），将可以观察到肩关节屈曲活动末端受限，这是由于胸椎无法完全伸展所致。这可能会使肩关节承受额外的压力，并最终导致疼痛。如果是这种情况，需要解决胸椎的后凸畸形。

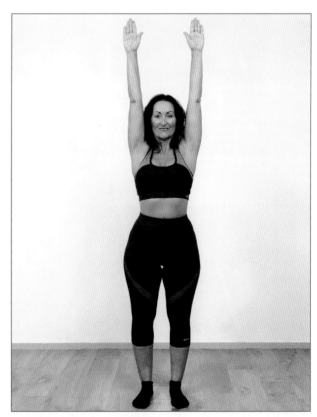

图 13.8　肩关节主动屈曲

b. 伸展——正常关节活动范围为 60°

请患者从完全屈曲位开始，尽可能伸展肩关节（图 13.9）。

c. 外展——正常关节活动范围为 180°

请患者将手臂置于身侧，拇指朝向天花板。请他尽可能地外展手臂，看两手拇指是否可以相互接触（图 13.10）。记录并比较两侧肩关节的运动。

d. 内收——正常关节活动范围为 45°

如图 13.11 中的箭头所示，要求患者将手臂置于身体前方，并尽量使其内收。

e. 内旋——正常关节活动范围为 70°

请患者靠墙站立，将肩关节置于水平外展位，并屈曲肘关节与墙面成 90°（图 13.12）。

然后嘱患者尽可能内旋手臂；正常活动范围为 70°（图 13.13）。

如果内旋角度小于 70°（图 13.14），则称为盂肱内旋功能障碍（glenohumeral internal rotation dysfunction, GIRD）。

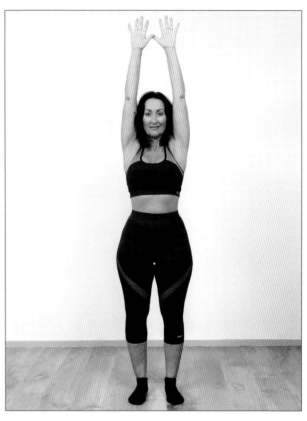

图 13.10 肩关节主动外展，拇指在外展活动终末范围相互触碰

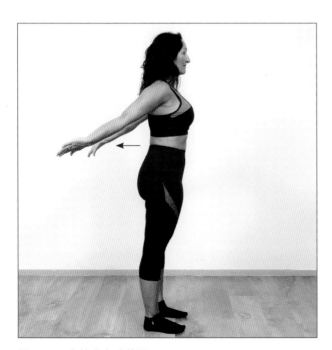

图 13.9 肩关节主动伸展

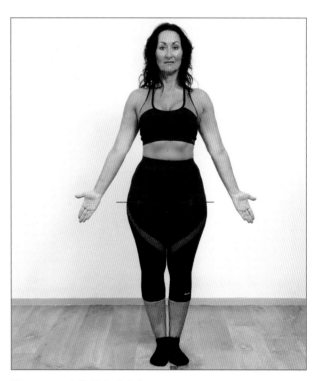

图 13.11 肩关节主动内收

　　内旋检查备选姿势：患者站立，将手背贴放于腰部；当患者向后推时，该运动引发肩关节内旋（图 13.15）。

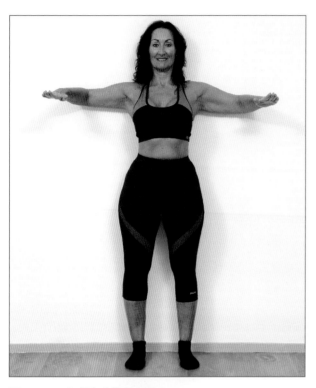

图 13.12　患者将手臂靠在墙上

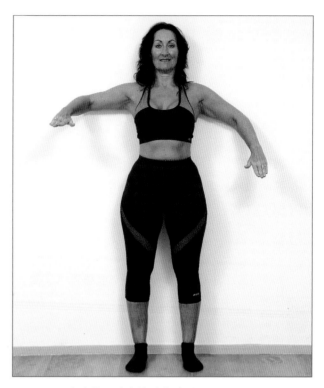

图 13.14　右肩的盂肱内旋功能障碍

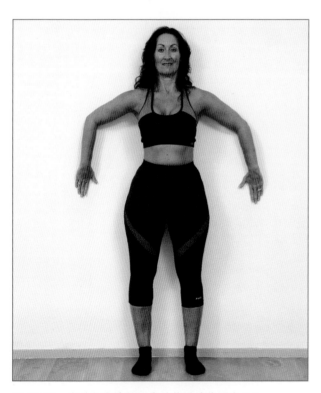

图 13.13　肩关节内旋的正常关节活动范围为 70°

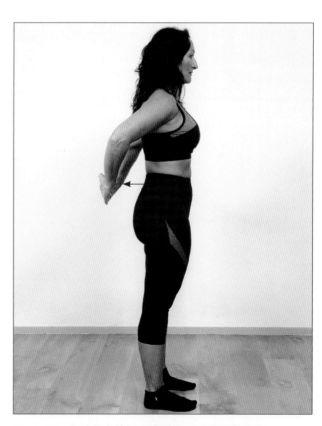

图 13.15　肩关节内旋的正常关节活动范围侧面观

f. 外旋——正常关节活动范围为 90°

请患者采用与图 13.12 相同的姿势，指示患者在舒适范围外旋肩关节；正常活动范围为 90°（图 13.16）。任何小于 90° 的活动受限都应记录下来。

备选姿势：患者站立，肘位于臀部附近，主动外旋肩关节；正常活动范围为 90°（图 13.17）。

g. 水平内收——正常关节活动范围为 130°

请患者将手臂外展至 90°（图 13.18），然后尽可能水平外展和内收肩关节；正常活动范围为 130°（图 13.19）。

h. 水平外展——正常关节活动范围为 50°

从图 13.18 的位置开始，请患者在舒适范围内尽可能水平外展肩关节；正常活动范围为 50°（图 13.20）。

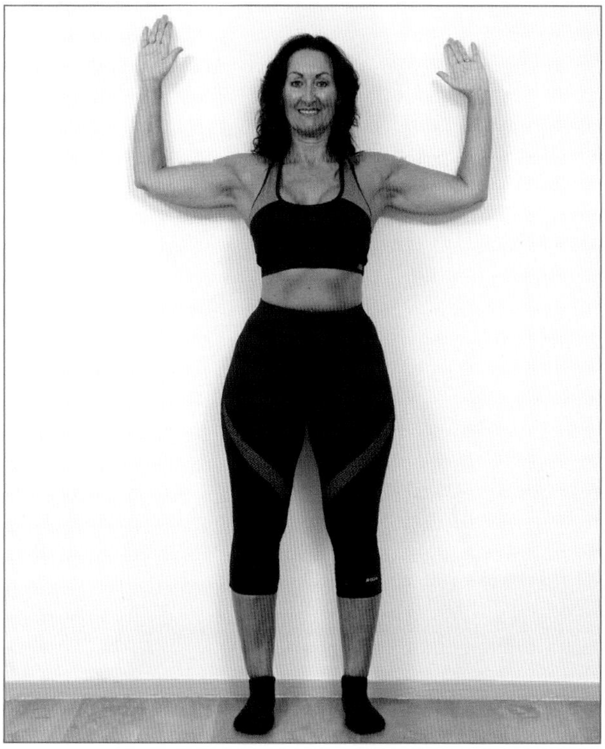

2．肩胛骨运动

请患者进行肩胛骨的 4 个运动（图 13.21~13.24）：上提、下降、前伸（外展）和后缩（内收）。

3．颈椎运动（表 13.3）

请患者进行以下颈椎运动（图 13.25~13.27 所示）。

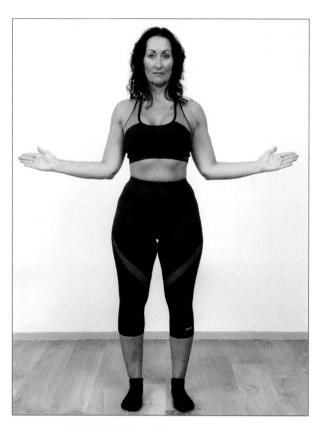

图 13.17　肩关节外旋的正常关节活动范围

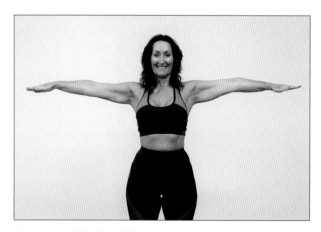

图 13.18　肩关节肩外展至 90°

图 13.16　肩关节外旋的正常关节活动范围为 90°

请患者向右转头，然后向左转头（图 13.25）。

接下来，请患者屈颈然后伸颈（图 13.26）。

最后，请患者向右侧屈颈，然后向左侧屈颈（图 13.27）。

■ 被动关节活动范围

这些被动关节活动范围测试只作为检查任何可能与肩关节和颈椎相关的潜在病理表现的参考。以下我要介绍的测试是我治疗数千名患者后的经验总结，并且包涵了我自己对如何应用这些测试的想法。还有很多其他的方法可以用来检查肩关节，在后续特殊检查章节中会介绍一部分我作为治疗师时和我的患者共同选择的测试。但正如我已经说过的，这些测试是根据我个人的经验和偏好选择的。

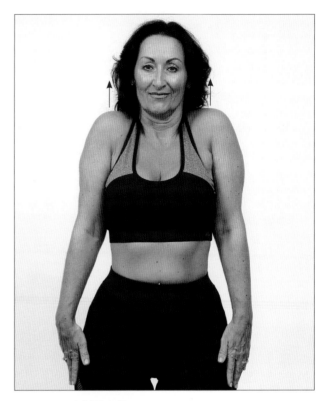

图 13.21　肩胛骨上提

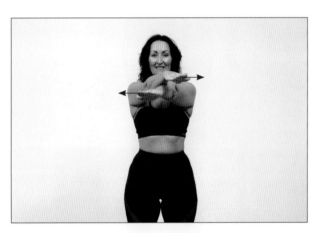

图 13.19　肩关节水平内收的正常关节活动范围

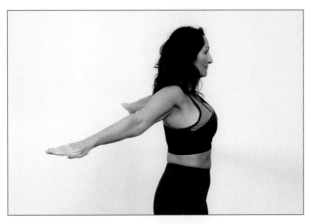

图 13.20　肩关节水平外展的正常关节活动范围

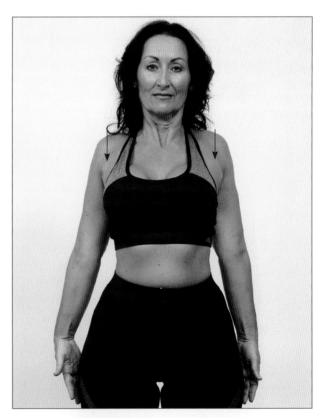

图 13.22　肩胛骨下降

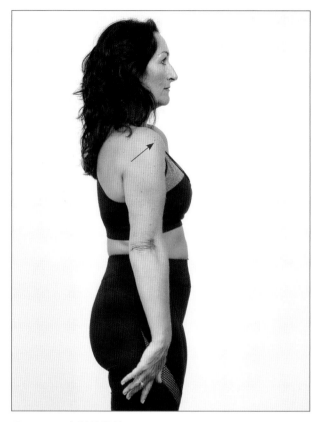

图 13.23 肩胛骨前伸

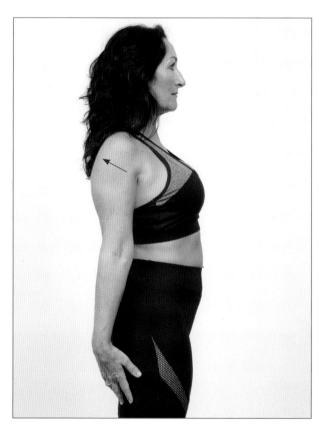

图 13.24 肩胛骨后缩

表 13.3 颈椎的正常主动关节活动范围

颈椎	度数（°）
旋转（左右）	80
屈曲	50
伸展	60
侧屈（左右）	45

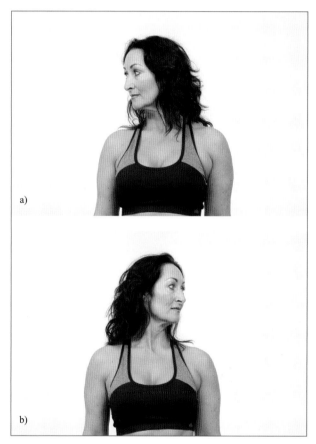

图 13.25 a. 向右转头；b. 向左转头

本章节中给出的用于检查肩关节和颈椎病理改变的特定被动关节活动范围测试，特别强调检查者手部在被测关节活动范围末端的感觉，这种技术被称为关节终末感。关节终末感基本上是治疗师在关节活动范围末端所能感知到的关节活动的质量。关节终末感可以揭示被测试的关节内的各种病理变化。

滑膜关节通常有4种"正常"的关节终末感（或关节活动终末范围感觉）。

• 柔软，如肘关节屈曲终末的感觉。

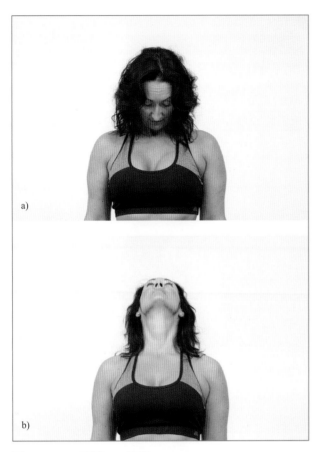

图 13.26　a. 屈颈；b. 伸颈

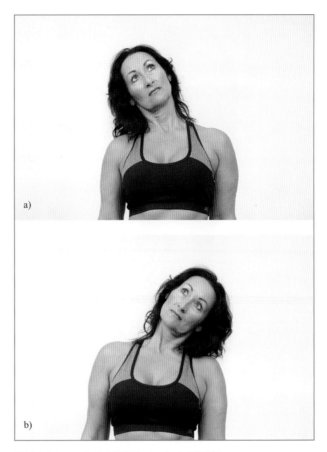

图 13.27　a. 向右侧屈颈；b. 向左侧屈颈

- 坚硬，如膝关节伸展终末的感觉。
- 肌肉感，如髋关节屈曲终末的感觉（腘绳肌牵拉）。
- 关节囊性感觉，如肩关节外旋终末的感觉。

当你给患者或运动员做检查，特别是被动关节活动范围检查时，你可能已经感受过各种"正常"的关节终末感。现在你可以假设在这些关节中存在所谓的病理性终末感。测试中的阳性结果应被记录并进一步检查，或者在必要时将患者转介给相关专家。

请注意在测试时对患者进行双侧比较，以确定真实存在病理改变。例如，如果被动外展患者左侧肩关节，活动范围要达到170°~180°，没有疼痛和僵硬感，并且患者在关节活动范围终末感到舒适，那么可以认为这种活动是正常的，没有病理改变。但如果被动外展同一患者右侧肩关节时活动范围只能达到60°~70°，并且在关节活动范围末端出现疼痛和（或）抵抗感（特别是在三角肌注射区域）。利用这些检查，你可以确定该患者右侧肩关节的活动范围有异常。此外，如果存在受限性屏障 / 疼痛屏障（the restrictive/painful barrier），此时的关节活动范围终末感被认为是病理性的，即被动关节活动范围测试阳性，需要做进一步检查。

因为其他章节已经介绍过许多被动活动，所以本章仅提供一些针对肩关节和颈椎的被动活动图示。例如，在肌肉能量技术一章中评估肩袖肌时，为了检查冈下肌的长度，可使患者的肩关节被动内旋至70°，而检查肩胛下肌时，可使患者的肩关节被动外旋至90°，这些范围被认为是正常关节活动范围。

治疗师可自行选择让患者在站立位、坐位或卧位下进行以下被动测试。与坐位或站立位相比，患者在卧位时通常会感到更放松，因此也更容易进行操作。

被动关节活动范围

    a. 外展

    b. 屈曲

    c. 伸展

    d. 外旋

    治疗师用右手控制患者的手臂，用左手触诊肩关节，然后缓慢地使患者右肩在其无痛范围内外展至最大范围（图 13.28a）。正常的关节活动范围可达到180°。接下来，治疗师将患者的手臂放回体侧，然后使其肩关节被动屈曲至最大范围，正常范围可达到180°（图 13.28b）。然后治疗师将患者手臂向后伸展至最大范围，正常范围可达到60°（图 13.28c），图 13.28d 显示肩处于外旋位置。

被动关节活动范围

    a 和 b. 颈椎旋转

    c 和 d. 颈椎侧屈

    患者仰卧，治疗师用双手控制患者的颈椎，四指张开置于患者耳部。然后，治疗师将患者的颈部向左、向右轻轻旋转，正常情况下可旋转80°（图 13.29a, b）。

    接下来，治疗师将患者的颈椎向左右两侧侧屈（图 13.29c, d），正常活动范围为45°。

抗阻肌力检查

    按照经验，通常会采用抗阻肌力检查（resisted

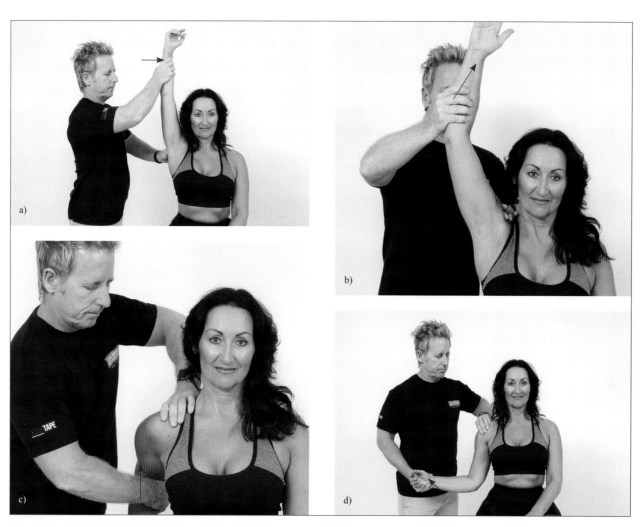

图 13.28　被动关节活动范围测试：a. 将右肩外展至180°；b. 屈曲至180°；c. 向后伸展至60°；d. 外旋至90°

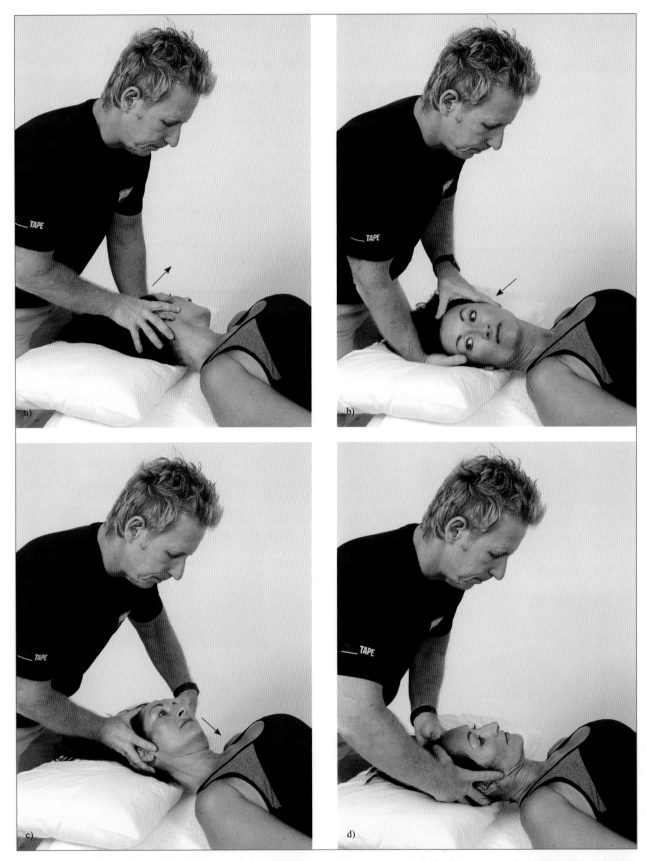

图 13.29　颈椎被动关节活动范围检查：a. 治疗师将颈椎向左旋转至 80°；b. 向右旋转至 80°；c. 治疗师将颈椎向左侧屈至 45°；d. 向右侧屈至 45°

testing）来检查患者肌腹和肌腱等组织的完整性。因为如果肌腹、肌腱等存在拉伤或撕裂，可想而知当这些组织收缩时患者的疼痛与不适感会加重，能更明显地感受到它们的损伤。而事实也是如此。

唯一我会考虑的问题是物理治疗师进行抗阻肌力检查的操作方式。因为操作方式的不一致，可能会导致一位治疗师认为某患者存在股直肌紧张，而另一位治疗师得出相反的结论。这可能是由于他们进行了完全不同的抗阻肌力检查，或者是由于他们执行抗阻肌力检查时的方式不同，也有可能是患者虽然存在肌肉紧张但无疼痛的情况。需要说明的是，我们的工具箱中有多种抗阻肌力检查可供选择，其中一些检查来源于以下方法：等长收缩（肌肉收缩但无长度变化，不产生运动）；等张向心收缩（肌肉收缩且长度缩短）；等张离心收缩（肌肉收缩但长度增加）。我们可以在各种功能运动中检查收缩性组织，或者我们可以改变关节的位置，使收缩性组织在短缩或拉长状态下进行检查，甚至可以旋转关节，如旋转髋关节以测试腘绳肌外侧部或内侧部等。对于改变关节位置进行检查的简单解释是患者有可能在旋转腿部时已经拉伤了腘绳肌，那么就没有必要在所有关节位置上进行检查了。遗憾的是，本书无法涵盖这些检查的每一种变化，只是想让读者了解在检查收缩性组织时可选其他方式。

肩关节抗阻肌力检查

a. 外展——冈上肌和三角肌
b. 屈曲——三角肌前束、胸大肌（锁骨部）和肱二头肌

c. 伸展——背阔肌、大圆肌、胸大肌（胸骨部）和肱三头肌长头
d. 内收——背阔肌、大圆肌、肩胛下肌、胸大肌（胸骨部）和肱三头肌长头
e. 内旋——肩胛下肌、背阔肌、三角肌前束、大圆肌和胸大肌
f. 外旋——冈下肌、小圆肌和三角肌后束
g. 水平内收——胸大肌和三角肌前束
h. 水平外展——冈下肌、小圆肌和三角肌后束

治疗师用右手控制患者的手臂，用左手触诊肩关节，要求患者抵抗治疗师在不同位置（图13.30a~h）施加的阻力。请患者说出他们在检查过程中是否感到疼痛。

肩带抗阻肌力检查

a. 肩胛骨上提——斜方肌上部、肩胛提肌和菱形肌
b. 肩胛骨下降——斜方肌下部和胸小肌
c. 肩胛骨前伸——前锯肌和胸小肌
d. 肩胛骨后缩——菱形肌和斜方肌中部

治疗师用两只手控制患者的肩带，并要求患者对抗治疗师在肩带不同位置（图13.31a~d）施加的阻力。请患者说出在检查过程中是否感到疼痛。

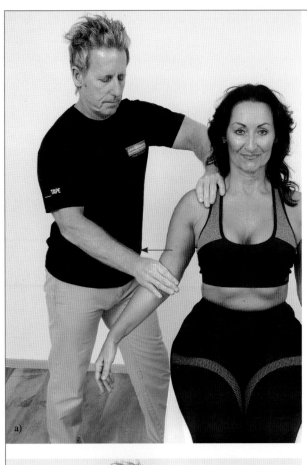

a)

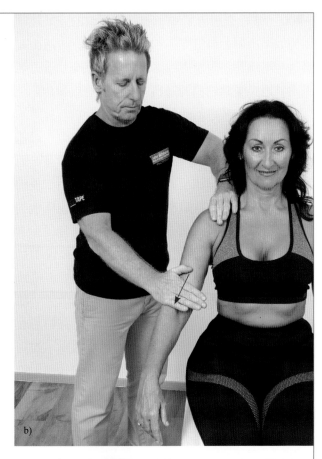

b)

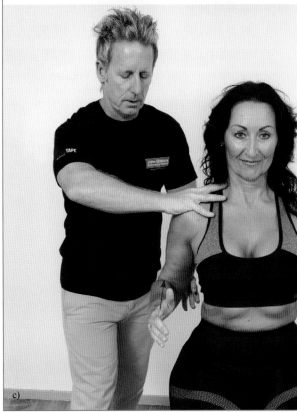

c)

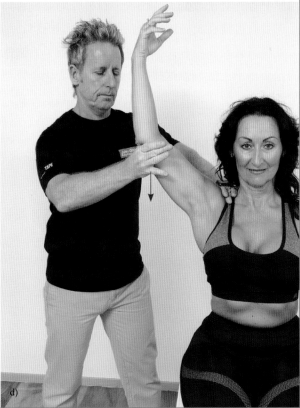

d)

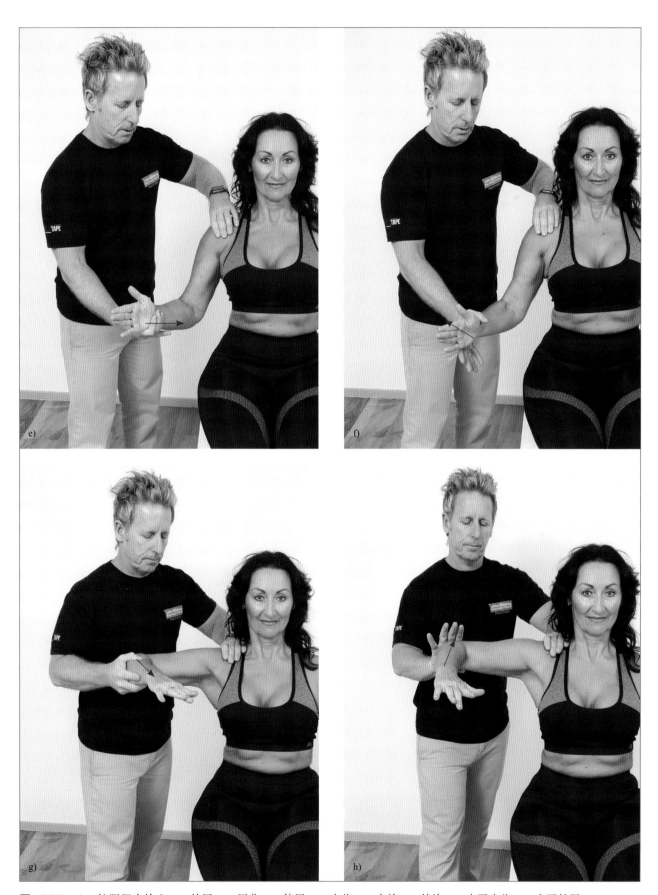

图 13.30 a~h　抗阻肌力检查：a. 外展；b. 屈曲；c. 伸展；d. 内收；e. 内旋；f. 外旋；g. 水平内收；h. 水平外展

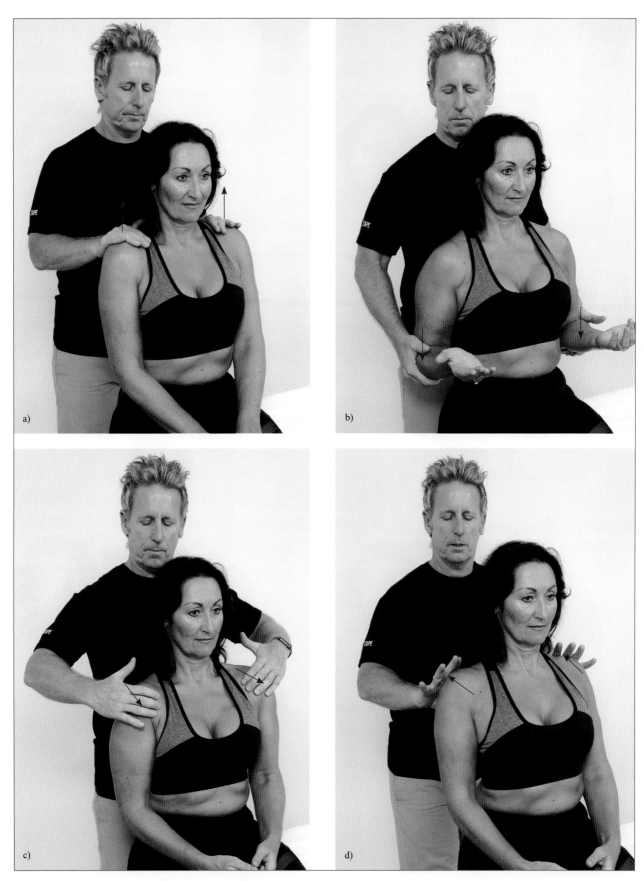

图 13.31　a. 肩带上提；b. 肩带下降；c. 肩带前伸；d. 肩带后缩

第十四章
肩关节复合体的特殊检查

针对肩关节复合体有大量的特殊检查或骨科检查。在本章中，我仅列出并描述了一些物理治疗师常用的方法。

1. O'Brien 主动挤压试验。
2. Neer 撞击试验。
3. Hawkins-Kennedy 试验。
4. Jobe 试验 / 空罐和满罐试验。
5. Speed 试验——SLAP 损伤。
6. Yergason 试验。
7. Gerber 抬离试验。
8. Apley 摸背试验。
9. 耸肩和祈祷试验。

■ 1. O'Brien 主动挤压试验

O'Brien 等（1998）的主动挤压试验主要用于评估肩锁关节（acromioclavicular joint, ACJ）异常，它可以重现导致患者肩痛的原因。在某些患者中，也可以考虑用 O'Brien 主动挤压试验来检查盂唇病变，如 SLAP 损伤。

步骤

患者取坐位或者站立位，肩关节屈曲 90°、肘关节完全伸展，以该姿势为起始位，肩关节内收（水平内收）10°~15°，并且充分内旋（图 14.1）。

治疗师施加向下的阻力，患者对抗该阻力（图14.2）。

在肩关节外旋位下重复上述过程（图 14.3）。

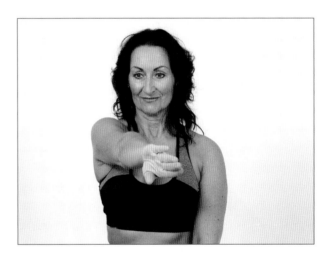

图 14.1　肩关节屈曲 90°，水平内收 10°~15°，并充分内旋

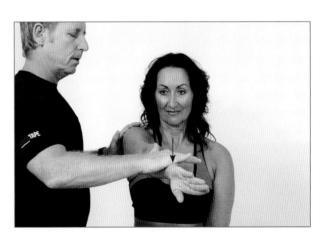

图 14.2　患者上肢内旋，治疗师向地板方向施加阻力

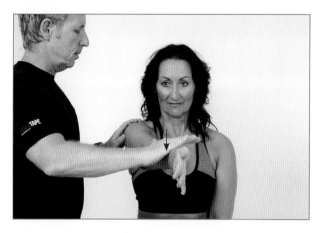

图 14.3 患者上肢外旋，治疗师向地板方向施加阻力

O'Brien 主动挤压试验旨在最大限度地对 ACJ 和上盂唇施加压力。若患者在内旋位抗阻试验中出现症状（如果是上盂唇损伤，会出现疼痛或咔嗒声），但在外旋位抗阻试验中没有出现症状，则为试验阳性。

■ 2. Neer 撞击试验或 Neer 征

Charles Neer 在 1972 年提出，肩关节撞击是由肩峰前 1/3 和喙肩韧带造成的，并建议手术应集中在这些区域。试验是基于他在肩部手术中的发现，他认为退行性肌腱炎和肌腱断裂的关键区域主要在冈上肌腱，偶尔也发生在冈下肌腱和肱二头肌长头腱。肩关节在外旋或内旋时抬高手臂，会导致软组织的关键区域从肩峰或（和）喙肩韧带下方经过。

步骤

患者取坐位或站立位，治疗师将患者肩关节内旋（图 14.4a）并在肩胛骨平面被动外展，同时稳定肩胛骨（图 14.4b）。在此过程中任何症状的增加都被归为撞击综合征阳性。

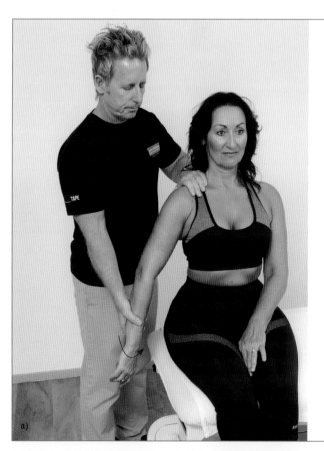
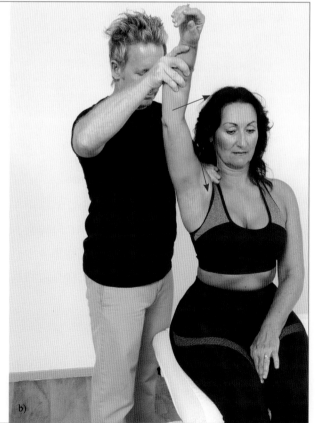

图 14.4 a.患者肩关节内旋；b.肩关节在肩胛骨平面外展

■ 3. Hawkins–Kennedy 撞击试验

这项测试来自 Hawkins 和 Kennedy（1980）的贡献，被用于解释肱骨大结节与悬于其上的喙肱韧带之间的撞击综合征。

步骤

患者取坐位或站立位，治疗师控制患者的患侧手臂，引导肩关节屈曲 90°，肘关节屈曲 90°（图 14.5）。

接着，治疗师用一只手稳定患者肘关节，另一只手握住患者腕关节。然后治疗师引导患者肩关节内旋（图 14.6），并询问患者该运动是否加剧了其症状。

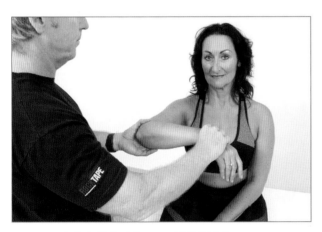

图 14.5　患者肩关节屈曲 90°，肘关节屈曲 90°

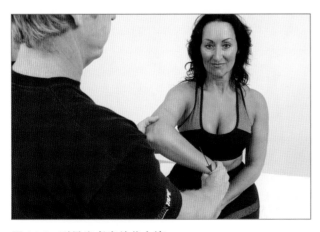

图 14.6　引导患者肩关节内旋

■ 4. Jobe 空罐试验

Jobe 和 Moynes（1982）报道称，冈上肌的功能可以被单独检查，在肩关节抬高（外展）大约 90°、水平内收 20° 和充分内旋的位置上可以对冈上肌的功能进行一定程度的评估。他们将其命名为空罐（empty can, EC）试验。这种体位下进行等长力量评估也很常见，通常被称为冈上肌测试。Holtby 和 Razmjou（2004）发现冈上肌测试对中至严重程度的肌腱撕裂敏感性高（88%），而对轻度的肌腱损伤敏感性较低；对于任何程度的冈上肌腱损伤其特异性较低（70% 或更低）。

步骤

患者肩关节外旋，外展至 90°，拇指朝向天花板，水平内收 20°~30°（图 14.7）。从这个姿势开始，患者想象自己拿着一罐啤酒，然后倒空罐子（图 14.8）。如果患者在这个运动中感觉到疼痛，则怀疑存在冈上肌损伤。

空罐加压试验

空罐试验也可以在抗阻情况下进行，等长收缩能更好地单独检查冈上肌腱。从上述的测试位置开始，患者对抗治疗师施加的朝向地板方向的阻力（图 14.9）。如果患者感到疼痛，则涉及冈上肌损伤。

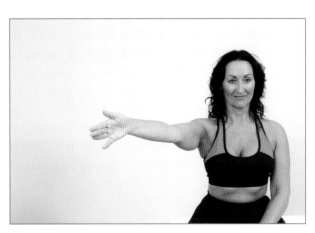

图 14.7　肩关节外展 90°，水平内收 20°~30°

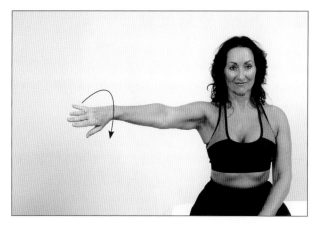

图 14.8　倒空罐子

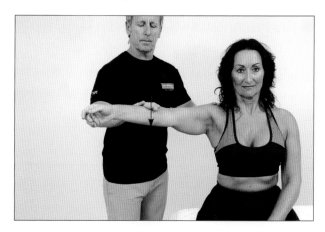

图 14.10　上肢外展 90°时满罐试验

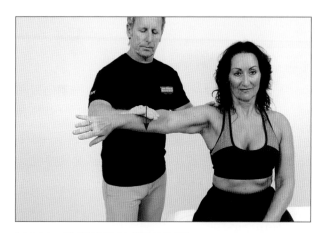

图 14.9　治疗师进行空罐加压试验

备选方法：满罐试验

Kelly 等（1996）提出了一种抗阻试验，在肩胛骨平面，肩外展小于 90°、外旋 45°的情况下评估冈上肌及其肌腱的功能。他们将此称为满罐试验（full can, FC）（图 14.10）。他们认为空罐试验的姿势在肩关节外展 90°时会引发肩峰下撞击，而满罐试验的姿势对通过肩峰下区域的冈上肌刺激较小。

Yasojima 等（2008）报道，在满罐姿势下（肩胛骨平面外展肩关节 45°~60°）进行抗阻运动时，冈上肌肌电图（EMG）活动显著高于冈下肌和小圆肌。这个 45°~60°位置被认为更有利于减少撞击和代偿运动。

■ 5. Speed 试验

肩关节上盂唇自前向后（SLAP）损伤可能比人们以为的更加常见，如果没有适当的检查，很难诊断这种损伤。Speed 试验在我看来很有效，但改良版试验似乎可以更好地单独检查这个区域。

步骤

患者肩关节外旋，对抗治疗师施加的阻力进行等长收缩（图 14.11）。然后要求患者做肌肉向心收缩并克服治疗师施加的阻力（图 14.12）。

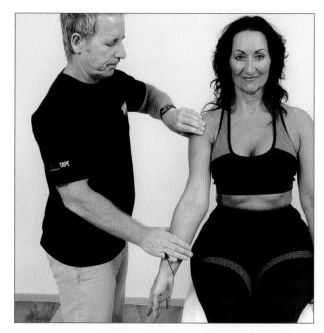

图 14.11　等长收缩——无运动

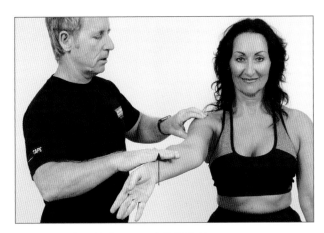

图 14.12　向心收缩——肌肉抗阻收缩

改良检查方法

患者肩关节屈曲 90°并外旋 90°，要求患者对抗治疗师施加的阻力；然而，治疗师施加的阻力要大于患者的抵抗力，从而将这个动作变成离心收缩（图 14.13）。与其他两种测试相比，这种方法可以确定 SLAP 损伤，尤其是在患者存在肩关节深处疼痛时。

■ 6. Yergason 试验——肱二头肌不稳定 / 肌腱病

如果患者肩关节前部有疼痛或者咔嗒声，那么可能存在肱二头肌长头腱的损伤，也可能是 SLAP 损伤；或者如果在运动时听到咔嗒声，则可能是肱横韧带撕裂，导致肱二头肌腱从正常的位置（结节间沟或肱二头肌沟）中弹出。

步骤

患者取坐位或站立位，肘关节屈曲 90°，前臂旋前。治疗师用一只手触摸肱二头肌沟，另一只手放在患者前臂远端（图 14.14a）。

然后，要求患者在抗阻情况下前臂旋后，同时外旋肩关节和屈曲肘关节（图 14.14b）。肱二头肌肌腱炎患者会在肱二头肌沟内出现疼痛、弹响或二者同时出现。有疼痛而无弹响可能提示肱二头肌腱病变；仅有弹响可能意味着肱横韧带撕裂或松弛。上盂肱部疼痛提示 SLAP 损伤。

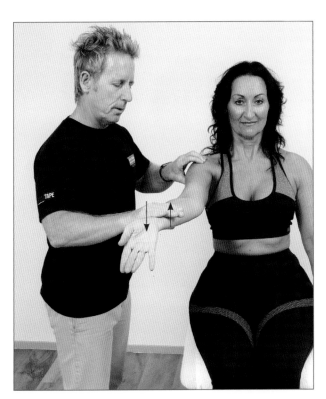

图 14.13　改良 Speed 试验应用离心收缩——患者向心收缩，治疗师施加阻力使肌肉离心运动

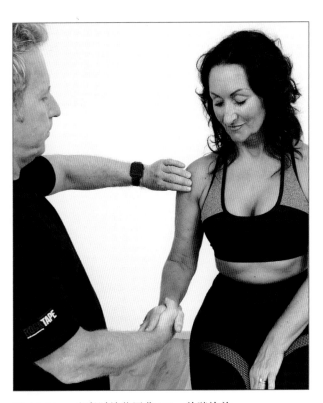

图 14.14a　患者肘关节屈曲 90°，前臂旋前

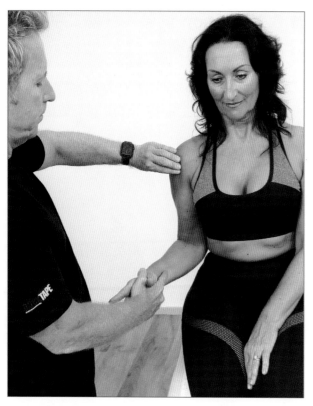

图 14.14b　要求患者前臂旋后，肩关节外旋，肘关节屈曲，并对抗治疗师施加的阻力

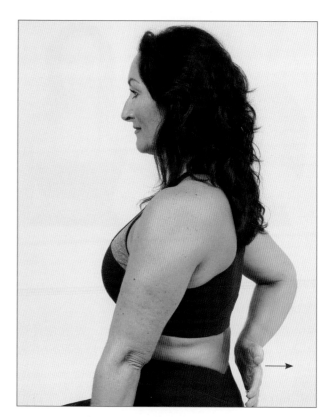

图 14.15　要求患者将手臂抬离腰部

Gleason 等（2006）通过 MRI 和解剖发现，肱横韧带（transverse humeral ligament, THL）可能实际上不存在，肱二头肌长头腱位于肩胛下肌腱深、浅层纤维之间。他们发现肱二头肌滑脱通常会合并肩胛下肌撕裂。

■ 7. Gerber 抬离试验——肩胛下肌

Gerber 和 Krushell（1991）设计了这个试验。这种方法被认为是评估肩胛下肌，尤其是肩胛下肌全层撕裂的有效方法。

步骤

要求患者充分内旋肩关节，将手背置于腰部，然后让患者把手抬离腰部（图 14.15）。我们也可以施加阻力来检查肩胛下肌的力量（图 14.16）。

能主动将手背抬离腰部为正常，而无法将手背抬离腰部为异常，提示肩胛下肌腱断裂。

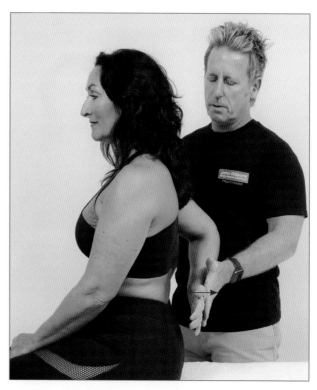

图 14.16　要求患者进行抗阻运动，这将引起肩胛下肌收缩

■ 8. Apley 摸背试验——灵活性

我们可以将摸背试验分为两个单独的运动：

1. 内收及内旋；
2. 外展及外旋。

这些是简单的灵活性测试，基本上测试了肩关节的四种运动。

步骤

要求患者内旋肩关节，然后内收，观察他们的手指能向上触摸到多高处的胸椎。然后与另一侧比较（图 14.17）。

接下来，要求患者外旋肩关节，然后外展，观察他们的手指能向下触摸到多低处的胸椎。然后与另一侧比较（图 14.18）。

■ 9. 耸肩和祈祷试验

这两项试验用于检查胸锁关节的功能障碍。

耸肩试验

患者仰卧，治疗师将示指置于双侧 SCJ 的上方（锁骨近端的末端）（图 14.19a）。然后要求患者耸肩（上提肩带）。此时锁骨近端应该向下滑动（图 14.19b）。

祈祷试验

患者仰卧位，双手合十置于身前与躯干呈90°。治疗师将示指放在双侧胸锁关节的前方（锁骨近端的末端）（图 14.20a），并要求患者前伸肩带。此时锁骨近端应该向后滑动（图 14.20b）。

注释： 胸锁关节的治疗将在下一章的治疗方案中说明。该关节是肩关节复合体的重要力学枢纽，只需要正常的向下和向后滑动，就可以使盂肱关节和肩胛胸壁关节发挥正常功能。

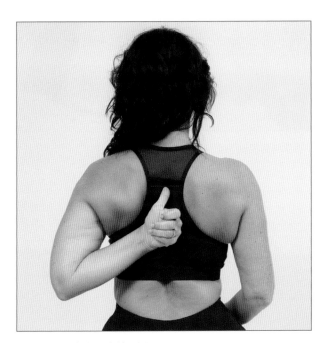

图 14.17　内收及内旋测试

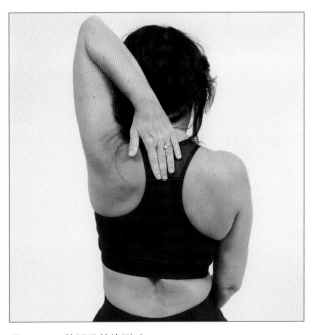

图 14.18　外展及外旋测试

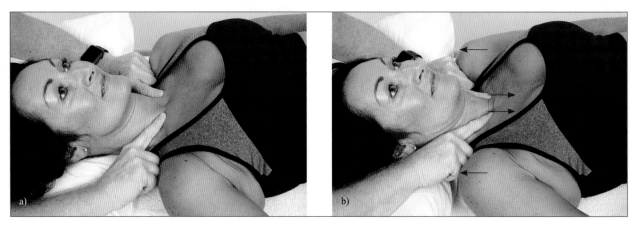

图 14.19　a. 治疗师触诊左右锁骨近端上方。b. 患者耸肩——锁骨近端向下滑动为正常

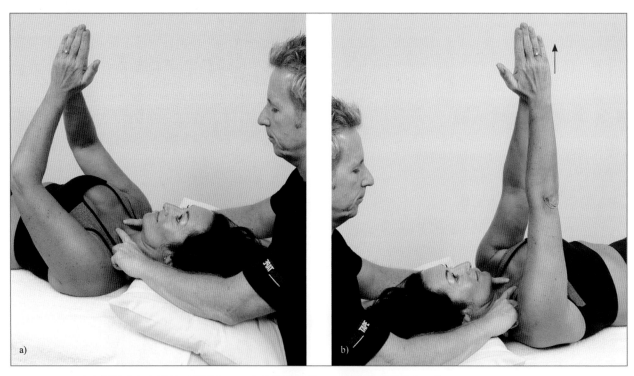

图 14.20　a. 治疗师触诊左右锁骨近端前方。b. 患者前伸肩带——锁骨向后滑动为正常

第十五章
肩关节复合体的治疗方案

从现实角度来说，如果一名运动员或患者因为肩关节疼痛就诊，我们治疗的主要目标是什么？是尽最大努力减轻患者的疼痛或不适感，增加肩关节的活动范围和改善功能。如此简单！但是完成这个目标的过程却是完全不同的。给大家举一个简单的例子，一位肩关节疼痛数月的患者，MRI检查显示冈上肌撕裂，伴有钙化和肩峰下间隙减小，因此会被当地医师转诊到骨科医师那里就诊。对于骨科医师我们要面对现实——手术是他们主要的（通常也是唯一的）治疗方式。但我相信与骨科医师相比，物理治疗师拥有更多的治疗方案和技术方法。在物理治疗开始不久后，作为物理治疗师有可能真的需要骨科医师的帮助，但好的开始应该是首先从个人掌握的治疗技术中选择一两种，看看是否有效。即使无效也没有问题，可以继续尝试别的技术，直到产生疗效！这似乎是可行，你同意吗？只有当你用尽了你所掌握的技术而疗效不佳后，才应该考虑将患者转诊给骨科医师。

我希望本章的内容可以在治疗方法选择过程中给你一点思路。在前面的章节中，已经介绍过肌肉能量技术（MET），这是一种独特的技术方法，最初可以用来评估，随后可用于肩痛患者的治疗。软组织技术通过使用筋膜蜡作为接触媒介，是另一种我们可以使用的技术，这将在后面的章节会介绍。也会有专门的章节介绍贴扎技术，使用运动肌能贴布或是含有氧化锌的运动贴布，也是我们可以选择

的治疗技术。因此，本章不是唯一讨论肩关节治疗方案的章节。我们应该努力去选择合适的技术及合理的治疗时间使肩痛患者获得最大的疗效。

减轻肩痛患者的症状和改善肩关节功能是最主要目标。在我们明确疼痛原因后，早期治疗很容易产生疗效。我所创立的治疗策略称为症状 – 缓解方案（symptom-reducing protocol, SRP）。这一系列技术不单适用于肩关节，同样适用于其他疼痛部位。

■ 症状 – 缓解方案

我们来思考一下，所有治疗方案的重点都是减轻患者出现的疼痛症状，只要在某种程度上能做到这一点或者改善他们的功能，就能在症状减轻和功能提升方面实现双赢。

主要的治疗方案如下。

1. 肱骨位置对齐。
2. 肩胛骨位置对齐。
3. 软组织技术（第 16 章）。
4. 特殊贴扎技术（第 17 章）。
5. 改善胸椎的活动性（第 18 章）。
6. 特殊力量激活训练（第 18 章）。

Lewis（2008）和我有相同的观点，称为肩关节症状改善程序（shoulder symptom modification procedure, SSMP）。患者运动时会出现症状，他使用了一系列包含 4 种机械力学技术的方案进行治

疗。Lewis 使用的治疗技术如下：①肱骨头程序，技术包括使用徒手加压及关节松动带、弹性阻力管或橡胶悬吊带等训练器具，以及调整肱骨头位置；②通过手法治疗和贴扎技术调整肩胛骨位置；③使用手法调整颈胸椎位置；④同样也可以在胸椎处使用贴扎技术观察是否能够减轻患者症状。Lewis 表示通过使用 SSMP 可以改善患者约 30% 的症状，这些变化对患者来说是非常重要且有意义的。

在谈到肩关节功能障碍问题时，Lewis 是一位真正的专家，强烈推荐大家去阅读参考文献中他的研究文章。下面所讲到的肩关节治疗技术会有一部分内容和 Lewis 的 SSMP 方法有重叠。

■ 肱骨外展过程中对齐

下列技术用于减轻患者疼痛和改善活动能力，尤其是在患者肩关节屈曲和外展的过程中。

附属运动——向下滑动技术

如果我们要判断肩关节是否可以完成全范围屈曲和外展活动，通过使用量角器很容易评估这个特定运动（和身体的所有其他关节的运动一样）。同样，通过视诊，我们能很容易判断肩关节所达到的范围，90°或 120°。然而，肩关节完成这些简单的运动（外展和屈曲）需要附属运动的帮助。通常来说，附属运动包括旋转、滚动和滑动。在一些特殊的肩关节案例中，我们需要促进肱骨头向下滑动几毫米，这一点点运动就可以让肩关节完成全范围的屈曲和外展运动。图 15.1 展示了当肩关节外展时，肱骨头在关节盂中向下滑动。

回顾一下，像外展一样的大范围运动（180°），在运动的同时只需要少量的（几毫米）向下滑动，就可以促进外展生理运动的完成。对于滑动这一附属运动的评估是比较困难的，如果因为某些原因，精细的附属运动受限，那么你可能会猜到结果，即会引起撞击综合征。

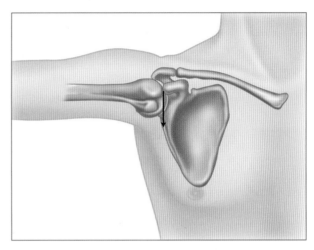

图 15.1 肩关节外展时，肱骨头向下滑动

评估、治疗和再评估

这是一个非常简单的观点，我们会让患者外展肩关节到受限的位置，并评估关节活动范围。然后用下列技术治疗。在治疗结束时需要，评估疼痛是否减轻和（或）关节活动范围是否增加。

技术 1

要求患者侧卧位，外展肩关节，告诉我们什么时候开始出现疼痛。例如，患者活动至 80°~90°时出现疼痛（图 15.2）。

治疗师握住患者的手臂，牵拉分离并外旋肩关节，同时被动外展肩关节（图 15.3a）。

然后，当肩关节外展至 70°~80°时，治疗师用手指给肱骨头施加一个轻柔向下的压力，引导肱骨头向下滑动（图 15.3b），然后继续外展肩关节（图 15.3c）。请记住，疼痛会在外展 80°~90°时被感觉到，治疗师的操作要与患者肩关节活动保持协调一致，因为治疗的目标是增加整体的关节活动范围和减轻疼痛。很难具体说明这个技术一般需要重复几次，因为关注点是在改善整体运动质量，而不是考虑重复次数，但实际上重复 6~10 次就有效果。

技术 2：MET

有时我会使用肌肉能量技术（MET）来改善

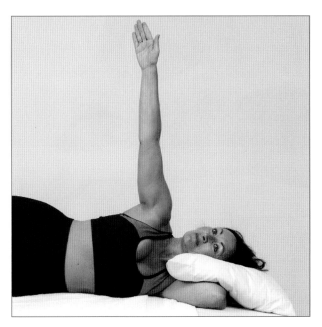

图 15.2　患者在肩关节外展至 80°~90° 时出现疼痛

滑动，从而增加外展角度。将患者的肩关节被动外展至 45°，要求他们使用 30%~40% 的力量抗阻内收 10 秒（图 15.4）。此技术重复 3 次。

　　这是 MET 中的等长收缩后放松（PIR）技术，用于激活肱骨的内收肌群和肩袖肌的下方肌群。PIR 过程有助于引导肱骨头向下滑动，在放松阶段，治疗师可以被动增加肩关节外展活动范围（同时需要牵拉分离和外旋肩关节，并向下滑动肱骨头）。将肱骨头向下滑动与 MET 结合，对于增加外展活动范围度非常有效。

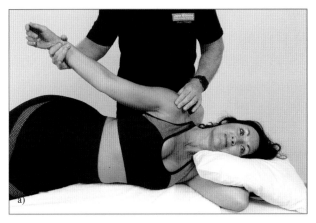

图 15.3a　治疗师被动外展肩关节，同时牵拉分离并外旋

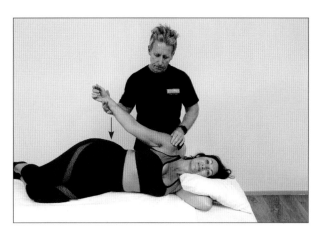

图 15.4　要求患者抗阻内收肩关节

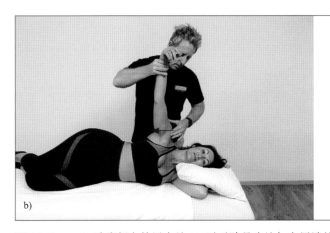

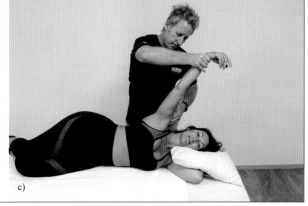

图 15.3b, c　b. 治疗师在外展大约 80° 时对肱骨头施加向尾端的压力；c. 继续被动外展

屈曲过程中的肱骨复位

技术 3

和技术 1 一样，要求患者侧卧位，治疗师握住其手臂，被动屈曲肘关节和肩关节（图 15.5a）。

接下来，治疗师通过手指在肱骨头前方施加一个轻柔的向后、向尾端（向下）的压力，来诱导其向后、向下的滑动，然后继续屈曲肩关节（图 15.5b）。一般重复 6~10 次。

技术 4：MET

MET 可以用来改善肩关节屈曲活动。将患者的肩关节被动屈曲至 45°，要求他们使用 30%~40% 的力量抗阻伸展 10 秒（图 15.6）。此技术重复 3 次。

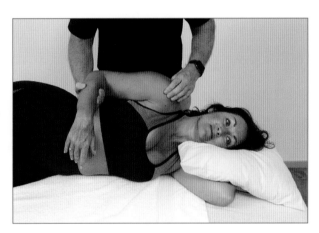

图 15.5a 治疗师被动屈曲患者的肘关节和肩关节

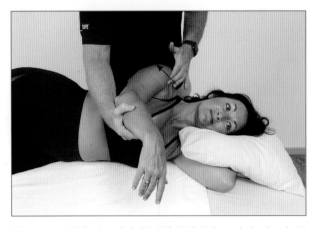

图 15.5b 屈曲时，治疗师对肱骨头施加一个向后、向尾端的压力

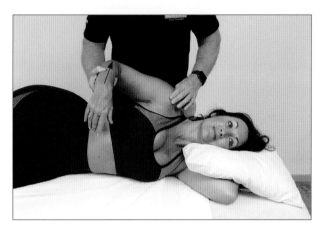

图 15.6 要求患者抗阻伸展肩关节

这属于 MET 中的 PIR 技术，用于激活肱骨伸肌群和肩袖肌的下方肌群。通过收缩后放松过程有利于松弛伸肌群，治疗师在将肱骨头向下、向后滑动的同时，将肩关节被动活动至更大的屈曲活动范围。

技术 5：MET 交互抑制技术

我喜欢使用下列的治疗技术，因为它和 MET 中的交互抑制（RI）技术类似，但也有一些区别。其原理是主动肌收缩时可以引发拮抗肌的放松。

和治疗技术 1 一样，要求患者侧卧位，治疗师将患者手臂抬离髋部并水平固定住患者的手臂。让患者想象在他的手臂和治疗师的手指间有一只小苍蝇或小虫，当治疗师缓慢外展患者肩关节时，要求其轻轻地内收肩关节去挤压小苍蝇，不能过度用力（图 15.7）。当被动外展时，主动肌（内收肌群）收缩，可以诱发出拮抗肌（外展肌群）产生交互抑制作用。

技术 6：主动 - 被动 - 主动技术

这个技术听上去有点奇怪，它是将患者的主动运动和治疗师提供的被动辅助运动相结合，临床效果非常好。

和治疗技术 1 一样，要求患者侧卧位，治疗师握住患者手臂并控制其运动。在治疗开始患者仅提供 10% 的主动力量，治疗师提供 90% 的辅助力量。在前面所有的技术实施完成后，希望患者感觉

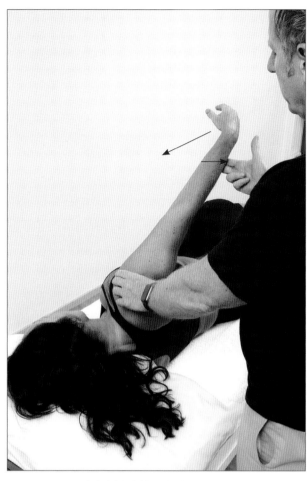

图 15.7　通过治疗师被动外展肩关节，患者主动内收挤压"苍蝇"来诱发出交互抑制作用

效，可以着重于某一个受限的方向，也可结合起来一起使用，帮助恢复所有平面上的运动。

患者俯卧位，治疗师用双腿夹住其手臂，并固定。治疗师双手环绕式控制整个肩关节，感受运动受限的平面并进行治疗。同时也可以对肩关节进行向前和向后（图 15.8a）或向下（尾端）和向上（头端）的松动治疗（图 15.8b, c）。治疗师也可以借助双腿对肩关节从接触点到手臂进行牵引（图 15.9）。

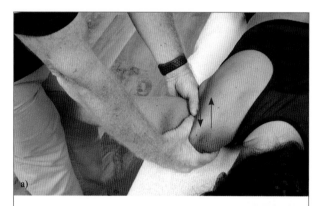

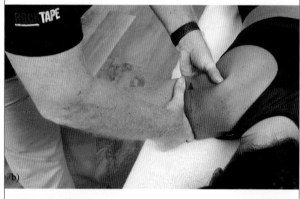

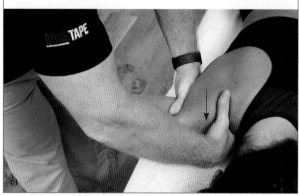

图 15.8　治疗师在各个方向上进行治疗。a. 前－后滑动；b. 向下滑动；c. 向上滑动

疼痛减轻，运动范围逐渐超过 90°。如果患者在这个过程中仍然感觉疼痛，那么这个技术最好留在以后再做。在开始时要求患者使用 10% 左右的力量或稍微多一点力（治疗师给予 30%~70% 的帮助），直到他们在没有治疗师辅助的情况下能自己将手臂抬起。如果患者侧卧位时，可以在无痛情况下独立完成全范围活动，这就意味着在站立位时可以完成同样的无痛运动。

其他治疗技术将会在后面的章节中进行介绍，如贴扎技术。

在 1999 年，Boyle 就提出上胸段手法治疗有助于减轻肩关节撞击产生的疼痛。

技术 7：俯卧位肩关节松动术

这些技术在提升肩关节整体运动能力上非常有

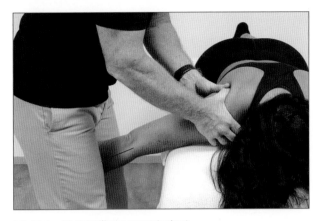

图 15.9　治疗师借助双腿进行牵引

■ 肩胛骨松动术

对于肩关节的问题，大多数治疗师只会进行肩关节松动术治疗，这也是常规的治疗方案。但作为肩关节复合体的一部分，肩胛胸壁关节同肩关节一样需要处理，不能忽视，而且在整体功能中肩胛胸壁关节障碍可能会更明显。

技术 1

和之前的肩关节松动术一样，患者俯卧位，将同样的手法作用于肩胛骨而不是肩关节，这两种技术看上去非常相似。治疗师双手控制好肩关节，但不是在各个方向进行肩关节松动，而是要诱发肩胛骨的运动。肩胛骨的运动包括后缩、前伸、上提、下降、上回旋和下回旋。部分运动方式可以参考

图 15.10。

技术 2

接下来的是我最喜欢的技术之一，尤其是在治疗上肢的功能障碍时。对于一些运动，患者是无法独自完成的，这时就需要治疗师的帮助。我的所有患者（包括教学时的学生）都认为这个技术能够非常有效地改善肩胛骨的运动。有时在患者进行第一次物理治疗过程中，这个松动技术就能减轻肩袖肌群的撞击痛。我要再次强调，肩胛骨的运动非常重要，尤其是向上和向下。任何运动受限都有可能造成肩袖肌腱炎和肩峰下滑囊炎。接下来的技术也可以帮助对肩锁关节和胸锁关节进行松动，因为在肩关节屈曲和外展时，肩胛骨的旋转运动可以影响肩锁关节和胸锁关节。

患者侧卧位将右侧肩关节外展至45°。治疗师将左手放置于肩关节上方，右手放在肩胛骨上，双手形成环绕的姿势（图15.11）。

要求患者尽可能缓慢地外展肩关节，同时治疗师的手保持与肩胛骨的接触，并在运动末端加压（图15.12），促进肩胛胸壁关节上旋运动。如果患者在治疗中出现不适，可以稍微改变一下体位，肩关节水平内收或水平外展一些角度，然后继续外展。

然后从这个位置开始，要求患者尽可能地内收肩关节，甚至超过骨盆平面，技术2也可以促进肩胛胸壁关节的下旋运动。

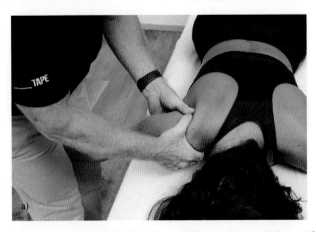

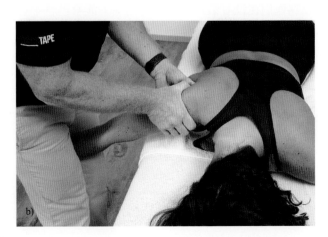

图 15.10　俯卧位肩胛骨松动。a.前伸、上提；b.后缩、下降

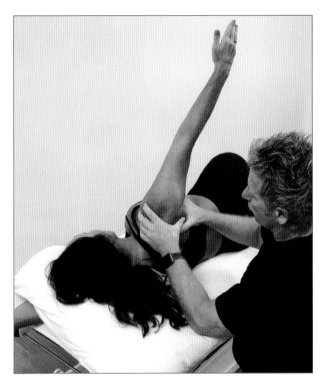

图 15.11　患者侧卧位，治疗师用手环绕住右侧肩胛骨

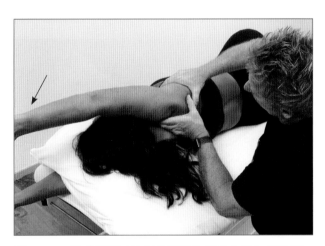

图 15.12　治疗师通过控制肩胛骨和运动末端加压治疗，使患者完成全范围外展运动

振动 / 谐波运动技术

很多年前，我的同事 Dr Eyal Lederman 曾经演示过这个技术。我也对这项技术进行了改进，大家可以去网上了解更多关于振动 / 谐波运动（oscillatory/harmonic motion）技术或者 Lederman 博士的信息。

我不断地在患者和运动员身上使用下面的技术，并把它们传授给广大学生。我相信这些技术在治疗肩关节问题上和关节松动术一样有效。只靠静态的图片很难阐明这项技术的操作和原理，所以这个章节中也只会涉及少部分内容。之前已经提到过，我在 YouTube 上传了本书中的大多数操作视频，大家可以免费获取。

技术 1

要求患者仰卧位，然后握住并控制其腕关节，保持肩关节处于外展 90°位，肘关节处于屈曲 90°位，另一手触诊肩关节。治疗师用手指使患者手腕进行摇摆运动，诱发肩关节内收、外展运动（图 15.13）。

然后治疗师可以按顺时针方向或者逆时针方向，使肩关节进行环转运动，幅度由小逐渐增大（图 15.14）。

如果患者在这些运动中出现了疼痛，一般认为是关节囊性的，为了增加关节运动能力，不使症状恶化，可以减少外展活动范围至 70°左右，有利于缓解肩关节撞击。

注释： 在教学过程中，我将肩关节描述成球窝关节，像发动机一样同样需要润滑油。为什么？在这个例子中，关节滑液就像润滑油一样，发动机的

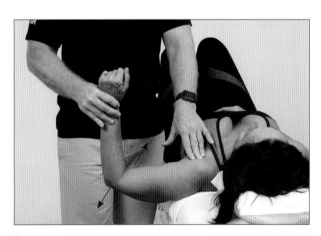

图 15.13　治疗师控制住患者手臂，并保持肩关节外展 90°，肘关节屈曲 90°。通过摇摆手臂，诱发肩关节内收、外展运动

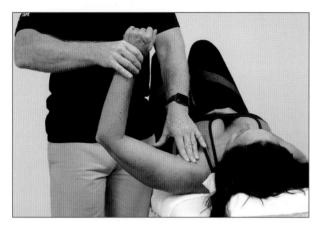

图 15.14　顺时针或逆时针环转运动（幅度由小变大）

每一个动作和部位都需要润滑油参与，而谐波运动就可以促进关节滑液分布和运动产生。

　　在技术的使用过程中，我倾向于先做单一方向的运动（外展/内收），然后沿某一方向做环转运动，接着继续做单一方向的运动，随后是做反向环转运动，再回到单一方向的运动，最后增加环转运动幅度，按这个顺序进行治疗。我的临床经验告诉我，这很有效。

使用 MET 治疗胸锁关节

　　在之前的章节中，已经讲过如何通过耸肩和祈祷试验去评估胸锁关节。如果在耸肩试验中，锁骨无法向下滑动，那我们就要通过治疗去促进这一运动。如果在祈祷试验中，锁骨无法向后滑动，那我们就需要选择下面的第二种治疗技术。

MET 治疗 1：向下滑动（耸肩试验阳性）

　　患者仰卧位，治疗师一手控制住患者的上肢，另一手放置于（或钩住）锁骨近端（图 15.15a）。要求患者使用 20% 的力量抗阻下降肩带，并维持10 秒（图 15.15b）。然后在放松的过程中，治疗师向上推肩带的同时促使锁骨向下滑动（图 15.15c）。

MET 治疗 2：向后滑动（祈祷试验阳性）

　　患者仰卧位，并且一手伸至治疗师背后方，治

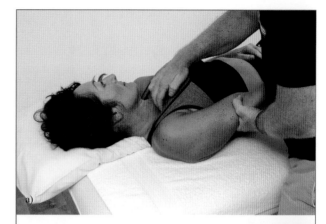

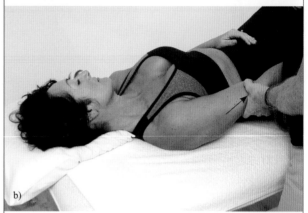

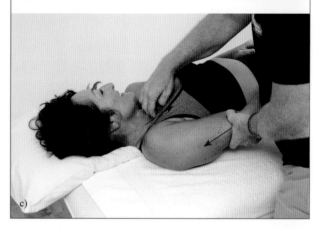

图 15.15　a. 治疗师控制住患者上肢并轻轻钩住锁骨近端；b. 患者抗阻下沉肩带；c. 治疗师进一步向上推动手臂并促进锁骨近端向下滑动

疗师一手控制住患者肩关节上部，另一手掌轻放于锁骨近端。要求患者使用 20% 的力量抗阻后缩肩带，并维持 10 秒（图 15.16a）。然后在放松的过程中，治疗师使患者肩带前伸的同时，促使锁骨向后滑动（图 15.16b）。

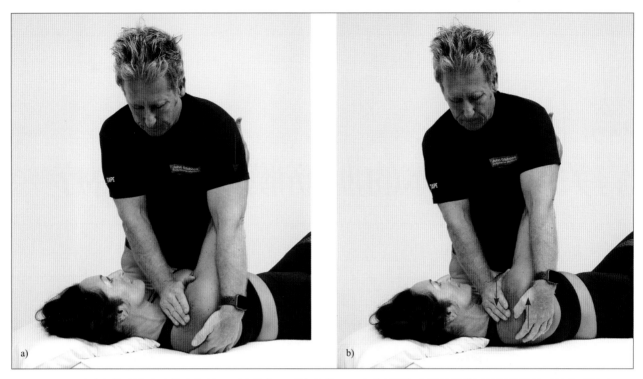

图 15.16　a. 治疗师控制住患者的肩胛骨，要求其抗阻后缩肩带；b. 治疗师增加肩带前伸范围并促使锁骨近端向后滑动

注释：治疗肩关节复合体还有许多其他方式，在这里，我只展示我个人处理肩关节问题的方法，并描述一些我在治疗过程中所整合使用的技术。

第十六章
肩关节复合体的肌筋膜软组织治疗

在本章，我想和大家讨论一下我认为在治疗颈部和肩部软组织方面非常有效的方法。这些技术属于肌筋膜松弛（myofascial release）技术范畴。在我持续多年的手法治疗领域研究中，很幸运地从被称为罗尔夫治疗人员（Rolfers）（这个概念被称为 Rolfing，以创始人 Ida Rolf 的名字命名）的软组织治疗师（soft tissue therapists）那里得到了指导。另一个内涵类似的概念，我们称之为结构整合（Structural Integration）。这些专家教给了我一些在本章中描述的技术。

我的很多同事在教授不同形式的肌筋膜松弛技术（myofascial release techniques），他们可能会对我在本书中演示的一些技术有自己的看法。然而，本书是基于我作为一名专科整骨手法治疗师多年教学和实践所积累的经验，整理出的包含不同流派，甚至是糅合了不同流派的技术。

我的公司（Bodymaster Method®）很幸运地得到了许多公司的赞助，其中 Songbird Wax 公司（图16.1），为我的软组织课程提供了一种专为肌筋膜松弛技术设计的产品。我认为这是一款优质的产品，过去参加过这门课程的学生也都对该产品表示认可。

肩袖治疗

要在这一章中解释所有种类的软组织技术是相

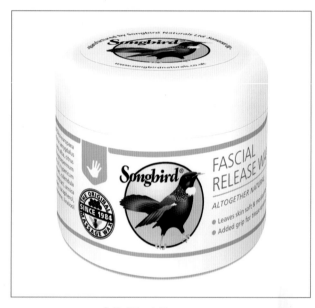

图 16.1　Songbird® 筋膜松弛蜡

对困难的，但我会尽力向读者展示该如何及何时应用它们。当然，在实际操作中展示会更容易理解，这可能就是大多数治疗师选择参加课程来学习这些技术的原因。

按压

第一次接触患者的时候，在决定对豌豆骨、前臂、肘关节或其他身体部位进行治疗前，我建议先使用手指轻轻触诊治疗部位。如果一开始就压力太大，那我们可能会因为施加的压力而限制患者的主动运动，我在这一章中演示的每一种技术都需要运动配合，无论是患者的主动运动，还是治疗师协助下的被动运动，或者二者兼而有之。有治疗师认为这就像"运动按摩（massage with motion）"，这是一个很好的、有实际意义的术语。我认为这个技术的含义更多的是理解和实际应用，而不只是看我如何描述。我会向大家展示这个技术的一些应用和变化，所以请密切关注！

冈上肌

技术1：主动滑动技术

患者坐位。治疗师将中指叠放于示指上，然后定位于肩胛骨的冈上窝。患者将手臂外展到90°，治疗师使用示指开始轻轻按压冈上肌（图16.2）。然后，要求患者将手臂慢慢向下放到身体一侧（这意味着患者正在主动内收肩关节）；同时治疗师则沿着冈上窝滑动他的手指，直到肩胛骨的内侧缘（图16.3）。可以多次重复，直到感觉冈上肌放松。

技术2：被动滑动技术

这项技术与上面的技术非常相似。不过，这次不是患者主动放下手臂，而是由治疗师控制患者外展的手臂，帮助其被动地内收肩关节，同时治疗师继续使用叠压中指的示指在冈上窝沿着冈上肌滑动（图16.4）。

技术3：交互抑制（RI）滑动技术

治疗师控制患者外展的手臂，要求他们通过轻柔的内收（向心收缩）动作来对抗治疗师施加的阻力。这项技术的目的是通过肩部的拮抗肌（内收肌）收缩来"关闭"或"抑制"冈上肌。如果斜方肌上部张力较高，且由于肌张力的增加而难以触摸到冈上肌时，此技术尤其有效。因此，患者基本上是通过内收肩关节来抵抗治疗师施加的阻力，同时治疗师沿着冈上窝进行滑动性按压（图16.5）。

技术4：MET——结合PIR和RI

治疗师要求患者保持肩关节90°外展（等长收缩）的姿势至少10秒。这是一种称为等长收缩后放松（PIR）的肌肉能量技术（MET）。在收缩后，

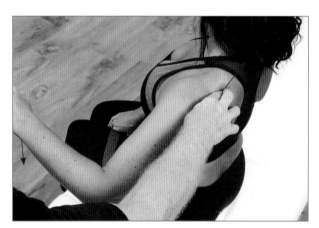

图16.3 当患者放下手臂时，治疗师沿着冈上窝滑动手指（主动运动）

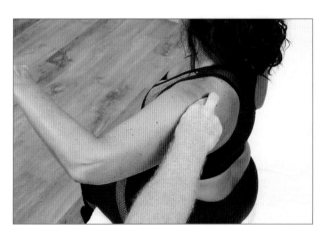

图16.2 治疗师用手指触诊位于冈上窝的冈上肌

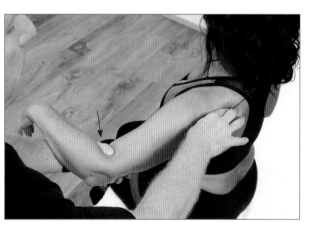

图16.4 治疗师沿着冈上窝滑动手指；同时治疗师帮助患者内收肩关节（被动运动）

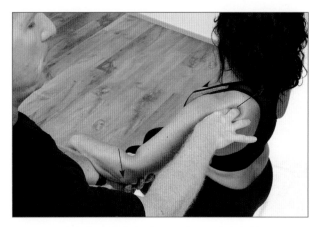

图 16.5　患者抗阻内收肩关节的同时，治疗师使用强化手指沿冈上肌做滑动性按压

要求患者进行轻柔的（向心的）内收，以对抗治疗师施加的阻力。这项技术的目标是通过等长收缩在起始阶段"激活"冈上肌。在持续 10 秒的等长收缩后，冈上肌由于等长收缩的作用，会有一个自然的放松阶段，在这个有利的状况下，通过拮抗肌收缩，抗阻内收，冈上肌被进一步抑制（类似于前面的抑制过程）。同时，治疗师手指继续沿着冈上窝滑行。

如果斜方肌上部张力较高或者冈上肌特别敏感，即便触诊也会疼痛，使用这种联合技术是特别有效的。

技术 5：冈上肌锁定结合主动／被动运动技术
下面要讲到的手法有许多可供选择的名称，例如，软组织释放（soft tissue release, STR）技术、软组织释放滑动（soft tissue sliding, STS）技术、主动释放技术（active release technique, ART）和锁定牵伸（pin and stretch）技术，这里仅举几个例子（不过，因为其中有些名字申请了商标和专利，所以在使用时需要注意）。我演示的技术可以比作把钥匙放进锁孔里：简单来说，治疗师通过手对患者的软组织施加压力（钥匙），要求患者开门（主动）；另一种方式是由治疗师为他们打开门（被动）；第三种方式是让患者在治疗师的辅助引导下开门（主动／被动）。

这些技术在辨别和治疗潜在的粘连方面非常有

效。这些粘连存在于各种类型的软组织中，可能与持续的微创伤形成有关，随着时间的推移最终形成瘢痕组织。治疗思路是治疗者在粘连水平之上或正上方施加固定的压力以锁定问题部位上方组织的位置。这就像是说给肌肉重新设定了一个起点（想想网球肘治疗中使用的肱骨外上髁固定带——治疗带固定在疼痛部位的下方，并将伸肌固定在这个锁定位置，以减小疼痛区域的负荷）。

针对这项技术，如果当患者放下手臂或治疗师帮助其放下手臂时，我们能够将受累组织上方的组织锁定，那么就可以达到延长锁定位置正下方组织的理想效果。可以期待的是，如果存在粘连，那么这项技术可能有助于牵伸特定区域，并将改善受累组织的整体活动性和随后的愈合机制。

如上所述，患者坐位，并要求其将肩关节外展到 90°。治疗师可以将中指叠压在示指上作为强化，也可以使用拇指，然后定位在冈上窝。这一次，用手指对冈上肌持续施加压力，不移动或滑动（锁定或固定）。要求患者主动缓慢地放下手臂，治疗师在冈上窝施加压力以固定冈上肌（图 16.6）。

另一种选择是，治疗师帮助患者放下手臂（被动）（图 16.7），使用拇指（强化）锁定组织，或者患者在治疗师的协助下降低手臂（主动／被动）。

注释：尽管有时可能会使用拇指，但并不推荐，特别是长期使用时。因为随着时间的推移，治疗师的与拇指相关的第一腕掌关节，甚至第一掌指

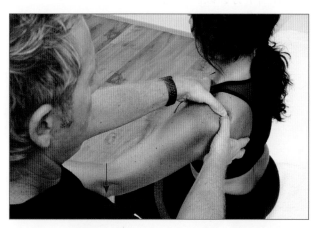

图 16.6　当患者放下手臂时，治疗师锁定冈上肌（主动锁定运动）

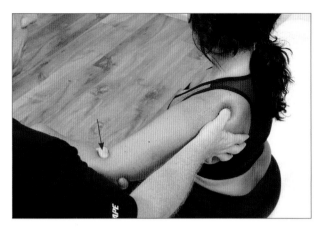

图 16.7　治疗师锁定冈上肌，并帮助患者放下手臂（被动锁定运动）

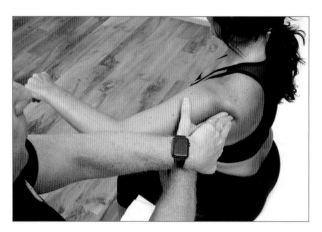

图 16.8　当治疗师使用强化手指向冈下肌施压时，患者保持肩关节外展并水平外展的初始姿势

关节最终会出现退化（骨关节炎），这会导致关节僵硬和疼痛。

锁定技术可以与 MET 中的 PIR 和 RI 相结合，就像上面演示的其他技术一样。

■ 冈下肌和小圆肌

这些技术可以在患者处于坐位或侧卧位时操作。在演示过程中，患者将采取坐位。

技术 1：主动滑动技术

这些软组织技术和冈上肌治疗相似。唯一的区别是，治疗师需要将手指叠放（强化），并且要求患者保持肩关节水平内收。治疗师将叠放的手指放在肩胛冈下方，以触摸冈下窝，这里就是冈下肌所在的位置。要求患者将肩关节外展至 90°，同时水平外展 20° 以缩短冈下肌（图 16.8）。

然后要求患者缓慢地将肩关节水平内收，同时治疗师保持与冈下肌的接触，并沿着冈下窝滑动（图 16.9）。

另一种技术是用指关节代替手指（图 16.10）。许多治疗师更喜欢这项技术，因为操作可能更容易，并且它对治疗师腕关节和手指的压力较小。

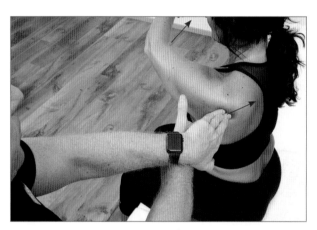

图 16.9　当治疗师使用强化手指沿着冈下窝施加滑动性按压时，要求患者水平内收肩关节

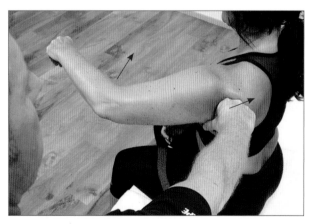

图 16.10　使用指关节代替手指的技术

技术 2：被动滑动技术

以下应用与治疗冈上肌非常相似。我们已经做

了主动滑动技术，技术 2 展示了治疗师执行的被动滑动技术（图 16.11）；不同的是，在该技术中，治疗师不能强化他们的手指。

技术 3：RI 滑动技术

在交互抑制技术中，要求患者水平内收肩关节以抵抗治疗师施加的阻力；同时，治疗师应用滑动技术沿冈下窝滑动，从而达到治疗冈下肌的目的（图 16.12）。

技术 4：PIR 和 RI 技术

接下来是 PIR 和 RI 结合的 MET。要求患者肩关节抗阻下水平外展 10 秒（图 16.13）。放松阶段结束后，要求患者水平内收肩关节以对抗治疗师施加的阻力。与此同时，治疗师用手指沿着冈下窝滑动（图 16.14）。

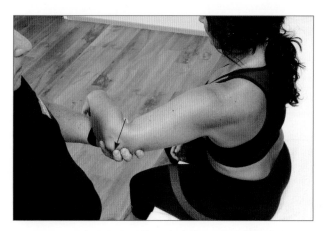

图 16.13　要求患者水平外展肩关节 10 秒以等长收缩冈下肌（PIR）

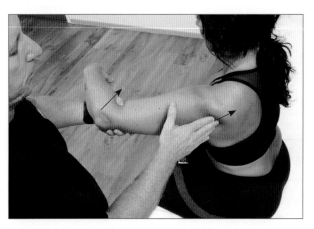

图 16.11　治疗师在控制患者肩关节水平内收的同时，手指沿冈下窝滑动（被动运动）

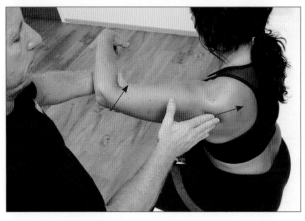

图 16.12　治疗师用一只手沿着冈下窝滑动，同时要求患者抗阻水平内收肩关节（交互抑制）

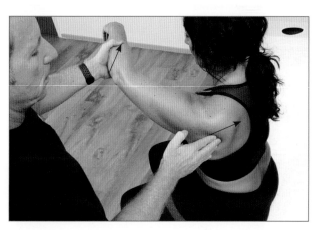

图 16.14　治疗师用手指沿着冈下窝滑动，同时患者抗阻向前方伸展手臂（RI）

技术 5：冈下肌／小圆肌锁定结合主动／被动运动技术

这是一种锁定技术，在患者主动水平内收肩关节（图 16.15），或在治疗师被动屈曲时使用。

注释：锁定技术可以与被动运动技术，以及前面针对冈上肌演示的其他技术中的 PIR 和 RI 技术相结合。

■ 肩胛下肌

技术 1：锁定技术

患者采用仰卧位，手臂保持肘屈曲和肩关节外展 90°的位置。治疗师用手指（短指甲）轻轻接触肩胛骨下窝，并要求患者收缩其内旋肌（肩胛下

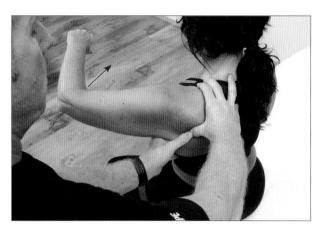

图 16.15　当患者水平内收肩关节时，治疗师用手指或强化拇指锁定冈下肌（主动运动）

肌），以确保治疗师触诊到了正确的肌肉位置（图 16.16）。

通过触诊肌肉的手指轻轻施加压力，同时要求患者缓慢外旋肩关节（图 16.17）。

技术 2：MET（PIR）结合锁定技术

患者采用与技术 1 相同的体位。这一次，首先要求患者抗阻收缩肩胛下肌，并持续 10 秒，用以

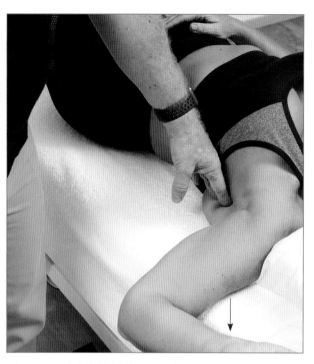

图 16.17　治疗师接触并按压肌肉，同时要求患者主动缓慢外旋肩关节

启动该肌肉中 PIR 效应（见图 16.16 所示）。

收缩后，治疗师对肩胛下肌施加压力（锁定），然后慢慢外旋患者肩关节（图 16.18）。

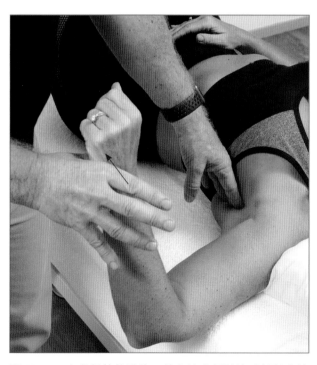

图 16.16　患者保持仰卧位，并在治疗师触诊时轻轻收缩肩胛下肌

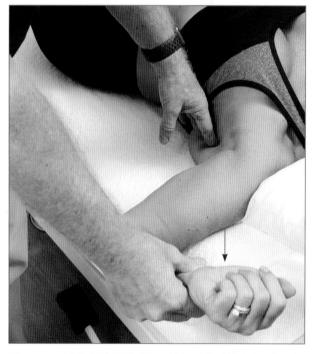

图 16.18　治疗师接触并对肌肉施加压力（锁定），然后帮助患者外旋肩关节

技术3：MET（PIR/RI）和锁定技术

患者采用与技术2相同的体位。这一次，要求患者收缩肩胛下肌持续抵抗阻力10秒，以启动该肌肉的PIR效应。收缩完成后，要求患者通过外旋肩关节来收缩冈下肌，并继续进行向心收缩，因为这将使肩胛下肌受到抑制。同时，治疗师对肌肉施加压力（锁定），患者继续做肩关节外旋（图16.19）。

■ 胸大肌和胸小肌

胸大肌是这两块肌肉中最表浅的，因此是特别容易治疗的。胸小肌位于胸大肌下，在解剖学上属于深层肌肉，因此不容易触诊到。以下技术将直接作用于大肌肉。然而，这些技术依然会对较深的小肌肉产生较大影响，因为在解剖位置上二者是相邻的。另外，在前面的章节中，我还专门介绍了小肌肉的肌肉能量技术，我们在本书中并没有忽视这块非常重要的肌肉，尽管它很小。

技术1：主动滑动技术

患者仰卧位，并要求其保持肩关节屈曲120°，手臂伸直。治疗师用手的近节指骨（可用另一手强化）触诊患者胸大肌的胸骨部纤维（图16.20）。然后要求患者慢慢地将手臂从身体中线向下移动。与此同时，治疗师嘱患者保持手臂伸直姿势，同时手指向胸骨端滑动（图16.21）。也可以使用滑动手半握拳的方式（图16.22）。

技术2：MET（PIR）配合主动滑动技术

患者采用与技术1相同的体位。这次，要求患者持续抗阻收缩胸大肌10秒，以启动该肌肉的PIR效应（图16.23）。收缩后，治疗师用强化手指

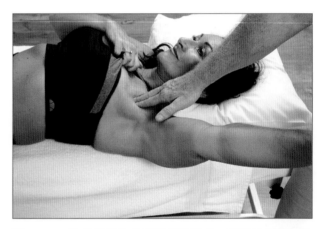

图16.20 治疗师将患者手臂保持伸直，使用远节指骨按压胸大肌的胸骨部纤维

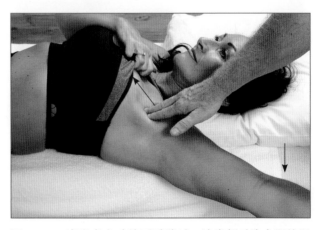

图16.21 当患者主动放下手臂时，治疗师对胸大肌施以向下、内侧的滑动性按压

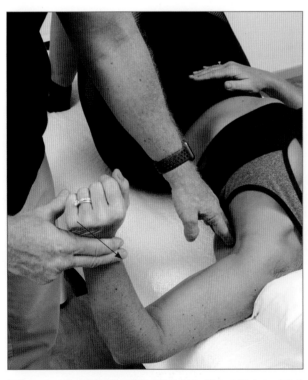

图16.19 治疗师触诊肩胛下肌并施加压力（锁定），同时要求患者抗阻缓慢外旋肩关节（RI）

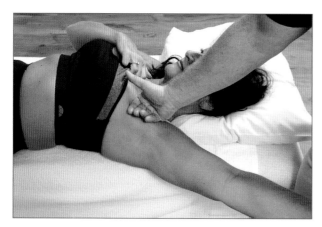

图 16.22　使用半握拳的方式替代可以获得相同效果

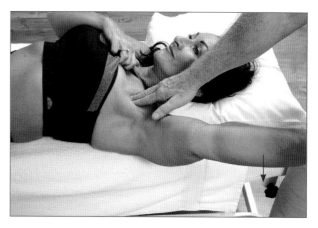

图 16.24　当患者手臂抵抗阻力缓慢向肩胛骨平面运动时，治疗师在胸大肌处进行滑动性按压

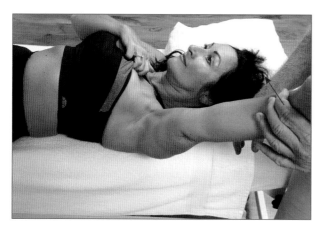

图 16.23　患者仰卧位，并持续收缩胸大肌 10 秒

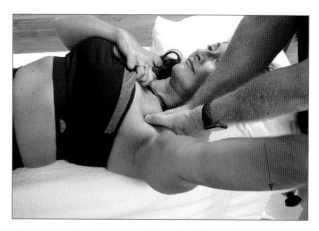

图 16.25　要求患者主动缓慢地将手臂向肩胛骨平面运动时，治疗师触诊并对胸大肌进行锁定性按压

或半握拳对肌肉做滑动性按压，同时患者手臂向肩胛骨平面移动。

　　在患者将手臂移动至肩胛骨平面时，治疗师触及目标肌肉并对其做滑动性按压。

技术 3：MET（PIR/RI）和锁定技术

　　患者采用与技术 2 相同的体位。这一次，要求患者持续收缩胸大肌抵抗阻力 10 秒，以启动该肌肉的 PIR 效应。

　　在胸大肌收缩完成后，治疗师要求患者收缩拮抗肌（相反）完成抗阻运动，手臂运动至肩胛骨平面内。继续保持向心收缩，以对胸大肌（主动肌）产生抑制。同时，治疗师对胸大肌施加滑动性按压（图 16.24）。

　　现在，治疗师可以在将患者手臂向肩胛骨平面

运动，对胸肌进行锁定（图 16.25）。

　　治疗师将患者的手臂被动引导至肩胛骨平面，同时仍然可以使用锁定技术（图 16.26）。

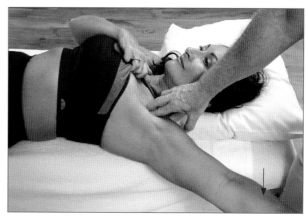

图 16.26　治疗师触诊并对患者胸大肌做锁定性按压；同时，将患者的手臂被动引导至肩胛骨平面

■ 斜方肌上部和肩胛提肌

在所有的治疗方案中，颈部和肩部的治疗是最受关注的领域之一。所以对我来说，熟练掌握这些治疗方法是很有意义的。如果你答应帮人们免费按摩身体 30 分钟，腰部及颈肩部位可能会是最受欢迎的部位。

因为解剖位置的关系，你可能会认为对这两块肌肉的治疗非常相似。然而，从功能上来讲，斜方肌上部使颈椎向对侧旋转，而肩胛提肌使颈椎向同侧旋转颈椎，所以我们可以利用这一特点更有效地处理这两块肌肉。例如，如果我们要治疗右侧斜方肌上部，那么向右侧旋转颈椎可以延长肌肉，而向左侧旋转则能缩短肌肉。而对于右侧肩胛提肌而言情况则相反，颈椎向右侧旋转缩短肌肉，左侧旋转延长肌肉。详细情况如下所述。

技术 1：主动滑动技术

患者采取坐位，头部保持在中立位，治疗师将手的远节指骨放置在右侧枕骨的底部，因为这里接近斜方肌的附着点，同时另一手轻轻叠放在接触手上以强化（图 16.27）。

斜方肌

要求患者慢慢地前屈头部，然后向左侧屈，并向右旋转约 40°（半旋转）。此时，治疗师手指指向

锁骨并沿斜方肌向外进行滑动性按压（图 16.28）。

肩胛提肌

方法与前面类似，但这一次，为了治疗右侧肩胛提肌，要求患者慢慢地将颈椎左侧屈，并向左侧旋约 40°（半旋转），然后慢慢地屈曲颈部（下颌向胸部靠近）。同时，治疗师用手指向外 / 向下朝肩胛骨上角的方向滑动性按压肩胛提肌（图 16.29）。

我倾向于在至少 3 个特定动作中使用"扇形手"（图 16.30），因为这可以覆盖所有重要肌肉。

注释：患者通常会以各种方式旋转和屈曲颈部；然而，治疗师可能只治疗了一半的软组织。如果是这样，要求患者回到中立位，治疗师继续从中点开始治疗，以完成另一半肌肉的治疗。

技术 2：MET 结合主动滑动技术

要求患者头部抗阻右侧屈 10 秒以启动 PIR 效

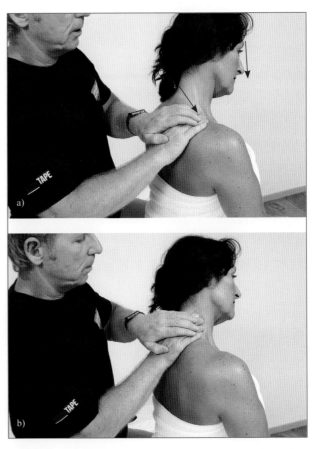

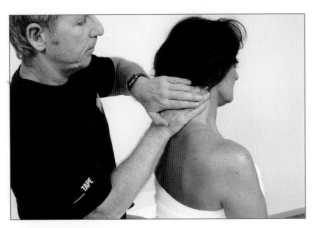

图 16.27　患者维持坐位，头部处于中立位。治疗师向枕骨右侧底部施加压力

图 16.28　a. 斜方肌上部（右），要求患者屈曲颈部，同时左侧屈并向右侧旋转颈椎；b. 结束位置

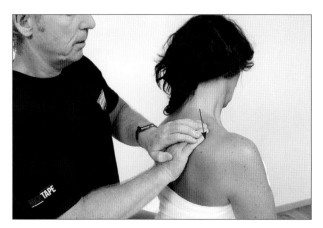

图 16.29　肩胛提肌（右）。要求患者左侧屈颈椎，并向左旋，然后低头

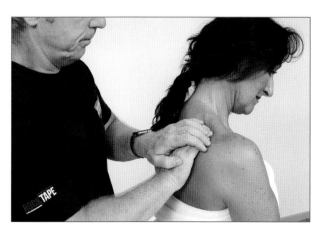

图 16.30　治疗师将扇形手应用于颈部和肩部以覆盖所有重要肌肉

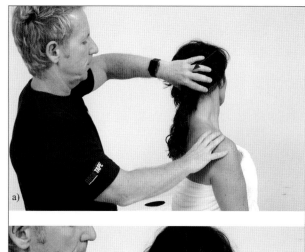

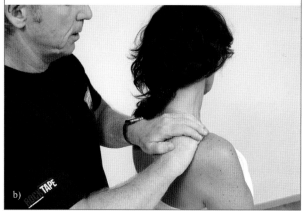

图 16.31　a. PIR 收缩 10 秒；b. 治疗师重复进行主动滑动

应（图 16.31a）。在放松阶段，治疗师继续使用与前面相同的滑动技术（图 16.31b）。

注释：希望到目前为止，我所讲授的知识，特别是上面两种技术，足够满足大家对斜方肌上部和肩胛提肌的治疗需求。这只是一系列技术中的一小部分，当然，读者也可以配合其他方法治疗这些肌肉。我们也不能忽视前面提到的其他处理肌肉的多种技术，如被动滑行和锁定等。

■ 胸锁乳突肌和斜角肌

与其他肌肉相比，我倾向于以更加慎重的态度对待这些肌肉，因为我发现对大多数患者来说，他们通常都很敏感，即使只做轻微的触碰。在进行治疗时也必须考虑它们与狭窄的胸廓出口（臂丛神经和锁骨下动脉）结构之间的关系及相邻近的解剖位置。通常，我会要求患者在我的帮助下被动治疗这些肌肉，因为我喜欢用自己的手来控制所有的被动运动。

技术 1：被动滑动技术

与前面展示的大多数技术一样，患者坐位时保持头部中立位。治疗师的左膝放在治疗床上，左手放在患者头顶，肘部放在肩上。然后，左手可以通过控制患者头部将颈椎向右旋转（图 16.32）。

治疗师用手指触诊胸锁乳突肌的起点（乳突处）（图 16.33）。

接下来，治疗师用左手控制和引导患者颈椎被动左旋，而右手则慢慢地沿胸锁乳突肌向下滑动（图 16.34）。

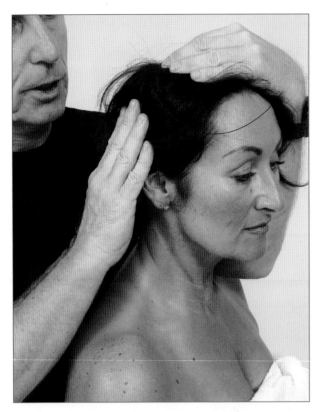

图 16.32 治疗师控制头部，将颈椎向右旋转

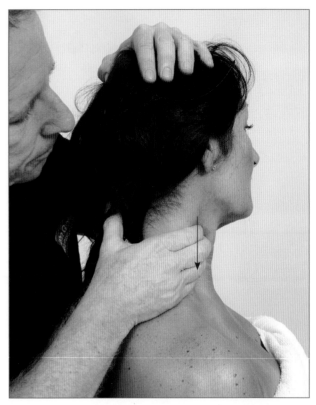

图 16.34 治疗师控制患者颈椎左旋，同时沿着胸锁乳突肌滑动

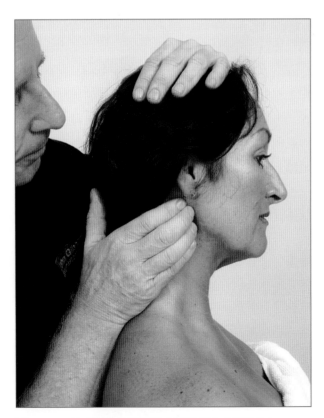

图 16.33 治疗师触诊胸锁乳突肌的起点（乳突处）

注释： 颈椎向右旋转会延长右侧胸锁乳突肌，向左旋转会缩短右侧胸锁乳突肌，这是因为此肌肉负责颈椎向反方向旋转。所以左侧的胸锁乳突肌收缩会使颈椎向右侧旋转。之所以提到这一点，是因为我虽然将患者颈椎向左旋，但理论上是缩短左侧肌肉，而这些技术的目的是拉长肌肉。由于是我帮助患者使这些肌肉做被动运动，所以该肌肉并不是真正处于收缩状态。这种治疗方法在我的临床实践中很有效。我也这样思考过，操作中我希望旋转颈椎，暴露治疗区域，这样就可以获得比反方向旋转更大的操作空间来进行治疗（这只是我的观点）。

技术 2：被动滑动（斜角肌）技术

斜角肌（前、中、后）附着于 C2~C7，胸廓出口位于前斜角肌和中斜角肌纤维之间。斜角肌是本书中我所讲到过的所有肌肉中需要大家非常小心对待的特殊肌群，特别是在我下面演示的手法技术中。有时，在治疗过程中有患者会出现异常感觉，如肩部、手臂出现刺痛，或由于按压过度而引起的局部放射痛。这表明一定是触压到了神经结构，所以治疗过程中对于按压的位置和结构必须小心处理，建议轻触。

这项技术与上述胸锁乳突肌的治疗几乎相同。唯一的区别是，当你沿着胸锁乳突肌滑动时，手指会向后滑离肌肉是很正常的，这时手指将接触到斜角肌（图16.35）。你可能会注意到，颈椎此时也处在一定程度的屈曲和左旋状态。我相信这是处理这些精细结构更好的方法。

注释：与斜方肌治疗一样，使用更小范围的扇形手，以治疗前、中、后斜角肌。

■ 斜方肌中下部和菱形肌

事实上，以下方法对于治疗肩胛骨周围肌肉非常有效，尤其是肩胛骨之间的后缩肌群。尽管这可能与我的一些关于治疗症状、不要追逐疼痛、去寻找功能障碍的理念背道而驰。我的意思是说，许多患者的疼痛等症状出现在两侧肩胛骨中间区域，其中一个原因可能是拮抗肌缩短导致的紧张，这种情况通常是指胸肌。这些过度紧张的胸肌可能是使菱形肌和斜方肌中部长期处于被动牵伸、弱化或抑制状态的潜在原因。在治疗或强化弱化的两侧肩胛骨中间的肌肉之前，先牵伸胸肌是非常有意义的（如果是这样的话），关于胸肌的牵伸方法前面已经讲过。

技术1：主动滑动技术

患者采用坐位，并要求患者肩胛骨略微后缩（尽管两侧后缩更容易，但推荐每次单侧进行），这样肩胛骨之间肌肉就处于缩短状态。此时，治疗师伸直手臂，并用手的指关节来接触患者的两侧肩胛骨中间区域（后缩侧）（图16.36）。

现在要求患者同时前伸肩胛骨和（或）屈曲颈椎（图16.37），此时治疗师应用向下的滑动技术作用于软组织。

替代技术

要求患者手臂外展90°并屈肘（图16.38a）。当患者进行肩关节水平内收运动时，治疗师采用直臂方式沿菱形肌和斜方肌上部向下滑动（图16.38b）。

患者（如果愿意的话）可以在水平内收手臂的同时旋转躯干。如治疗师所展示的那样，可以在这

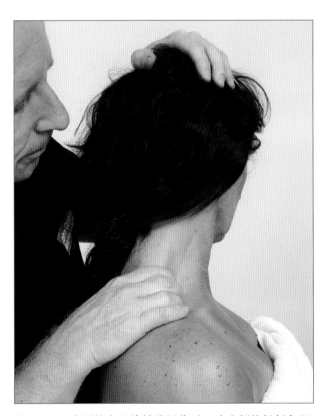

图16.35　当颈椎向左旋转并屈曲时，治疗师接触斜角肌并应用向下滑动技术

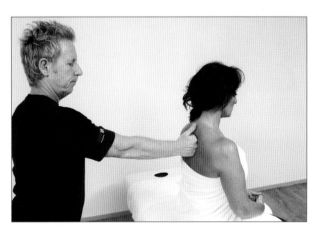

图16.36　要求患者轻微后缩肩胛骨，治疗师直臂，通过指关节向两侧肩胛骨中间区域施压

个位置，用直臂方式治疗胸椎部的竖脊肌，特别是压力指向更靠近脊柱时（图 16.39），如果压力指向更靠近肩胛骨，则可以治疗菱形肌和斜方肌的中下部。

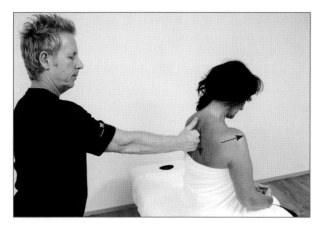

图 16.37 当患者前伸肩胛骨和（或）屈曲颈椎时，治疗师对两侧肩胛骨中间区域施加向下滑动

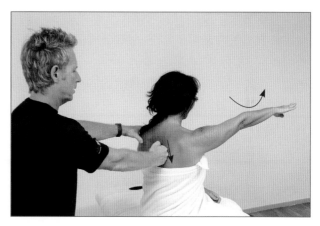

图 16.39 当患者的旋转胸椎时，治疗师对胸部竖脊肌和菱形肌施以向下滑动性按压

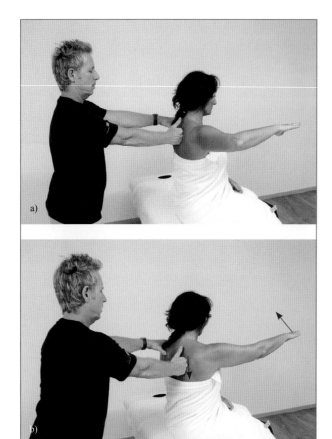

图 16.38 a. 治疗师对两侧肩胛骨中间区域肌肉施加向下滑动；b. 当治疗师手指做下滑运动时，患者肩关节进行水平内收

第十七章
肩与颈椎的硬性贴扎技术及运动肌能贴扎技术

本章的某些内容摘自我的《运动肌贴图谱》（*A Practical guide to Kinesiology Taping*）一书。本章旨在讲述并且鼓励使用硬性贴扎技术（athletic taping techniques），因为会使用这种技术的人越来越少。我认为这些技术应该在职业生涯的早期教授给每位治疗师。我希望这一章节可以加深治疗师对硬性贴扎和运动肌能贴扎的了解，并鼓励其参加相关培训课程以获得认证。

贴扎技术对运动相关的肩部肌群和颈椎的损伤尤为重要。从我作为英国陆军的体能教练第一次使用硬性贴扎起，我在该领域已经度过了很长的学徒期。在此我真心感谢那些教给我这些技能的军队物理治疗师。

最初我只使用硬性贴布。在很多年里，我使用了有着不同韧性和弹性的多种贴布。然而同时，我还学习了经典的用于膝部、肩部和脊柱的McConnell贴扎技术（以澳大利亚的物理治疗师Jenny McConnell的名字命名），以及力量收缩与力量贴扎系统。美国运动训练师（athletic trainer）Ron O'Neil教授了我这些技术，他多年来一直在为超级碗球队提供医疗保障服务。

不久之前我每个月都在讲授硬性贴扎课程。但因为过去几年对标准硬性贴扎的需求已大大减少，近几年我只教运动肌能贴扎课程。我真心希望大家不要忘记"经典"的硬性贴扎方法，因为我认为它们在运动医学（及我的内心）中将永远占有一席之地。

物理治疗领域中真正的专业人员应该具备贴扎技术的各个方面的知识。因此我对很多学习手法治疗的学生从未见过任何常规的白色硬性贴布而稍感失望，他们只见过我从训练箱中取出的彩色贴布。

本章将介绍使用Leukotape、氧化锌贴布（Z/O）和微孔贴布等材料在肩部肌群贴扎的标准方法。大多数贴扎技术都使用了相对较新的运动肌能贴扎体系。

运动肌能贴扎是目前在运动医学领域最常用的贴扎方法，并且已经使用了多年。现在色彩鲜艳的贴布在全世界所有重大的体育赛事中都很常见，甚至在一些娱乐活动中也能看到。治疗师需要掌握这些技术。这些技术相对简单易学，且一旦以特定的方式应用，可以潜在地提高运动员的表现并减轻疼痛和肿胀。

■ 运动肌能贴扎简史

20世纪70年代，日本脊柱神经医生Kenzo

Kase 博士开始使用一种独特的贴扎方法，从而开发了一种新型的硬性贴布。与标准硬性贴扎方式（如氧化锌贴布贴扎）相比，他渴望开发一种新型的贴扎方法。他认为传统方法可以为肌肉和关节提供支撑，但有时会限制关节活动，并且在某些应用中可能会限制并可能抑制自然愈合过程。经过广泛的研究，Kase 博士开发了运动肌能贴扎（KinesioTaping®）技术：一种可通过促进淋巴引流而自然协助损伤组织愈合并在不限制 ROM 的情况下为关节和肌肉提供支持的贴扎技术。Kase 向 58 个国家捐赠了 5 万卷运动肌能贴布，这种类型的运动肌能贴布在 1988 年的汉城奥运会上被广泛使用，这也使得此款贴扎产品在整个运动界都被广泛的关注。

■ 运动肌能贴扎技术

运动肌能贴扎技术（kinesiology taping method, KTM）只是一种可以在任何体育或非体育相关环境中有效使用的方法。这不是针对肩部肌群的"独立"治疗，因为它通常与其他手法治疗（如软组织治疗）结合使用，包括肌肉能量技术（MET）、肌筋膜技术和关节松动术。只有充分了解并实际应用了这种贴扎技术，它才能为不同治疗方案提供辅助以提高患者和运动员的整体健康。

■ 运动肌能贴扎和传统硬性贴扎的比较

大多数类型的硬性贴布，尤其是本章将要展示的硬性贴布，其延展性都很低或者几乎没有弹性。这是因为目前运动员使用的许多贴扎技术都为"预防"或"稳定"而设计：此方法旨在限制运动中受到的特定损伤以维持运动，并为应用区域提供必要的支持和保持稳定。相反地，运动肌能贴布的弹性非常好，可以纵向拉伸至初长度的 120%~180%。另外，运动肌能贴布的厚度及其弹性与人类的皮肤相似。

当在损伤中使用无弹性的硬性贴扎时，贴布的硬度会造成活动受限，甚至会阻止贴布区域范围的运动。这对需要制动以防止进一步损伤的中度到重度的损伤是合理的。但是，大多数损伤并不需要完全固定，这就是为什么需要灵活性更好的运动肌能贴布。与传统贴扎不同，运动肌能贴布可以为受伤的肌肉和关节提供支撑，同时仍允许安全、无痛的 ROM，这使患者和运动员能够在恢复阶段继续训练或比赛。

传统的硬性贴布可能会影响血液循环，并且每次体育比赛后都会有贴布脱落的问题。而运动肌能贴布可以贴很多天，从而提供"24/7"的支撑和治疗效果。另外该贴布不会引起皮下组织问题，也不会限制相关的关节活动。另一个好处是，和传统贴布不同，运动肌能贴布在撕除后不会留下黏合剂残留物。

2011 年，Kaya 等对肩峰撞击综合征进行了运动肌能贴扎与物理治疗方法的治疗比较。他们得出结论是运动肌能贴扎可以作为肩峰撞击综合征的另一种治疗选择，尤其是在需要即时效应情况下。

贴布的黏合性

标准硬性贴布通常在贴布上使用一种称为氧化锌（Z/O）的黏合剂，去除后有时会在皮肤上留下残留物。另外，一些患者对该类型的贴布有过敏反应。但是，这些技术仍然是增加稳定性一种非常有效的方法，并且在贴扎领域仍然占有一席之地。这将在本章的后面内容中进行介绍。

当前大多数可用的运动肌能贴扎产品均使用丙烯酸基黏合剂，该黏合剂通常不含乳胶并且具有低过敏性。丙烯酸黏合剂比普通的硬性贴布黏合剂对皮肤温和得多，并且很少引起皮肤刺激或破损。它不需要使用保护性的预处理来防止皮肤伤害，可以和身体任何部位的皮肤直接接触。

丙烯酸黏合剂通常以波浪形形式附着在运动肌能贴布的背面，该波浪形形式在贴布上形成了黏合剂和无黏合剂的交替区域，使得被贴扎皮肤区域的水分可以轻易地通过贴布中透出。另外棉质织物可以很快变干，因此运动肌能贴布可以在沐浴甚至游泳过程中舒适地使用。

更重要的是，间断分布的黏合剂可以在贴布下的组织中产生压力差。从理论上讲，这将使贴布与疼痛感受器（伤害感受器）、血管和淋巴系统相互作用，以帮助缓解疼痛和减少炎症。

运动肌能贴布类型

运动肌能贴扎和其他硬性贴扎的贴布之间的主要区别也许可以从特定的应用方法中看出。传统的硬性贴布通常需要紧紧缠绕在受伤区域周围，以增强稳定性（本文中未涵盖这些技术）。在某些情况下可使用硬性贴布以提供固定性。然而，运动肌能贴布可以使用在肌肉和相关关节及周围，并且施加到贴布上的拉伸力可以根据应用目的而变化。

如何选择正确的运动肌能贴布类型

Rocktape 公司（我个人认为它是该领域的领导者之一）在文献中提到目前有两种贴布：廉价贴布和优质贴布。Rocktape 强烈建议不使用廉价贴布，因为它容易引起皮肤反应，经常会脱落，并且变松弛的速度比优质贴布要快得多。正如 Rocktape 所建议的，我会避免购买价格便宜、不知名或未经过测试的产品。

个人推荐

正如你所想，Rocktape® 是我极力推荐的贴布生产公司，我将其产品用于我的所有人体运动学课程和诊所中，以及适合我进行贴扎治疗的所有运动员和患者。该公司生产各种运动肌能贴扎产品，我是其多样设计和色彩时尚产品的忠实拥护者，而所有这些设计和色彩都不会影响贴布的有效性。

在本章的所有运动肌能贴扎展示中都将使用

Rocktape® 品牌的贴布。该贴布可以直接通过公司官网（www.rocktape.net）购买（图 17.1）。

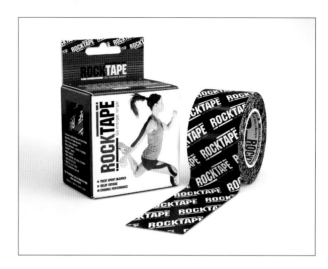

图 17.1　Rocktape® 品牌贴布

Rocktape® 贴布（5m×5cm）的一些特征

- 180% 拉伸。
- 不含乳胶，且具有低过敏性。
- 防水，尤其是 H20 型。
- 透气。
- 超柔和可塑性，贴合身体形态。
- 贴布的厚度和重量类似于人的皮肤。
- 允许自然的关节和肌肉活动范围，并且不限制运动。
- 弹性特性有助于支撑和减轻肌肉疲劳。
- 协助淋巴引流。
- 可以持续贴扎 3~5 天。

■ 运动肌能贴扎的作用机制

任何形式的身体损伤或创伤都会触发人体的自然保护机制，即炎症反应（图 17.2）。这种反应可识别的主要症状是：红、肿、热、痛及活动范围受限。

临床效果已证明运动肌能贴扎可帮助人体应对炎症的自然反应，因为它直接作用于躯体感受系统

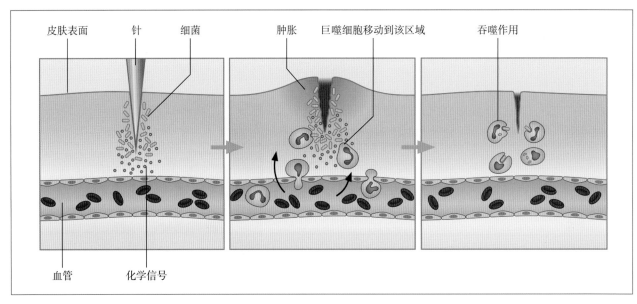

皮肤表面　针　细菌　　肿胀　巨噬细胞移动到该区域　　吞噬作用

血管　化学信号

图 17.2　炎症过程

内的感受器。正确应用运动肌能贴扎于疼痛感受器有助于缓解疼痛，并通过微提拉皮肤来促进淋巴引流。这种提拉的效果有助于皮肤产生变形，从而增加组织间隙，并减轻损伤部位的炎症反应（图17.3a, b）。

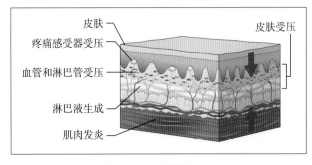

皮肤
疼痛感受器受压
血管和淋巴管受压
淋巴液生成
肌肉发炎
皮肤受压

图 17.3a　无贴布使用下的皮肤横截面

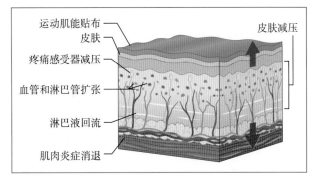

运动肌能贴布
皮肤
疼痛感受器减压
血管和淋巴管扩张
淋巴液回流
肌肉炎症消退
皮肤减压

图 17.3b　贴布使用下的皮肤横截面

如图 17.3 所示，由于受伤，潜在的神经末梢、淋巴管和血管处于"收缩"状态。如前所述，任何类型的伤害都会引起炎症，并且这种自然过程会引起某种形式的肿胀。一种常见的肿胀类型是血肿，其带来的压力将在组织内累积。随着软组织中积累压力的增加，伤害感受器（疼痛感受器）将会受到刺激，因此会感到疼痛。正如我在很多贴扎课程中经常提到的那样："肿胀会导致压力，压力会导致疼痛。为了减轻疼痛，我们必须降低压力。我们可以使用特定的运动肌能贴扎技术来帮助降低软组织内累积的压力。"其他的治疗方法也可以与运动肌能贴扎同时使用，如冰敷和非甾体抗炎药（NSAID）。

如前所述，在皮肤上应用运动肌能贴布会导致皮肤产生"提拉"或"褶皱"。Capobianco 和 van den Dries（2009）在他们的《强有力的贴扎》（Power Taping）一书中讨论了这一过程，其中皮肤的"提拉"被称为生物力学提拉机制（biomechanical lifting mechanism, BLM）。他们说："生物力学提拉机制在微观上提起皮肤，使液体更自由地流动。这样可以使更多的血液流入受伤部位的血管，从而加快恢复和修复的速度，还可以使淋巴液更容易地从受伤的部位流走，从而减轻炎症。"

■ 如何使用和应用运动肌能贴布

运动肌能贴布产品倾向于采用标准尺寸和长度（通常为 5cm×5m）。治疗师将决定如何以及何时使用此标准贴布产品，因为他们将根据患者或运动员的情况在贴扎前进行贴布剪裁。但是某些运动肌能贴布产品是以预剪切好的产品形式呈现的，理论上这会使整个操作更容易一些。但我首选自己预裁剪贴布的尺寸和形状的。

一条贴布可以创造出许多独特的贴扎设计（图17.4）。在所有的运动肌能贴扎方法中，通常都从一个 I 形贴布开始。治疗师将根据运动员或患者的身高、体形和需要贴扎的面积来决定使用贴布的具体长度。然后可以将同一条标准尺寸的 I 形贴布修剪为较小版本，或者通过将两个较小的 I 形贴布交叉贴成 X 形。标准的 I 形贴布也可以剪成 Y 形或其他特殊形状，如扇形。扇形贴扎技术通常用于帮助控制淋巴引流。根据运动员或患者的个人需求，可以在使用时调整运动肌能贴扎的拉伸方向和力度。

施加在贴布上的拉伸量

运动肌能贴扎应施加多少拉伸量？这是一个常见问题，需要遵循一些简单的原则。

方法 1：在贴扎之前，将患者的组织引导至预

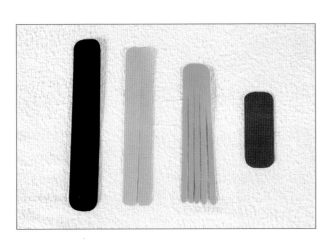

图 17.4　不同形态的贴布

拉伸位置，然后将运动肌能贴布直接粘贴到患者身上，几乎不拉伸贴布。

方法 2：将贴布视为"减压贴"，或更简单地说，是"缓解疼痛贴"。贴布可在 25%~100% 的拉伸范围内使用，有助于减轻局部疼痛。

本章中介绍的贴扎技术展示了如何应用贴布的不同程度的拉伸量进行贴扎，范围从 0%~100%。有许多应用运动肌能贴扎的方法，我有幸能够对我所学的某些方法进行改进。在本章中我将通过运动员和患者来展示当前我所使用的技术。

Rocktape 有一句话："我们认为没有一种贴扎方法可完全适用于所有的问题。"我确信这是事实。当你在 YouTube 上观看了 15 种不同的肩袖肌贴扎方法时，你自然会想知道这些方法中哪一种是正确的。从理论上讲，它们都是正确的，因为视频中治疗师在患者身上展示的都是有效的技术。

强调以下几点：由患者来决定贴扎技术是否有效。治疗师可以按所学的方法将运动肌能贴扎应用在患者身上，但治疗师需要具备必要的经验和功能解剖学基础知识，才能改进方法以满足运动员或患者的个性化需求。

运动肌能贴扎的益处

- 在不影响正常 ROM 的情况下为力量较弱或受伤的肌肉提供支持。这可以允许运动员和患者充分参与治疗性锻炼和（或）运动训练，并最大限度地减少代偿性失衡或受伤的风险。
- 可以潜在地激活受伤或手术后无力的肌肉，从而改善收缩质量并加快恢复过程。
- 增强稳定性，且不像传统硬性贴布那样限制运动。运动员和患者可以积极参与运动或活动。
- 放松，并可以减轻使肌肉过度使用和过度劳累的负荷。
- 通过移除淋巴液帮助减轻疼痛和水肿。
- 帮助纠正姿势不平衡并改善 ROM。
- 对心理有益且起到安慰剂的作用。

硬性贴扎的益处

- 起支撑作用以限制受伤关节的运动，从而提供适宜的愈合环境。
- 通过限制关节活动范围稳定关节周围韧带和关节囊。
- 已被证明是减少运动损伤的预防措施。
- 降低大多数运动损伤的严重性。
- 帮助管理慢性伤害。
- 有助于减少肿胀。
- 避免损伤部位再次损伤。
- 在一定范围内且 ROM 不受影响的情况下为无力或受伤的肌肉提供支持。
- 协助清除淋巴液，有助于减轻疼痛和水肿。

多年来我一直使用的两种硬性贴扎产品都包含一个专门设计的贴扎工具包，称为 Tiger Tan 贴扎工具套装（图 17.5）。工具包中有一卷 Tiger Tan 贴布（3.8cm×13.7m）和一卷 Tiger Tape Fix 贴布（5cm×10m）。

本书中的每个示例及 YouTube 上的所有视频，我都使用了这些特殊的贴布。

如 Lewis 等（2005）所述，硬性贴扎有助于纠正姿势不平衡并改善 ROM。他使用贴扎技术来改变肩胛骨和胸椎的位置，无论有无肩部症状，患者的肩部运动都有所改善。

使用贴布的注意事项及禁忌证

从年幼到年老的客户，从非常健康到有健康问题的客户，运动肌能贴扎和标准的硬性贴扎对每个人都是安全的。这是一种治疗性的贴扎技术，不仅可以为运动员和患者提供所需的支持，还有助于康复。因此，运动员或患者可以在运动中甚至日常活动中保持活动性。所有类型的贴扎技术在使用前都需要检查一些注意事项和潜在的禁忌证。

注意事项

- 对贴布过敏。
- 深静脉血栓形成和静脉炎。
- 检查腋窝和腘窝区域，因为这些身体部位很敏感。
- 局部或远端的肿瘤。
- 脆弱的皮肤，如老年人或有特定医疗状况的人群。
- 皮肤愈合早期。

禁忌证

- 皮肤病的感染部位，如湿疹和皮炎。
- 蜂窝织炎。
- 皮肤破损和伤口开裂。
- 运动肌能贴布和硬性贴布可引发的皮肤过敏。

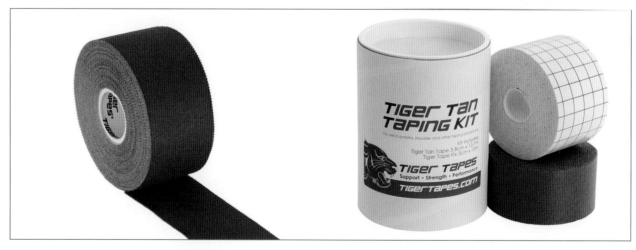

图 17.5　Tiger Tan 贴扎工具包中所含的贴布

■ 运动肌能贴扎和硬性贴扎的应用

运动肌能贴扎和硬性贴扎的应用方法有很多。我认为最好遵循一些简单的原则，一旦学会了一种方法，便可以根据运动员或患者的需求进行调整。

使用前的一般原则

- 询问患者对贴布黏合剂的过敏史。
- 清洁皮肤上的油、乳霜或按摩蜡，并在需要时修剪毛发（尤其是在粘贴硬性贴布时）。
- 测量贴布并将其剪裁成所需的尺寸和形状。
- 修圆每条贴布末端的角（仅用于运动肌能贴扎），以防止其翘起或剥落。

使用运动肌能贴扎时，切勿拉长贴布的末端，并在两端留出 2~3cm 的贴布，使其保持在未拉伸状态。运动肌能贴扎的两端不拉伸，可以避免在皮肤上产生"剪切"类型的张力并且减少可能的皮肤刺激，因为贴布通常会保持数天。

应用预牵伸（运动肌能贴扎）

在将运动肌能贴布粘贴到受损部位之前，将运动员或患者的软组织（如肌肉）引导并放置至自然牵伸的位置（图 17.6）。请记住，患者通常会存在某种类型的疼痛或肿胀，因此只能引导至患者感受到牵伸为止，而不是直到患者感到不适。

贴布粘贴／固定技术

粘贴运动肌能贴布之前，先暴露贴布的黏合面，以便可以将其粘贴到特定的身体部位。只需撕掉贴布背面的背亲纸，撕开时并不会损坏弹性贴布本身。

将准备好的 I 形或 Y 形贴布贴到预先牵伸的身体组织上，第一次贴时几乎不需要拉伸贴布。此技术将有助于稳定贴扎的部位（图 17.7）。

减轻疼痛或减压

- 运动肌能贴布（通常为 X 形、Y 形或较小的 I 形贴布）可以拉伸原始长度的 25%~100%。

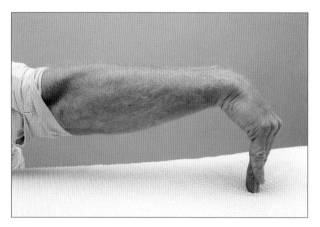

图 17.6　前臂伸肌处于预牵伸的位置

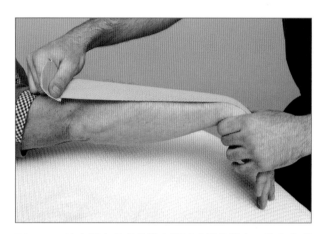

图 17.7　治疗师在患者前臂上贴运动肌能贴布，贴布几乎没有被拉伸

这种类型的贴布通常称为缓解疼痛贴或减压贴，并可直接应用于疼痛区域。

- 如果使用较小的 I 形或 X 形贴布，从中间部分开始撕掉贴布背面的背亲纸会比从一头撕更容易。中间部分撕开后，开始剥离背亲纸，并在没有拉伸的两末端向上折叠背亲纸（类似于在皮肤割伤处贴创可贴）（图 17.8）。
- 适当地拉伸运动肌能贴布的中间部分。
- 然后将适当拉伸的贴布贴至特定的疼痛区域（图 17.9）。

一旦将运动肌能贴布贴到疼痛区域后，就需要对其进行热活化，以激活贴布背面的丙烯酸黏合剂使其黏合在皮肤上。这需要用你的手或用从运动肌能贴布上取下的一块背亲纸摩擦贴布（图 17.10）。

彩色的星号和字母

在每个运动肌能贴扎的演示中，我在患者身体上与疼痛相关的特定区域放置了一些彩色的星号。

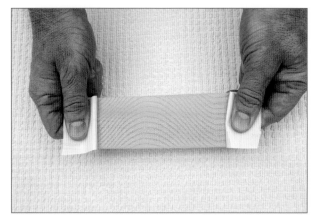

图 17.8　用拇指将弹性贴布的中间部分拉伸，使长度增加 50%

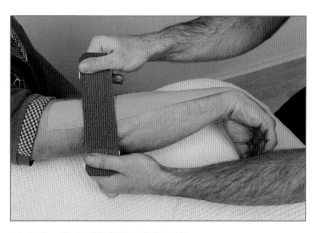

图 17.9　将减压贴应用于疼痛区域

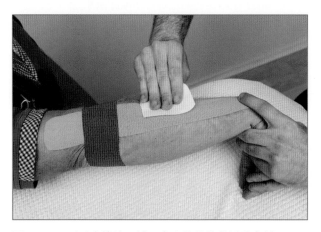

图 17.10　通过摩擦该区域以产生热量并激活黏合剂

我发现这非常有用，特别是在向学习手法治疗的学生讲授运动肌能贴扎时，因为使用这些标记可以使贴扎更加精准。

字母 S 和 F，S 表示开始，F 表示完成。箭头方向代表贴扎的方向。

一旦确定了疼痛区域，则使用标签或在该区域上做标记以便精准地应用运动肌能贴布（图17.11）。一旦确定了疼痛区域，就可以开始剪裁运动肌能贴布，并相应地粘贴贴布。

■ 运动肌能贴扎技术

技术 1

肩袖肌腱病：冈上肌、滑囊炎和冈下肌疼痛

Hsu 等（2009）研究了运动肌能贴扎对棒球运动员肩峰下撞击综合征的作用。他们发现这有助于恢复手臂的肩肱节律，在手臂从 60°至 30°下降阶段增加激活斜方肌下部纤维。

可以根据出现疼痛的软组织的不同，改变贴扎技术。举例来说，如果患者的肩关节前侧疼痛，则可能是冈上肌腱病。肩峰下方的疼痛很可能是肩峰下滑囊炎，而肱骨大结节后的疼痛可能表明冈下肌

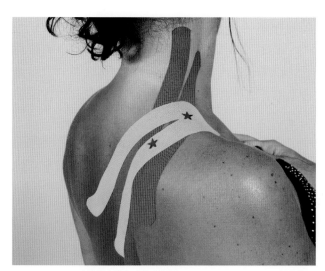

图 17.11　用星号标记疼痛区域

有问题，特别是游泳者。图 17.12 显示了上述与肩部相关的三个潜在疼痛区域。

应用第一种贴扎技术给三角肌减压。如果肩关节出现问题，则通常首先应用此技术。在三角肌粗隆上贴上一条 Y 形贴布，将三角肌前束置于伸展位置，然后将贴布的一条分支贴在三角肌前束；再牵伸三角肌后束，将贴布的第二条分支贴在三角肌后束上（图 17.13）。贴扎过程几乎不拉伸贴布。

要求患者将手放在腰部，因为这样可以拉伸冈上肌和冈下肌。在疼痛部位贴上一条 Y 形贴布：

从肩部的前侧开始，覆盖冈上肌、肩峰下方的滑囊和肱骨大结节后侧的冈下肌（图 17.14）。贴布的每条分支均施加 50%~75% 的拉伸强度。你也可以要求患者稍微后缩肩部，这样可以在粘贴贴布之前加强拉伸。

热激活贴布。

技术 2

肩锁关节扭伤

当我还是橄榄球队的物理治疗师时，肩锁关节（ACJ）扭伤的情况比较常见。几乎每次训练和比赛中我都会遇到 ACJ 受到不同程度损伤的情况。由于橄榄球是一种需要身体接触的运动，物理治疗师经常会遇到运动员关节半脱位或扭伤的情况（图 17.15）。然而，ACJ 扭伤并非仅限于橄榄球运动，因为在某种程度上大多数运动都需要此关节参与。

肩关节的治疗很困难，因为患者会发现在生活中很难不用到肩，即使穿衣服也需要肩的活动，运动员参与更加激烈的运动更是如此。因此，以下讲述的运动肌能贴扎技术将是一个较好的选择，因为它有助于组织修复。

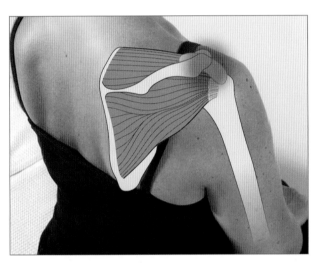

图 17.12　可能导致患者肩部疼痛的三个区域

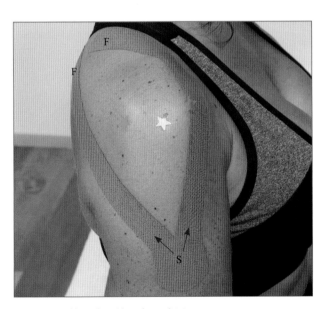

图 17.13　第一步：给三角肌减压

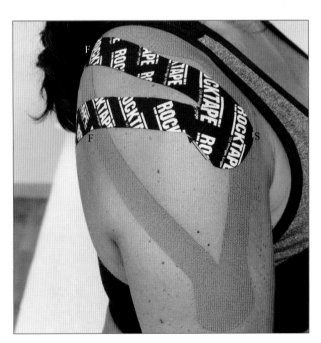

图 17.14　第二步：覆盖特定的疼痛区域

将患者的手臂放置在体侧以免 ACJ 受到拉伸。在 ACJ 上使用被拉伸 75%~100% 的标准 I 形贴布（图 17.16）。

贴上第二条被拉伸 75%~100% 的标准 I 形贴布（图 17.17）。

贴上第三条被拉伸 75%~100% 的标准 I 形贴布（图 17.18）。

热激活贴布。

技术 3

肱二头肌：长头

Fratocchi 等（2012）进行了一项研究以了解运动肌能贴扎施加于肱二头肌上时是否会影响肘关节的峰值扭矩。他们得出结论，对一组健康的受试者来说，肘关节向心扭矩的峰值确实有增加。

如前所述，肩前部的疼痛可能来自于冈上肌腱。但是，这也可能是肱二头肌长头腱的问题，因为这一结构起源于盂上粗隆，穿过肩部其他结构，

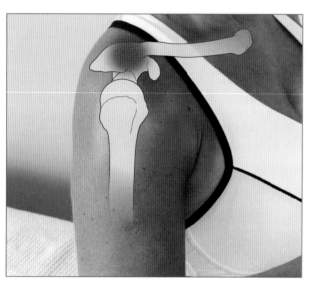

图 17.15　ACJ 扭伤

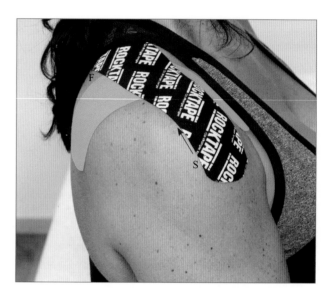

图 17.17　第二步：在肩锁关节上使用第二条 I 形贴布

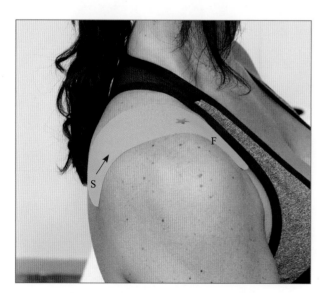

图 17.16　第一步：在肩锁关节上使用 I 形贴布

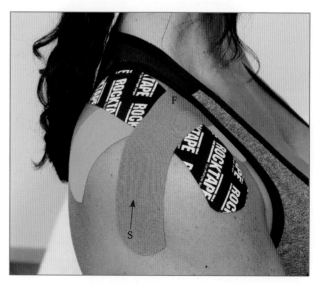

图 17.18　第三步：在肩锁关节上使用第三条 I 形贴布

继续走行于肱二头肌沟中，最后附着于桡骨粗隆和二头肌腱膜（图 17.19）。在 45 岁以上的男性中，长头断裂比较普遍。这被称为"大力水手"臂，因为断裂会引起肱二头肌回缩，因此上臂会出现隆起体征。

将肱二头肌置于延伸位置，从桡骨肱二头肌止点贴一条几乎没有被拉伸的 I 形贴布。将贴布向肱二头肌长头的起点方向贴（图 17.20）。

将一条比标准型号小的 I 形贴布以拉伸 50%~75% 的方式横贴在疼痛区域上（图 17.21）。

热激活贴布。

技术 4

中胸段和菱形肌疼痛

Karatas 等（2011）对存在骨骼肌肉疼痛的外科医生的研究发现，运动肌能贴扎也显著改善了颈椎的 ROM 且减轻了疼痛。他们得出结论，运动肌能贴扎是减轻颈部和腰部疼痛，改善颈椎和腰部 ROM 和功能的有效方法。

出现在两侧肩胛骨之间中胸段的疼痛可能是由于菱形肌或斜方肌下部的拉伤所致（图 17.22）。疼痛也可能来自颈椎下部。作为鉴别诊断的一部分，考虑肋骨或胸椎功能障碍也很重要。少数情况下，症状也可能提示肺部和肋间肌肉有问题。

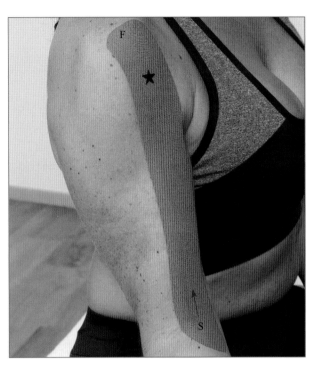

图 17.20　第一步：将 I 形贴布覆盖肱二头肌长头

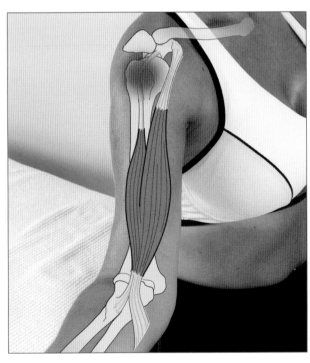

图 17.19　肱二头肌的双肌腱（长头、短头）

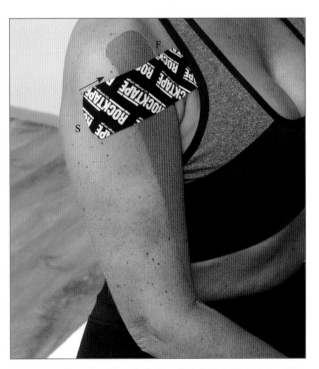

图 17.21　第二步：将一条小的 I 形贴布横向贴在疼痛区域

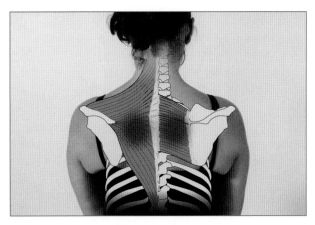

图 17.22　胸部中段肌肉（菱形肌和斜方肌）

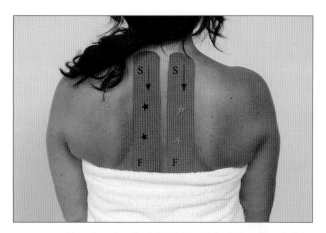

图 17.23　第一步：在两侧肩胛骨之间纵向贴扎两条 I 形贴布

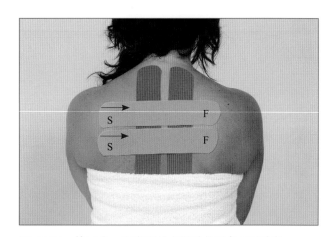

图 17.24　第二步：在肩胛骨之间贴扎两条 I 形贴布

许多到诊所就诊的患者都有姿势问题，中胸段肌肉一直处于拉伸状态。这可能是由于对侧拮抗肌——胸大肌和胸小肌缩短和紧张所致。治疗应包括一些胸肌的肌肉拉伸技术，而不仅仅是治疗疼痛的部位——记住，"疼痛不总是问题所在"（Ida Rolf）。

针对这种情况，运动肌能贴扎是治疗方案的极佳辅助手段，因为它可使患者意识到自己的姿势问题并且更愿意去做一些推荐的训练。

将躯干中段屈曲，让患者前伸肩部使中胸段肌肉处于伸展状态。从斜方肌上部开始贴扎两条标准的 I 形贴布，一次贴一条。向竖脊肌远端继续延伸，每个贴布拉伸 50%~75%（图 17.23）。

在两侧肩胛骨之间中胸段区域横向贴两条标准的 I 形贴布，并将每条贴布拉伸 50%~75%（图 17.24）。

热激活贴布。

技术 5

肩胛提肌或斜方肌上部拉伤

González-Iglesias 等（2009）进行了"运动肌能贴扎对急性挥鞭伤患者的疼痛和颈椎 ROM 的短期影响"的研究。他们得出的结论是，当患者出现急性挥鞭伤的相关症状时，应用运动肌能贴布在贴扎后 24 小时内显示出统计学意义上的显著改善。

肩胛提肌附着在肩胛骨上角，因此，当患者出现该区域的疼痛时，可能会认为肌肉是问题所在。我认为它可能是患者整体症状的一部分，但还必须考虑可能涉及的其他结构。这些已在前面的章节中介绍过（图 17.25）。

颈部侧屈并旋转至疼痛的对侧以拉伸肩胛提肌。从肩胛提肌起点（C1~C4）向下方肩胛骨上角贴扎一条几乎没有被拉伸的 I 形贴布（图 17.26）。

对于斜方肌上部疼痛，要求患者将颈部侧屈至疼痛的对侧。从枕骨底部开始贴扎第二条几乎没有被拉伸的 I 形贴布，直到斜方肌锁骨上的止点（图 17.27）。

热激活贴布。

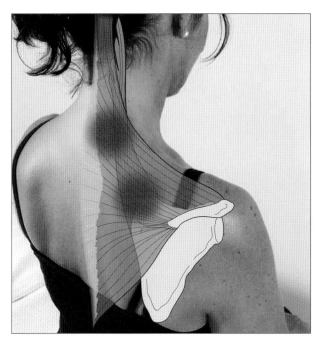

图 17.25　疼痛位于肩胛骨上角和斜方肌上部拉伤处

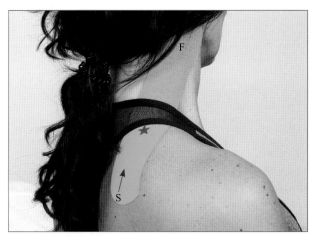

图 17.26　第一步：在肩胛提肌上贴扎

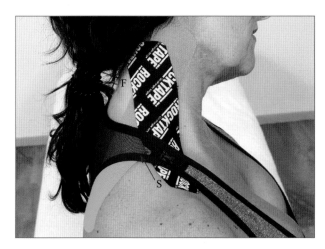

图 17.27　第二步：在斜方肌上贴扎

技术 6

姿势贴扎

这项技术可能与人体运动学原理背道而驰，因为我们要求患者缩短肌肉，而不是处于预延伸位。但是，我认为这是合理的，因为它似乎可以更好地控制患者的姿势。

患者坐位，然后稍微后缩并下压肩胛骨。从右锁骨上窝上方至躯干左侧贴扎一条拉伸度为50%~75%的运动肌能贴布，对另一侧重复相同的过程（图 17.28），以使它们交叉于身体的中线。

替代方法是从同一侧的斜方肌贴扎到下背部（图 17.29）。一些患者更喜欢这种姿势下的贴扎方法。

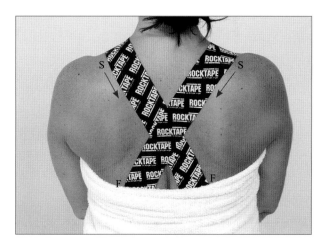

图 17.28　将运动肌能贴布从左、右侧锁骨上窝向躯干下方贴扎，拉伸度为 50%~75%

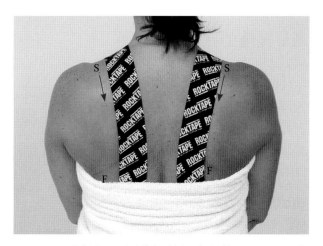

图 17.29　从斜方肌到下背部（同一侧）使用 50%~75% 拉伸的运动肌能贴布

■ 肩关节和颈椎复合体的硬性贴扎技术

在硬性贴扎演示中通常使用两种贴扎产品。一种是氧化锌贴布（称为 Leukotape），在以下的演示中我使用的是类似的 Tiger Tan 贴布。另一种是微孔类贴布，称为 Fixomull 或 Hypafix，演示中使用的是 Tiger Tape Fix。有两种贴布产品，白色多孔贴布充当保护皮肤的屏障，而棕色贴布则直接贴在白色多孔贴布上，因为如果将棕色氧化锌贴布粘贴在皮肤上并保留数小时甚至数天，可能会导致皮肤过敏。

在给患者贴扎之前，我们可以先进行贴布测试。我们只要求患者尽可能舒适地内收和（或）屈曲肩关节，然后观察其关节活动范围。还要请患者将在运动过程中感到的疼痛告知我们。然后治疗师按以下所述方法贴上贴布，并重新测试特定的动作，以查看关节活动范围是否有所改善，并且疼痛感是否有所减轻。

下列硬性贴扎与之前的运动肌能贴扎技术有很大不同，尽管它们可能在某一方面是相关的，因为它们处理的是相同的肩部疾病。但运动肌能贴扎通常允许运动，而硬性贴扎由于其有限的伸展度，会对患者的关节运动产生较大的限制。但是，患者可能会感觉硬性贴扎相较于运动肌能贴扎使关节更稳定。

减轻疼痛的技术

我认为以下的硬性贴扎技术有助于肩关节复合体的某些部分的复位，以帮助患者减轻当前疼痛，从而使患者在无痛范围内进行正常的日常活动。这些技术也可以称为"稳定"技术。

技术 1：肩峰撞击综合征

患者通常采取坐位，要求将疼痛的手臂置于外旋的位置。从肱骨头的前侧下方向肩胛骨的中点贴一条微孔贴布（图 17.30）。

要求患者保持外旋位置，然后再贴上第二条贴布（在这种情况下为棕色 Tiger Tan 贴布），并将其直接贴在第一条白色贴布上，不要让其直接接触皮肤。如果贴布贴得正确，会发现下面的白色贴布会起皱（图 17.31）。

技术 2：肩关节多向不稳定

患者采取站位或坐位，并放松右臂。如图所示，从肱骨头的前侧下方到肩胛骨的上半部分应用 1 条微孔贴布。将第 2 条微孔贴布从肱骨头的后侧下方贴扎至锁骨上部。从肱骨头的外侧下方（靠近三角肌粗隆）向肩锁关节正上方贴扎第三条微孔贴布（图 17.32）。

让患者保持这个姿势。治疗师需要用右手轻轻地控制肱骨的位置，并用左手稳定肩峰（图 17.33）。从这个位置开始，治疗师将肱骨向上滑

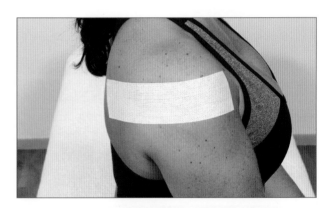

图 17.30　从肱骨前侧向肩胛骨中点贴微孔贴布

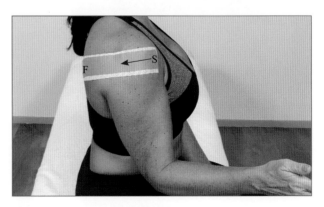

图 17.31　Tiger Tan 贴布的使用

入关节盂,然后将 Tiger Tan 贴布一条条依次贴在 3 条白色微孔贴布上,且不与皮肤直接接触。如果正确粘贴了贴布,会发现下面的白色贴布起皱(图 17.34)。

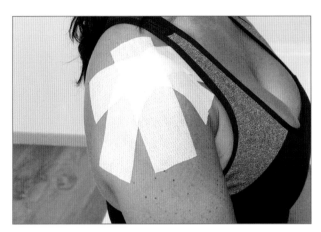

图 17.32 微孔贴布应用于肩关节上的 3 个步骤

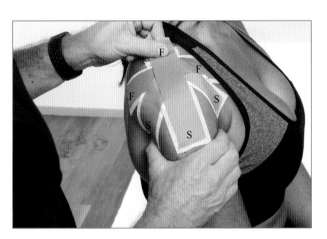

图 17.33 治疗师在使用 Tiger Tan 贴布的同时控制肱骨的位置

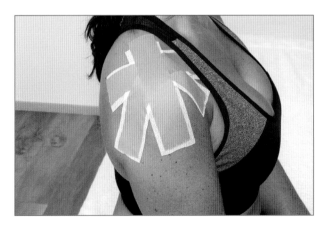

图 17.34 3 条 Tiger Tan 贴布的应用

技术 3:肩锁关节扭伤

患者站位或坐位,并放松右臂。从肱骨头的前侧下方跨过肩锁关节至肩胛骨上部贴扎第 1 条微孔贴布。从肱骨头的后侧下方跨过肩锁关节至锁骨的上部贴扎第 2 条微孔贴布。从肱骨头的外侧下方(靠近三角肌粗隆)再次跨过肩锁关节至关节正上方贴扎第 3 条微孔贴布(图 17.35)。

患者保持该姿势。治疗师需要轻轻地控制肱骨的位置并稳定锁骨和肩锁关节。从该位置开始,治疗师会向上滑动肱骨,因为该动作将促使右侧肩锁关节封闭。然后,治疗师将 3 条 Tiger Tan 贴布依次贴在 3 条白色微孔贴布上,且不与皮肤直接接触。如果正确粘贴了贴布,会发现下面的白色贴布起皱(图 17.36)。

技术 4:姿势贴扎

请患者稍后缩并下压肩胛骨。从右侧锁骨上窝上方至下胸椎贴扎 1 条微孔贴布,并在左侧重复相同的过程(图 17.37)。

使患者后缩并下压肩胛骨,保持此姿势。然后将 Tiger Tan 贴布直接贴在 2 条白色微孔贴布上,且不与皮肤直接接触。同样,正确粘贴贴布后,会发现下面的白色贴布起皱(图 17.38)。

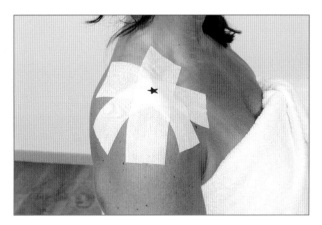

图 17.35 微孔贴布应用于肩锁关节的 3 个步骤

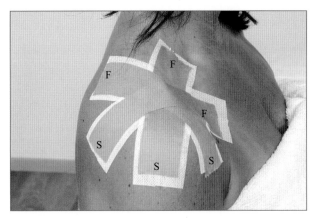

图 17.36　Tiger Tan 贴布的 3 条应用

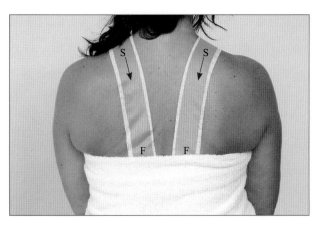

图 17.38　第 2 步使用 Tiger Tan 贴布

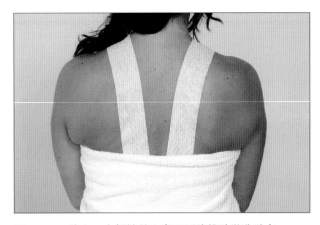

图 17.37　从左、右侧锁骨上窝至下胸椎贴微孔贴布

第十八章
肩关节复合体的康复与运动方案

本书最后一章将探讨上肢康复训练的各种方法，以及针对肩关节复合体的一些训练。继续阅读本书你会发现，我列出来的一些训练明显与内部核心和外部核心有关，这些肌群有助于提高肩关节复合体的整体功能和稳定性，这实际上会对肩关节有益。

在给物理治疗专业的学生讲授训练的概念时，我与他们讨论了许多曾到诊所就诊的患者的案例。我要求学生尽可能简单地对待问题，而不是使其复杂化，并问自己："有这种表现的患者来这里的主要目的是什么？"通常在几秒内，有人会说"改善活动能力"，还有人会说"减轻疼痛"。作为治疗师，不管训练是由患者主动进行，还是由治疗师被动进行，或二者兼而有之，我们都要尽最大努力通过运动训练（即活动度训练及其他方法）来改善肩关节的功能，这才有望获得减轻症状的理想效果。

在本章中，我们将讨论一部分运动训练及更多的其他康复方案。但也有另一个目标。例如，如果一位患者几周前（也许在打橄榄球时）肩关节脱位，他对参加运动感到紧张或不安，那么主要目标就是单纯地稳定肩关节。我们可以通过强化肌力的特定方法来做到这一点。同样，在本章中，我们将通过使用强化肌力训练来探讨其对稳定性的影响。

回想一下前面关于肌肉能量技术（MET）的那一章，我在其中详细讨论了在考虑强化已拉长和较弱的拮抗肌之前，应先拉长短而紧的主动肌。这一点需要谨记，因为如果你只专注于强化无力的肌肉，那么我可以向你保证，在拉长它缩短的拮抗肌之前，肩关节无力肌肉的力量不会提高。如果操作正确，MET 可以拉长短缩的肌肉。上一章已经介绍很多，本章会介绍一些可以随时进行的 MET 的自我牵伸练习（请参阅本章的末尾）。这些可以在强化力量之前使用，因为特定的动作会促进肩关节复合体的软组织恢复正常长度。因为你训练的时候会主动地收缩肌肉并移动四肢，所以这些技术可以作为常规训练前热身的一部分。因此，在本章中我将专注于功能训练方案。这些方法将包括活动性、稳定性、强化肌力及 些自我牵伸训练。

当然，这些训练方法也会有重叠或相似之处。如果我们专注肩关节的某个特定运动，比如说站立推（见下文），该运动会激活前斜肌肉链，但显然我们还会使用胸大肌、三角肌前部和肱三头肌。因为这种推举运动类似于单臂卧推运动，可以增强上述肌肉。并且由于该运动具有功能性且与日常活动相关，肩关节复合体的整体稳定性将因此大大提高。推举运动的拮抗肌（三角肌后部和腓肠肌）自然会被拉长以完成推举运动，以达成另一个主要的康复目标，即实现全范围的关节活动。同时，由于其会合并产生其他动作，伴随胸椎旋转，因此我们不仅改善了肩关节复合体，而且还会改善身体其他部位的整体运动能力。通过一个功能性运动模式训练（站立推）的示例，我们可以看到这一特定运动几乎可以满足康复计划的所有必要要求。也许我们并没有意识到我们可以通过这样一个简单的训练来实现所有这些康复目的。

许多人会因为想减肥、增强体魄或调理身体而去健身房训练。有些人可能会通过运动来促进损伤部位愈合并加快特定损伤的恢复。然而，我在世界各地的健身房中看到的训练通常是非功能性的，因为它们偏向于冠状面或矢状面的训练：人们通常都是向身体的两侧（冠状面）或身体的前方（矢状面）举起重物。对于肩关节复合体，这类训练完全没问题，因为它们可以强化特定肌群。但尝试更具功能性的日常活动训练或与特定体育活动（如网球、高尔夫球或跑步）有关的运动会更有意义。

举个例子，如果要求这些人演示自己训练核心力量的方法，并加上水平面上的运动（如旋转）。我敢肯定，经过一番思考，他们可能会做仰卧起坐伴旋转的运动。也就是说，在进行仰卧起坐运动时，他们的肘部将指向对侧的膝关节，如图18.1所示。

稍微根据现实思考一下这个动作，除了早上起床时，我们每天什么时候会做这种动作？什么时候我们会仰卧，将肘部指向对侧的膝关节？我只记得在军队每天接受基础训练的时候会做这些训练，即便如此，我也不认为这些训练与步枪射击有很大关系。再说一次，我们没有进行选择，我们只是做了被告知要做的事情。如果指挥官说要跳，我们只会问要跳多高，别无其他！

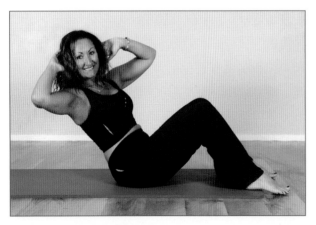

图18.1　水平面的卷腹运动

上面展示的腹部运动是我所谓的非功能性运动，尽管大多数健身房用户在自己的日常运动中都定期进行此运动来强化其核心肌肉。

想一下，其实大多数体育运动或简单的步行和跑步都会涉及肩关节复合体的某类动作，尤其是水平面运动（上肢跨身体的动作）。因此，在水平面运动中，结合矢状面和冠状面运动进行专门训练不是很有道理吗？

■ 基于动作的运动训练

为了拥有一个强大、稳定和有效的功能性肩关节复合体，我们需要一个强大的内部和外部核心肌群。内部核心肌群的肌肉组织通常由起稳定作用的姿势肌（张力肌）组成。这些内部核心肌群在低水平的肌肉收缩时有效地稳定了脊柱和骶髂关节，对疲劳的敏感性也很低。内部核心肌群的协调对于稳定至关重要，尤其是对于肩关节复合体而言，可以协调外部核心肌群的募集。实际上，内部核心肌群的收缩能力比相位肌的收缩能力更重要，通常相位肌侧重于产生动作。

外部核心肌群主要是一个相位系统，因为其肌肉体积较大，具有合适的走行方向，因此有能力产生足够的力来推动身体前进。由4个肌筋膜链组成的外部核心肌群对骨盆的稳定也起着非常重要的作用。因为前面提到的所有4个单独的肌筋膜链系统都有交叉，自然而然就可以协助骶髂关节的力封闭，最终为肩关节复合体提供稳定的基础。

我们需要内部和外部核心肌群协同作用以：①稳定身体；②产生有力合理的运动。如果没有有效的内部核心肌群，则脊柱和骶髂关节的稳定性将无法保障，这将直接影响上肢运动，更重要的是对肩关节复合体产生影响。此外，核心肌群将无法为相位肌（外部核心肌群）的收缩提供稳定的基础，这可能导致上肢力量的丧失和运动模式的效率降低，并且更加容易造成骨骼肌肉过度使用的伤害。

为了保护较小的内部核心肌肉、脊椎韧带及脊柱和骨盆关节，条件良好的内部核心肌群常要依赖强大的外部核心肌群，反之亦然。

我会通过以下示例解释此概念。我很幸运与牛津大学划船队合作了很多年。划船运动中包含更多肩关节复合体的动作，身体其他部位也会参与。当船员们在非常平坦而平静的湖泊或河流上划船时，更多的是由外部核心肌群（即相位肌）发力来推动船在水中航行，而内部核心肌群则相对放松。当他们完成划船后，我总是问他们感觉如何（就他们的肩部、腰部和骨盆等而言）。大多数时候，没有人会有骨骼肌肉的问题。但当他们在伦敦的泰晤士河上划船时，情况就不同了。这条河的水流常难以预测，通常上一分钟还起伏不定，而下一分钟则很平静。泰晤士河受海洋潮汐的影响，海水影响了水流的状态，此外，经过的摩托艇也会产生波浪，这些波浪会影响水的流量和形态。由于这些多变的情况，如果河水看起来比平时起伏更大，那么内部核心肌群的工作要比正常情况下难得多，因为它要求每位赛艇手都稳定坐在自己的座位上。此外，内部核心肌群试图稳定赛艇以防止其向一侧倾斜，同时外部核心肌群仍被用来推动赛艇向前。在训练课程结束时，大概一半的人需要找我进行治疗，以帮助他们减轻肌肉骨骼症状。

为了具有坚实的外部核心肌群和肩关节复合体，首先必须稳定内部核心肌群。大多数赛艇手对核心稳定性训练有所了解。有些人以前做过一两次练习，主要是卷腹和平板支撑（我通常将这两种训练归类为非功能性且对内部核心肌群绝对无效的训练，因此没有推荐）。在我参与的训练期间，我尝试使内部核心肌群训练变得有趣，因为这些训练通常对一群习惯只做卧推、深蹲和弓箭步的年轻运动员不那么具有吸引力。

例如，我会让所有团队成员（通常为8个，包括舵手在内为9个）一个接一个成一直线坐在健身球上，舵手则是面对他们坐下。坐在球上时，他们会将脚放在前面的球上，并尝试使用其内部核心肌群来保持稳定，这尤其具有挑战性，因为脚已抬离

地面。

这项练习的目的是模仿坐在船上。从这个位置开始，每个团队成员都必须通过激活他的内部核心肌群来保持8位赛艇运动员（包括舵手在内的9位）的稳定性。一旦做到这一点，我们将尝试模仿划船的动作，依然坐在健身球上的同时训练更好的技巧。除了娱乐之外，这也是激活内部核心肌群的好方法，而且无须考虑整个过程。

此训练只是一个示例，旨在向团队强调为什么训练内部核心肌群与训练外部核心肌群一样重要。我接触过的许多运动员的态度是只训练他们可以看到的肌肉，而不管他们看不到的肌肉。

注释： 在本书中，没有涉及过多内部核心肌群训练的解释或说明，因为我认为这不在本书的范围之内。这主要是因为我想集中精力训练和稳定肩关节复合体。有很多书籍提供了特定的内部核心肌群的激活训练，所以我建议你参考这些书籍。在这里，我仅简要讨论了已纳入划船训练计划中的一些内部核心肌群训练方法，我目前的策略是训练赛艇运动员的内部核心肌群，而他们实际上并未意识到自己正在训练它们！

关于功能性训练的类型，必须先确定运动方式，并以特定方式施加阻力。这就是抗阻训练的全部内容，即尝试以功能性方式进行抗阻运动。

如果可以确定患者或运动员每天要训练的特定动作，则可以使用其他形式的抗阻训练来代替这些动作，从而创建稳定性方案。如果这些运动可以模仿其日常生活的肌肉收缩速度，则稳定性将得到进一步增强。这不仅会改善患者整体健康水平，而且会促进骨盆的力封闭，并随后为肩关节复合体提供稳定的基础。每种训练都应该有直接目的和功能改善目标，而不仅是为了增加特定肌肉的横截面面积。

在着手进行任何训练计划之前，尤其是对于肩关节复合体（对于内部、外部核心肌群也是如此），重要的是要理解次数和组数的含义。

次数和组数

定义：完成一个完整动作即为 1 次。1 组是一系列连续重复的动作。

你可能听过有人说他们在肩部推举机上练习了 3 组，每组 10 次。也就是说他们连续做了 10 次肩部推举，休息了一下，然后再重复 2 次。

对于应该完成多少组数和次数的问题，没有简单的答案，因为所需的组数和次数取决于很多因素，包括患者、运动员在当前训练中所处的阶段，以及个人目标。请记住，本书的目的是通过激活外部核心肌群来改善肩关节复合体，以获得最佳功能和稳定性，以便患者、运动员可以完成日常生活所需的活动及参加任何运动相关的活动。我建议训练目标是至少练习 10~12 次，每次练习 1~2 组。

还有，与任何训练计划一样，训练需要循序渐进。例如，假设患者、运动员从主要运动模式中选择的 2~3 个运动开始训练，并且每个运动执行 2 组，每组 10 次。当患者到达他们认为这些练习相对容易的阶段时，就该进行下一步了。这有可能用 1 周时间，也可能更久，大概 3~4 周。只需更改组数、次数，减少每组之间的休息时间，增加其他练习或更改弹力带的阻力（或换一种颜色），就可以增加训练难度。如图 18.2 所示，绿色弹力带为 1 级（容易），蓝色弹力带为 2 级（中等），黑色弹力带为 3 级（困难）。

为了逐步进展，可以要求患者增加重复次数，即执行 2 组 12 次（而不是 10 次），或者每组之间

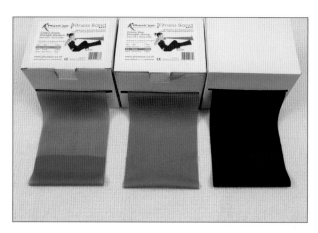

图 18.2 弹力带的颜色代表了阻力的大小

仅休息 30 秒（而不是 45 秒）。我强烈建议将所有训练内容都记录下来，因为我们很容易忘记上一次训练课程中所做的事情！我可以保证，在几周内，患者、运动员可以轻松完成 3 组，每组 12~15 次重复，每次完成 6~7 种不同类型的功能训练。

以下训练未在训练图旁边指定次数和组数，因为我只是想演示如何正确执行每个训练动作。请参考附录 2 "肩关节稳定性训练"以了解肩关节复合体训练，它是专门设计用于复印并分发给你的运动员和患者的（甚至供你个人使用）。空白框可用于记录患者康复计划的重复次数和组数。

人们日常生活中会进行多种动作，因此几乎不可能确保将所有动作都包含在每个健身训练计划中。于是，我选择了以下 7 种训练，可以将其结合到任何力量和稳定性训练方案中，这些练习不只用于肩关节复合体，还可以用于身体的所有区域，因为它们专门针对的是外部核心肌肉链系统的整体肌。

■ 肩关节复合体的主要运动模式

我认为以下训练是基础运动模式，尤其是对肩关节复合体而言。这些演示运动中的一个或多个可以纳入任何功能、力量或稳定性训练计划中，尤其是针对上肢功能的训练。尽管如此，治疗师应该相应地修改和适应性调整这些基础运动模式（我将在本章稍后解释）。这种适应性方案使训练更具功能性，并且更加有趣，对运动员和患者的需求更具有针对性。

根据以往的经验，你会发现某些患者甚至运动员都无法以本章的基础运动模式为起点开始。原因可能有很多，主要是疼痛和活动限制，因此你需要了解每位出现肩部疼痛的患者的需求。每个人在很多方面的表现不同，因此每个训练计划都必须个体化定制。治疗师就需要考虑从其他康复方案开始，如以可动性训练作为开始。我总是说我们都处于"阶梯"系统上，而就力量、稳定性或柔韧性而言我们中的一些人接近高水平，而一些人则处于低水平。只要训练的目的是使训练进程持续向前并自然

地进步而不是退步，这就无关紧要。如果他们能做到这一点，那就会取得双赢。

我提到的一些训练会使某个特定的外部核心肌筋膜链比另一个激活更多，这也适用于某些肌肉组织。但请记住，在每种运动模式中肌筋膜链都有一个天然的交叉点，因此很难一次仅针对一个特定的肌筋膜链或肌肉群进行训练。我之前提到过，根据所做特定运动的不同，所有 4 个肌筋膜链的参与方式也不同。例如，前（站立推）和后（站立拉）斜链将被划分为主动肌和拮抗肌（即彼此相对）。但我认为它们也起到协同肌作用（彼此帮助），因为当你向前方扔球、行走或奔跑时，右臂向前运动，随后激活前斜链，但同时左臂向后移动，从而激活后斜链。即相对协同理论。

我相信上述理论可以解释如下：

"行走、跑步或投掷时，右侧肢体的每次向前运动都会引起左侧肢体自然向后运动，反之亦然。你做不到一侧肢体运动而另一侧肢体不运动。"

7 个基础运动模式的练习是：

1. 站立推；
2. 站立拉；
3. 旋转上举；
4. 水平推；
5. 肩关节内旋 / 外旋；
6. 过顶推举；
7. 垂直下拉。

这些主要运动模式中的每一个都可以在健身房中使用特定的运动器械（如绳索拉力器）或弹力带进行。它们也几乎可以在任何地方进行，因为我在本章中演示的大多数练习都只涉及使用单个阻力带、核心球、波速泡沫轴（不稳定平面）、TRX（悬吊训练）系统及一些哑铃。以下内容是肌筋膜链整合模式的运动演示。

"分离"出单块肌肉完成一个关节运动可以认为是不可能的。为什么？因为肌肉之间自然地会彼此协调地工作，而且单块肌肉不可能很好地发挥自己

的作用，它们是作为一个团队而不是作为一个单独的个体而工作。我们通常都是单块谈论肌肉，但实际上它们是共同起作用以使它们所附着的关节进行运动。那么，这对我们的康复计划有何影响？很简单，我们要着眼于特定的运动模式，而不是单块肌肉。

1．站立推

我所建议的第一个练习能非常有效地调动前斜链，因为这个训练自然地整合并增强肩关节复合体前面的肌肉组织。如果你看图 18.3a 中的起始位置，你会注意到运动员手握弹力带（或者可以使用绳索拉力器），抬至肩部高度，并且将他们的左臂和左腿放在前侧。训练动作如图 18.3b 所示：运动员站姿下使用其内收肌、腹内斜肌和对侧腹外斜肌，以及前锯肌、胸大肌、三角肌前部和肱三头肌将弹力带向前推到身体前侧。同时，左臂向后收，因为这会导致躯干向左侧旋转，从而训练到前斜链在水平面的运动。

每天的运动都可以训练此肌肉链，尤其是步行、跑步和各种类型的投掷动作。

注释： 运动员注意在向心收缩（肌肉缩短）和离心收缩（肌肉延长）两个阶段控制好站立推的水平面运动，同时不要利用弹力带带动自己产生动作。而且，我们应当学会很好地激活内部核心肌群来提供完成这些运动所必需的稳定性。如果自己不确定能很好地完成这些练习，请在开始这些练习或进行任何类型的抗阻训练之前寻求专业意见。

以下声明与所有的肌筋膜链训练有关：

"你要很好地控制运动，切勿让运动控制你。"

2．站立拉

这种特殊的训练是我个人最喜欢的训练之一，因为它在调动后斜链时非常有效。如果你看图 18.4a 中的起始位置，你会看到运动员右手握住弹力带 / 绳索拉力器且处于肩部高度，而他们的左腿和左臂则位于后侧。图 18.4b 所示的运动使用了背

阔肌、胸腰筋膜和对侧臀大肌及肩关节复合体后面的肌肉组织。运动员用右臂将弹力带向后拉越过身体。同时，左臂向前，因为这会导致躯干向右侧旋转，从而训练后斜链的水平面运动。

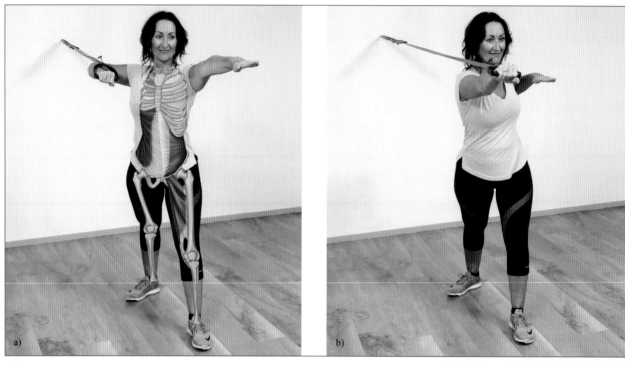

图 18.3　前斜链的训练。a. 起始位置；b. 结束位置

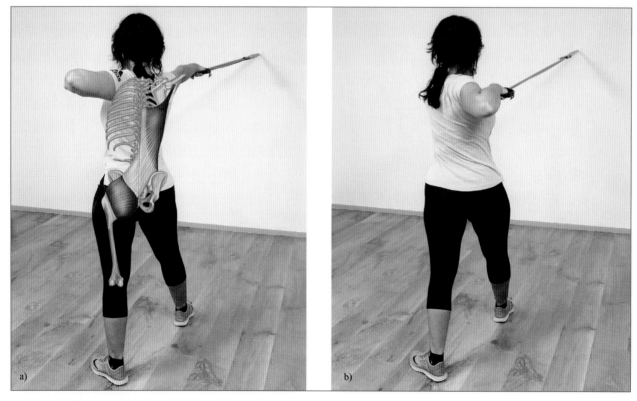

图 18.4　后斜链的训练。a. 起始位置；b. 结束位置

我经常对患者和运动员说以下的话，因为它可以完美地强化上述两个练习中的动作：

"每一次拉也是推，每一次推都是拉，二者不会独立存在。"

3. 旋转上举

运动 1：坐位旋转上举

此运动也是我个人最喜欢的运动之一，是对训练肩关节复合体的非常实用的运动，因为它整合了腕关节、肘关节、肩关节、肩胛胸壁关节、胸锁关节和肩锁关节的运动。

如果看图 18.5a 中的起始位置，你将看到患者坐着时双手握住哑铃，其肩关节内旋，前臂旋前。然后要求患者做前臂旋后动作，这会开启肱二头肌的激活，接下来肘关节屈曲，直到哑铃达到肩部高度（图 18.5b）。然后患者继续将哑铃向天花板推举（图 18.5c）。

运动 2：站立位旋转上举

除了上述坐位外，另一种训练是要求患者采取站立姿势并握住哑铃，如图 18.6a 所示，然后要求患者将哑铃旋转移至中立位（图 18.6b），然后继续将哑铃推举至头顶上方（图 18.6c）。

运动 3：交替旋转上举

与运动 1 或 2 一样，患者采取坐位或站立位，每只手握住一个哑铃（图 18.7a）。屈肘，右手抬高至肩部再向上推举（图 18.7b）。在右臂的返回阶段，患者左臂屈肘，左手抬高至肩部（图 18.7c），最后左臂向天花板方向推举（图 18.7d），同时右臂回到起始位置。

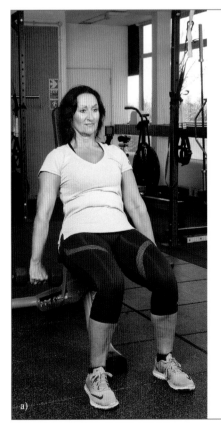
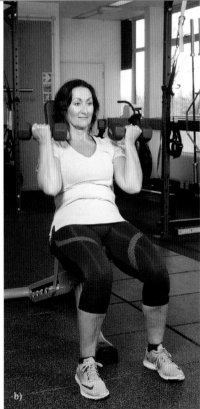
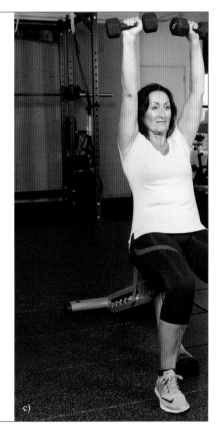

图 18.5 坐位旋转上举。a. 起始位置；b. 将哑铃举至肩部高度；c. 结束位置

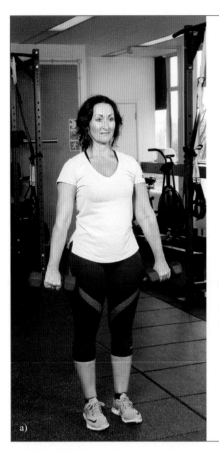
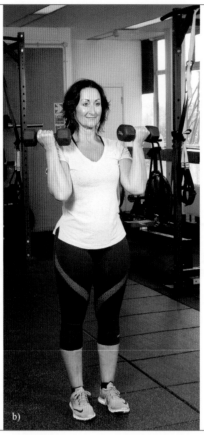
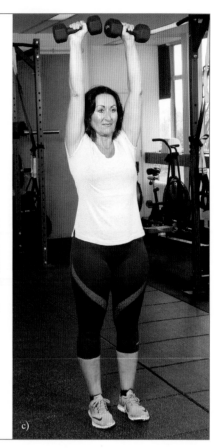

图 18.6　站立位旋转上举。a. 起始位置；b. 中间位置；c. 结束位置

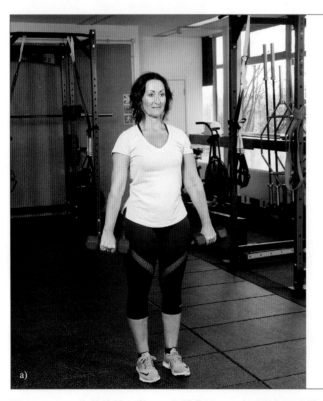
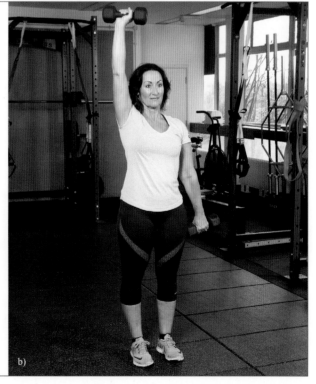

图 18.7a, b　交替旋转上举。a. 起始位置；b. 右手举起至末端

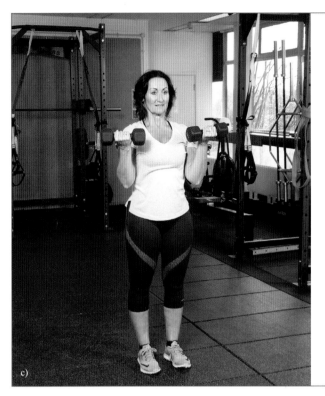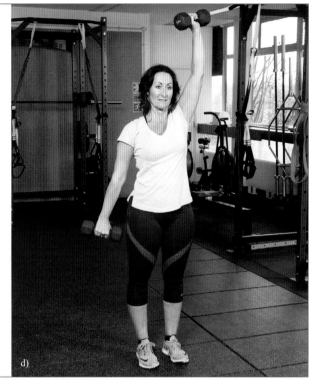

图 18.7c, d 交替旋转上举。c. 中间位置；d. 左手举起至末端

4. 水平推

俯卧撑

俯卧撑被认为是肩关节复合体可以在水平面进行的最佳运动之一，因为它包含了来自盂肱关节和肩胛胸壁关节的运动。俯卧撑不仅是对上肢、胸部和腰骨盆区域肌肉组织的一项很好的力量训练，也是一项非常实用的运动。

俯卧撑也可以用作运动的评估性训练，评估运动员的内部和外部核心控制能力，以观察运动员在运动时及将运动用作各种力量／康复训练时是否稳定。

以下训练是渐进式的，多数患者和运动员仅通过简单地改变身体姿势就能够完成俯卧撑难度的调节。

运动 1：跪位俯卧撑

要求患者跪在垫子上，并保持头部、胸椎和腰椎的中立位（图 18.8a）。提示患者朝垫子的方向缓慢降低躯干，同时在完成动作时保持身体中立位不变（图 18.8b）。从结束位置开始，提示他们缓慢地退回到起始位置，身体仍保持中立位。

运动 2：俯卧撑

此练习与上面的练习类似，但要求患者将膝关节抬离垫子，保持头部、胸椎和腰椎中立位的同时做俯卧撑（图 18.9a）。提示患者朝垫子的方向缓慢降低躯干，同时在完成动作时保持中立位不变（图 18.9b）。从结束位置开始，提示他们缓慢地退回到起始位置，而身体中立位仍然保持不变。

运动 3：球上俯卧撑

进阶运动 1：跪位球上俯卧撑

患者跪在垫子上，双手分开与肩同宽，放在健身球上。患者在保持头部、胸椎和腰椎的中立位的同时做俯卧撑（图 18.10a）。提示患者朝向球的方向缓慢降低躯干，同时在完成动作时保持中立位不变（图 18.10b）。从结束位置开始，提示他们缓慢地退回到起始位置，而身体仍然保持中立位。

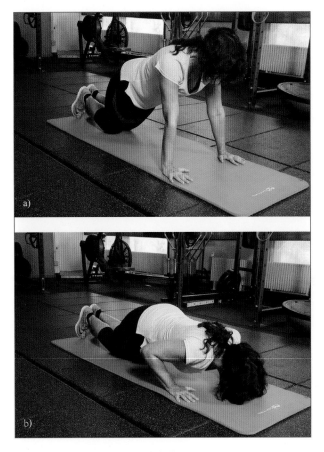

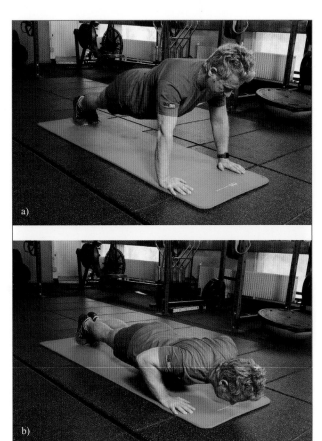

图 18.8　a.起始位置；b.结束位置

图 18.9　a.起始位置；b.结束位置

注释： 请确保球或手上干爽，避免滑倒并造成伤害。

进阶运动 2：球上俯卧撑

患者最初跪在垫子上，两手分开与肩同宽，将胸部和两只手放置在健身球上。然后提示患者将膝

关节抬离垫子，并保持头部、胸椎和腰椎中立位（图 18.11a）。提示患者朝球的方向缓慢降低躯干，同时在完成动作时保持中立位（图 18.11b）。从结束位置开始，提示他们缓慢地退回到起始位置，而身体仍然保持中立位。

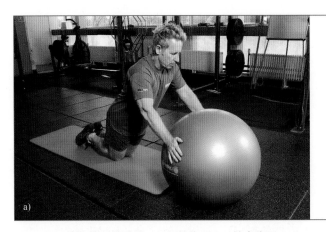

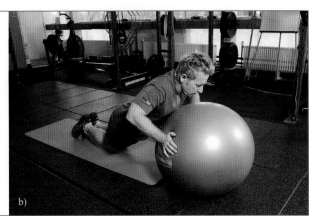

图 18.10　跪位球上俯卧撑。a.起始位置；b.结束位置

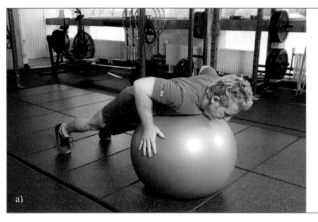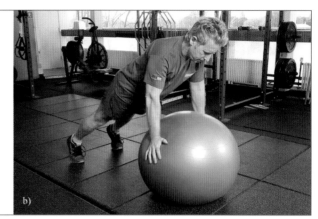

图 18.11　球上俯卧撑。a. 起始位置；b. 结束位置

进阶运动 3：球上俯卧撑并手臂抬起

这与上述训练完全相同，但在完成离心收缩阶段之后，提示患者保持胸部和腿部的稳定并完成以下动作。将手臂缓慢打开至肩关节外展 90°（图 18.12a），然后将手臂收回到球上，再将肩关节屈曲 180°（图 18.12b）。完成这些动作之后，要求患者将手臂放回球的两边，然后重复俯卧撑的向心收缩阶段。

手臂的这两次额外的运动将激活更多的肩胛骨稳定肌，如菱形肌及斜方肌中、下部。

进阶运动 4：球上俯卧撑并单腿抬起

这与进阶运动 2 的球上俯卧撑完全相同，但是这次要求患者将一腿抬离地面约 10cm（图 18.13a），然后在完成俯卧撑的向心收缩阶段仍保持。在下降阶段的运动完成之后，然后提示患者将手臂打开至肩关节外展 90°，再将肩关节屈曲至 180°（图

18.13b 和 c），同时一条腿仍抬起。

进阶运动 5：台阶俯卧撑

患者采用俯卧撑姿势，将脚踩在台阶上（图 18.14a），要求身体朝地板下降（图 18.14b）。为了增加难度，可以将一腿抬离地面约 10cm（图 18.14c），然后在完成俯卧撑的向心收缩阶段仍将腿抬离地面。

进阶运动 6：足在球上俯卧撑

患者采用俯卧撑姿势作为起始位置，可以将球放在大腿中部（图 18.15a），然后逐渐移至小腿（图 18.15b），最终放在脚下（图 18.15c）。双手与肩同宽置于垫上，要求头部、胸椎和腰椎保持中立位。提示患者缓慢下降躯干来完成俯卧撑运动（图 18.15d），然后返回起始位置。

进阶与变化

图 18.15e~l 是其他可以使用的训练方法。

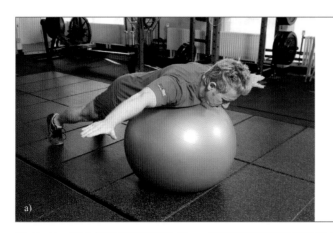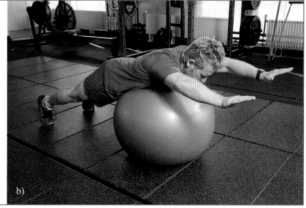

图 18.12　球上俯卧撑并手臂抬起。a. 手臂打开至肩关节外展 90°；b. 肩关节屈曲至 180°

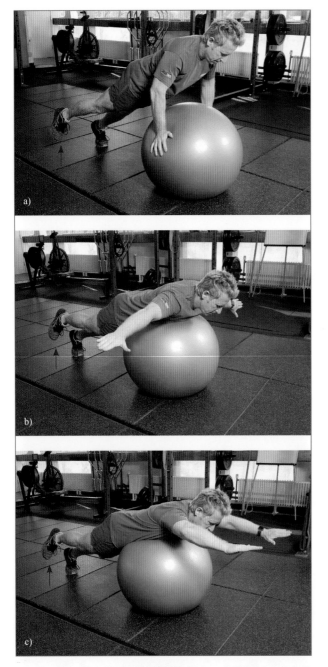

图 18.13　a. 球上俯卧撑并单腿抬起；b. 手臂打开；c. 肩关节屈曲至 180°，同时一条腿抬起

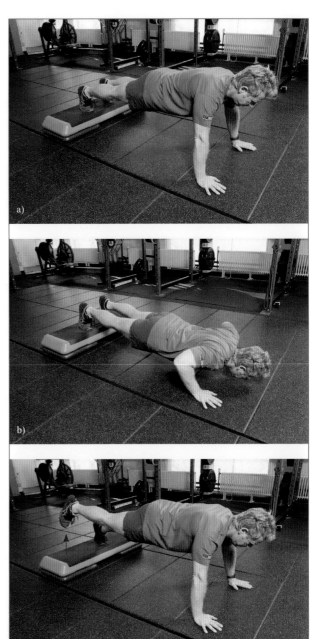

图 18.14　台阶俯卧撑。a. 起始位置；b. 结束位置；c. 一条腿抬起

注释： 如果你决定尝试最后几个练习，也就是图中演示的在两个球上进行俯卧撑时（图 18.15j~i），请务必小心，即使身体强壮的运动员，也很难正确完成这些练习。除非肌肉力量足够强并且在康复治疗人员监督下进行，否则建议不要尝试这些动作。

TRX 俯卧撑

TRX 悬吊系统是一种出色的工具，可以用于多种功能性运动，不仅可以用于肩关节复合体，而且可以将整个身体运动整合在一起。

使用 TRX 可以很好地完成推举的动作，因为它针对训练肩关节复合体的力量，并激活和稳定内

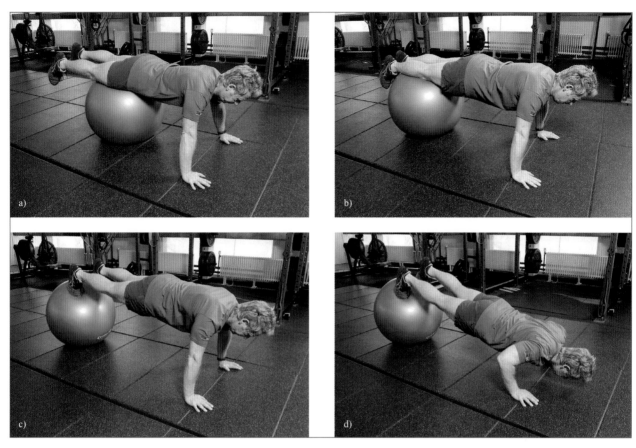

图 18.15a~d　足在球上俯卧撑。a. 球在大腿中部位置；b. 球在小腿位置；c. 球放在足部；d. 足在球上俯卧撑的结束位置

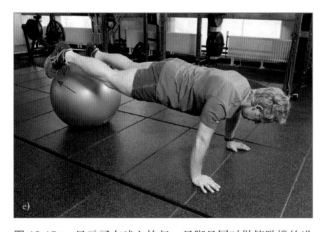

图 18.15e　显示了在球上抬起一只脚且同时做俯卧撑的进阶动作

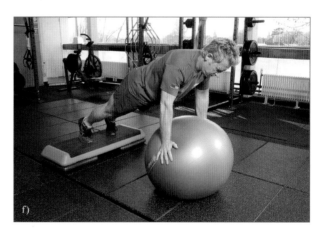

图 18.15f　同时借助球和台阶做俯卧撑

部核心系统。

　　患者先将脚放到 TRX 吊带中并采用俯卧撑起始位置（图 18.16a），再要求患者进行俯卧撑动作（图 18.16b）。这个动作的变化是患者将膝关节朝向胸部屈曲（图 18.16c），这可以在激活核心肌肉

的同时提高肩关节的稳定性。图 18.16d, e 显示了单侧髋关节和膝关节的屈曲运动。

TRX 站立位前推

　　患者站立时，双脚分开与肩同宽，双手各抓

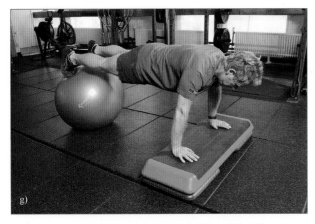

图 18.15g　同时借助球和台阶做俯卧撑的其他动作

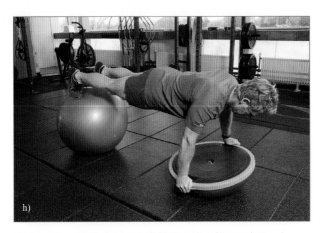

图 18.15h　借助球和波速球做俯卧撑（使用足部）

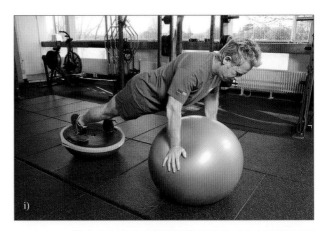

图 18.15i　借助球和波速球做俯卧撑的其他动作（使用足部）

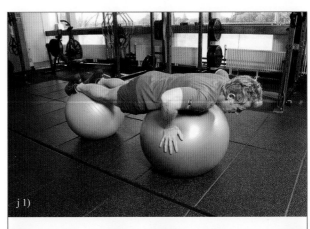

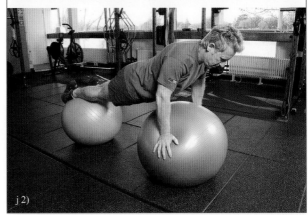

图 18.15j　借助两个球做俯卧撑（使用小腿）。1. 起始位置；2. 结束位置

一个 TRX 握把，然后向后退一步，身体向前倾斜，保持握紧握把（通过调整后退的远近和身体向前倾斜的程度来控制姿势）（图 18.17a）。接下来，提示患者往前推手臂，直到几乎伸直为止（图 18.17b），然后慢慢回到起始位置。图 18.17c 显示可以通过抬起一只脚来加强这个动作。

5. 肩关节内旋／外旋

　　许多作者和训练者认为他们为肩关节复合体疾病提供的所有运动训练应以包括肩关节的内旋和外旋运动为金标准。关于肩关节康复，多数教科书中都会讲述这两个运动，本书也一样。但当学习了经典动作后，我想以一种更实用的方式对它们进行更改，使其与患者或运动员更加相关。

内旋

　　通常患者都会采用站立位肘关节屈曲 90°，外旋肩关节。提示患者抓住弹力带（图 18.18a）并缓慢内旋肩关节直至碰到腹部（图 18.18b）。这能够激活 SALT 肌肉和 Pepper 肌肉（SALT 代表肩胛下

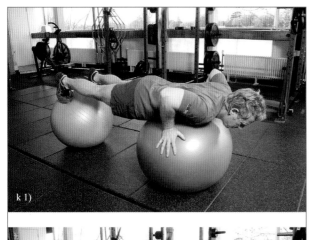

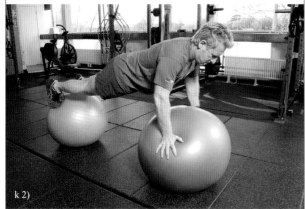

图 18.15k　手足支撑在两个球上做俯卧撑。1. 起始姿势；2. 结束姿势

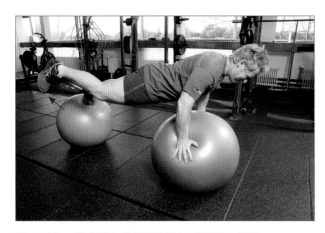

图 18.15l　借助两个球做俯卧撑同时抬起一侧腿

肌、三角肌前束、背阔肌和大圆肌，而 Pepper 则代表胸大肌）。

将肩关节置于 90° 外展和肘关节屈曲 90° 来改变内旋动作（图 18.18c）。要求患者将肩关节内旋 90°（图 18.18d）。

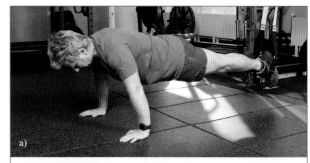

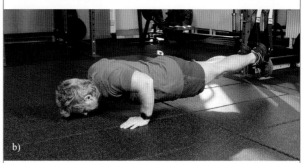

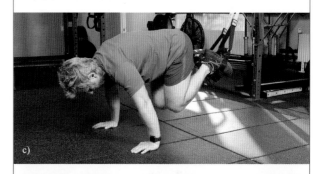

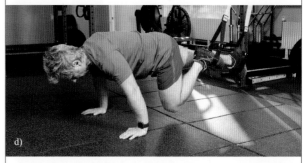

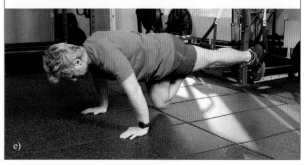

图 18.16　TRX 俯卧撑。a. 起始位置；b. 结束位置；c. 双侧髋关节屈曲；d. 左侧髋关节屈曲；e. 右侧髋关节屈曲

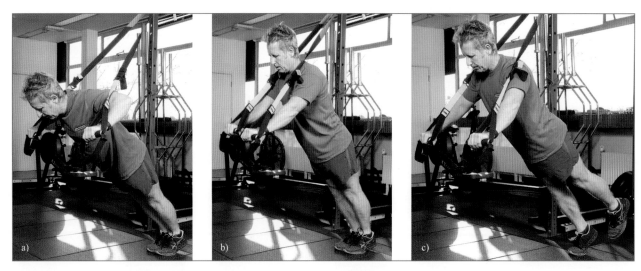

图 18.17　TRX 站立位前推。a. 起始位置；b. 结束位置；c. 抬起一侧脚

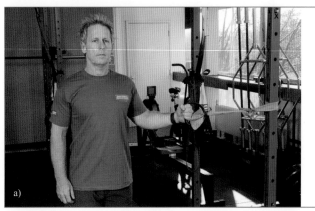
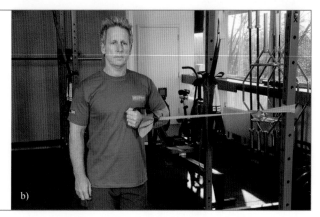

图 18.18a, b　弹力带阻力下内旋。a. 起始位置；b. 结束位置

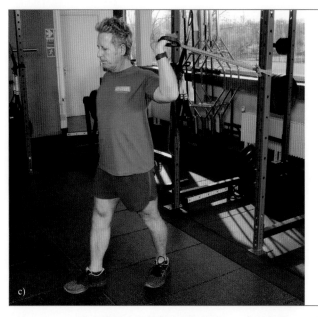
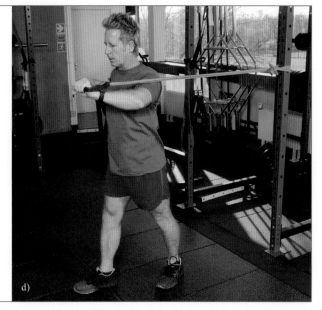

图 18.18c, d　弹力带阻力下不同姿势的内旋。c. 起始位置；d. 结束位置

外旋

患者站立位，肘关节屈曲90°，肩关节内旋，用手紧握弹力带一端（图18.19a），然后尽可能缓慢地做肩关节外旋（图18.19b）。这可以激活冈下肌、小圆肌和三角肌后束。

外展位功能性外旋/内旋（投掷）

可以参考本书前文所述的投掷动作，因为以下练习旨在模仿特定的投掷动作，对于在临床环境中提高功能稳定性非常有意义。我们还可以根据体育运动员的要求修改一些运动。

运动1

患者站立，手抓住弹力带。起始动作为手臂外展至90°，并充分外旋，重心放在后腿上，模拟投掷的预备阶段（图18.20a）。

从该位置开始，缓慢地拉动弹力带，提示患者做投掷动作（加速），当重心转移到前腿时，手臂伸展并内旋（图18.20b）。提示患者控制运动的两个阶段，即运动的向心和离心收缩阶段。

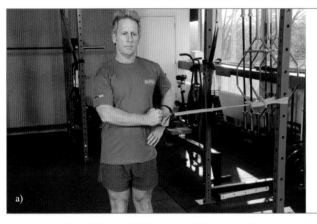
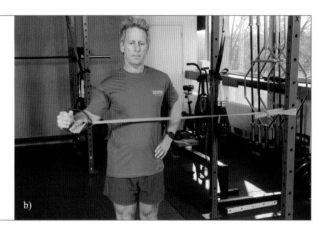

图18.19　弹力带阻力下外旋。a.起始位置；b.结束位置

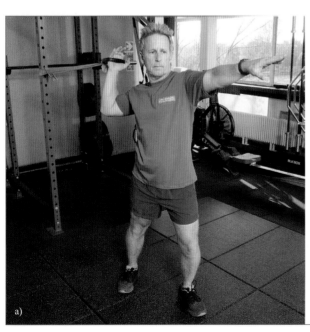
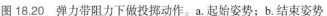
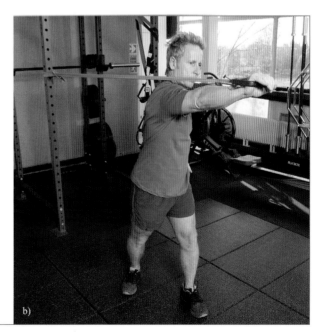

图18.20　弹力带阻力下做投掷动作。a.起始姿势；b.结束姿势

运动 2

此动作是与运动 1 基本相反的动作，因此我们以上一练习中手臂的动作完成姿势作为起始动作。患者开始如图 18.21a 所示，然后抵抗阻力进入投掷动作的预备阶段。但此练习的重点不是肩后部肌肉的向心收缩（肌肉缩短）阶段，重点应放在离心收缩（肌肉拉长）阶段，因为这有助于投掷动作的减速（图 18.21b 和 c）。我建议向心收缩阶段时间为 1~2 秒，离心收缩阶段时间为 3~4 秒。

6. 过顶推举

就功能而言，过顶运动是每天最常用的运动之一。总体而言，这是一项很棒的运动，它可以提高肩关节和胸廓复合体的力量和稳定性，并且根据运动方式不同，可以结合调动不同部位的肌肉骨骼系统。常用的训练是让患者采用坐位并背靠椅背，然后将哑铃举过头顶。在本章中，我将演示各种我认为更实用的过顶推举。

运动 1：站立位弹力带上推

患者中立位站立，双脚各踩住两条弹力带的一端，双手抓住弹力带另一端，双肘屈曲，手将弹力带拉伸至与肩部齐平（图 18.22a）。然后提示患者将弹力带缓慢推向天花板（图 18.22b），再缓慢返回到起始位置。

运动 2：站立位哑铃上推

这与上面的练习相同，但是这次患者将弹力带换做一组哑铃。患者拿起哑铃，双肘屈曲，手抬高至与肩部齐平为止（图 18.23a），然后提示患者将哑铃缓慢推向天花板（图 18.23b），然后再缓慢回到起始位置。

可以通过将上推的角度使双臂成 V 形（图 18.23c）和 Y 形（图 18.23d）来增加难度。这两个进阶自然会使这项运动更加难以完成。另一种简单的渐进练习是通过交替将两只手臂推向天花板来进行运动（图 18.23e）。在渐进式的顺序中，最困难的是当我们双手向上推举（图 18.23f）或交替向上

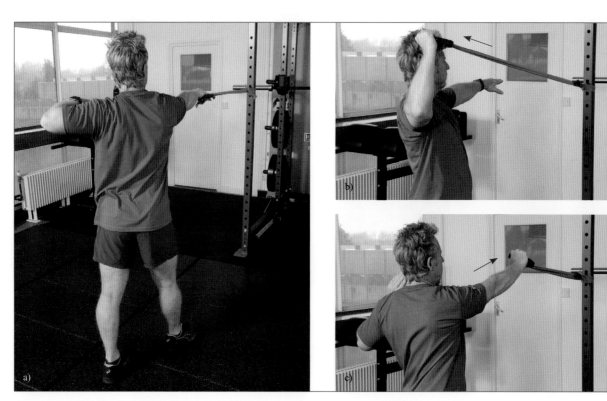

图 18.21　弹力带阻力下做后撤动作。a. 起始位置；b. 中间位置；c. 离心收缩阶段

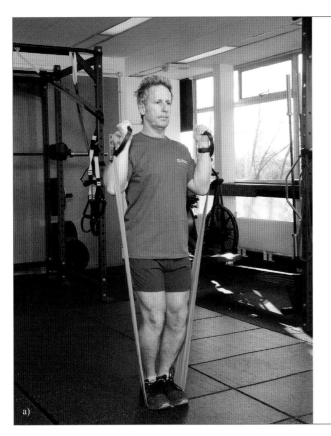
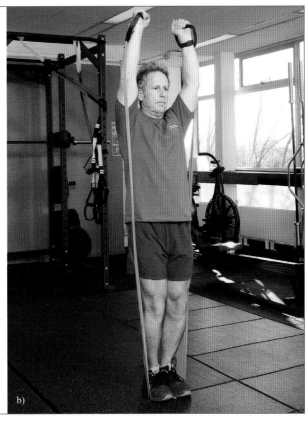

图 18.22　站立位弹力带上推。a. 起始位置；b. 结束位置

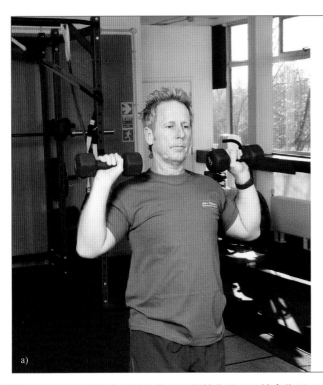
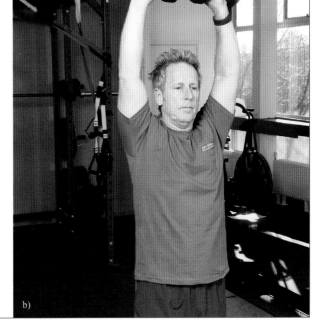

图 18.23a, b　站立位哑铃上推。a. 起始位置；b. 结束位置

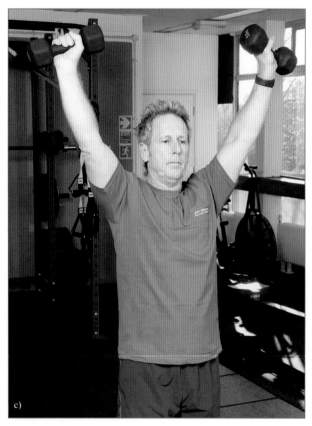

图 18.23c V 形上推

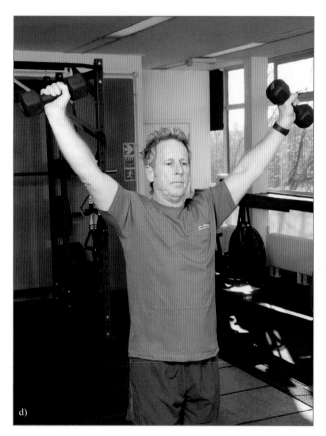

图 18.23d Y 形上推

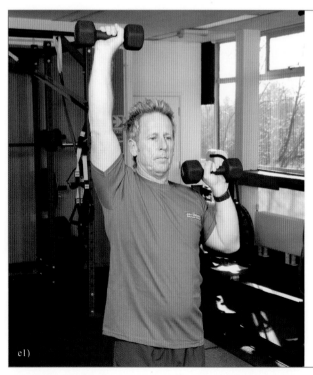

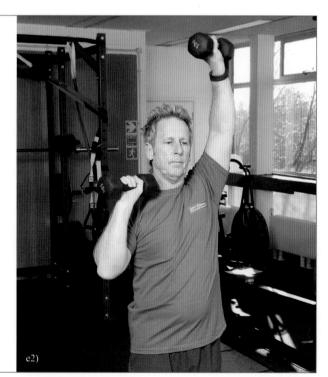

图 18.23e 单臂上推。1. 右手上推；2. 左手上推

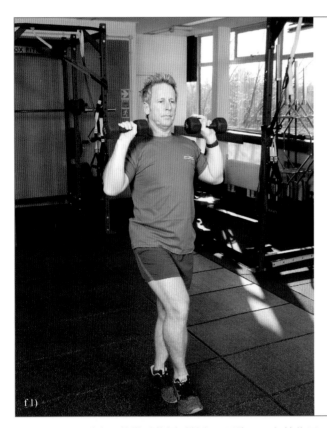
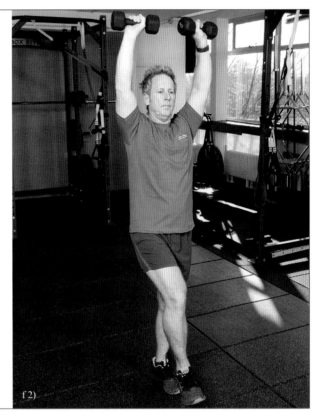

图 18.23f　双手向上推举重物同时抬起一只脚。1. 起始位置；2. 结束位置

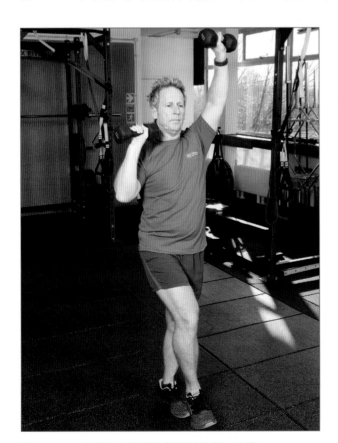

图 18.23g　交替向上推举重物同时抬起一只脚

推举重物（图 18.23g）的同时抬起一只腿。

运动 3：球上弹力带上推

　　患者坐在健身球上，脊柱处于中立位，膝低于髋。双脚踩住弹力带一端，双手抓住弹力带另一端，双肘屈曲，手将弹力带拉伸至与肩部齐平（图 18.24a）。然后提示患者将弹力带缓慢推向天花板（图 18.24b），然后返回到起始位置。图 18.24c 和 d 演示了单侧手臂运动。

运动 4：球上哑铃上推

　　与上述相同，患者坐在健身球上，双手持哑铃，肘关节屈曲，手抬至与肩部齐平（图 18.25a）。提示患者将重物缓慢推向天花板（图 18.25b），然后缓慢返回起始位置。图 18.25c 和 d 演示了单侧手臂运动。

7. 垂直下拉

　　该运动类似于垂直上推，是另一种功能性运

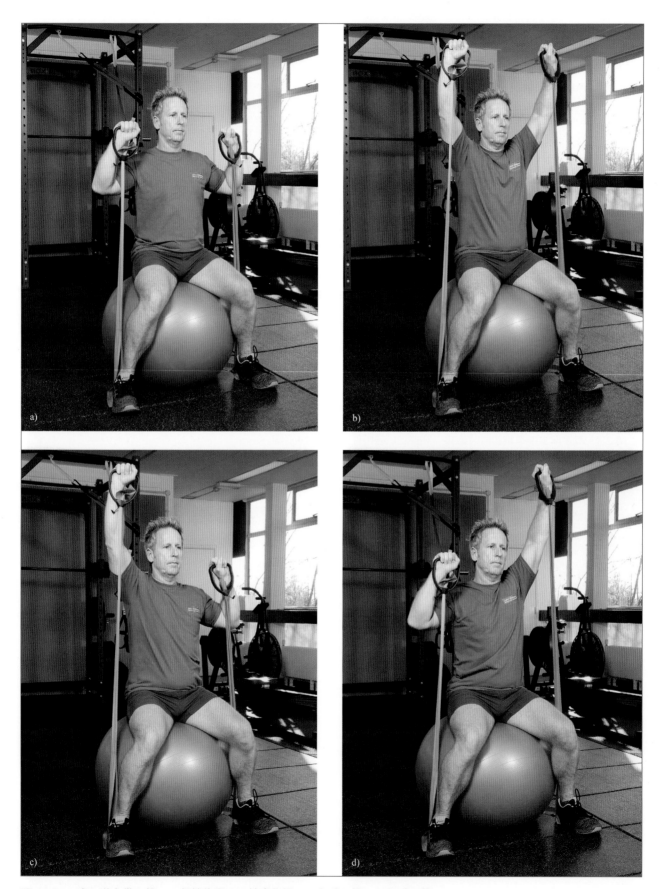

图 18.24 球上弹力带上推。a.起始位置；b.结束位置；c.右手上推；d.左手上推

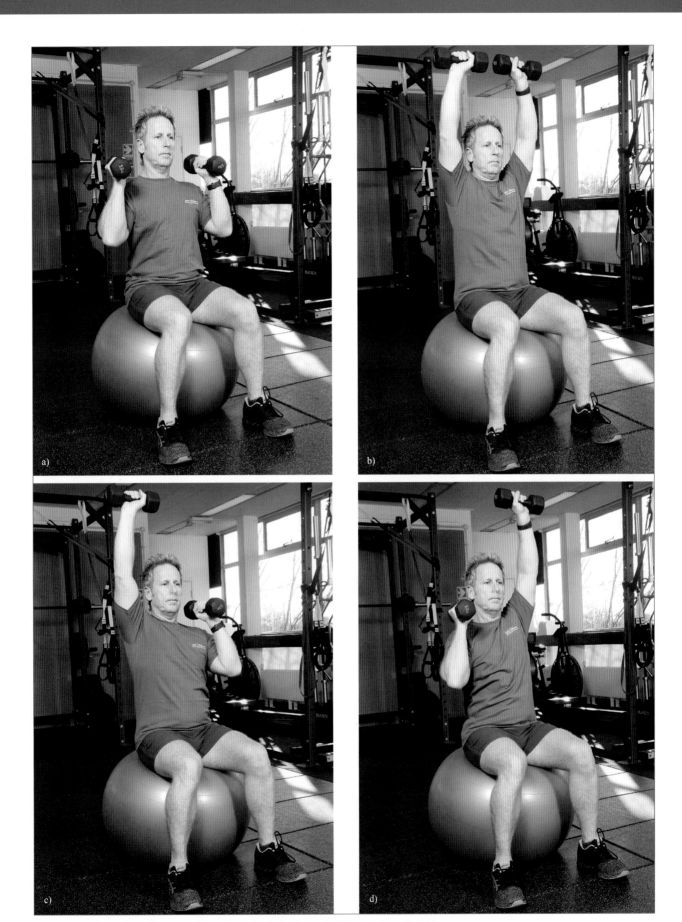

图 18.25　球上哑铃上推。a. 起始位置；b. 结束位置；c. 右手上推；d. 左手上推

动，只是沿相反方向进行。在健身房，背阔肌下拉训练是最常见的动作之一。在此我想展示一下这种方法的各种变式。总体来说，这是一项很棒的运动，因为它可以提高肩关节、胸廓及相关骨骼肌肉的力量、稳定性和活动性。

运动1：使用 TRX 系统立位拉

患者站立，两脚分开与肩同宽，双手持 TRX 握把，然后向前走一步，身体向后倾斜，双手保持紧握握把（通过向前迈步的距离和身体向后倾斜的程度来控制姿势）（图 18.26a）。然后，提示患者将握把缓慢地拉向自己（图 18.26b），再慢慢地回到起始位置。

患者可以通过身体进一步向后倾斜来提升这项运动的难度（图 18.26c），这会增加运动的阻力，并使手臂处于更利于伸展的位置（图 18.26d）。

运动2：弹力带垂直下拉

患者坐在长凳上，双脚分开与肩同宽，用双手抓住弹力带（图 18.27a）。然后要求他们缓慢向下拉弹力带，双手始终紧握弹力带（图 18.27b）。然后提示患者离心控制，让弹力带缓慢地回到起始位置。图 18.27c 和 d 演示了患者手臂交替练习。

下列训练完全相同，但这次患者面向外而坐，双手抓住头顶上方的弹力带（图 18.28a）。双手下拉弹力带至胸部（图 18.28b~d）。这个动作是上述训练的另一种方式，用于训练背部和肩关节的肌肉。

运动3：引体向上

引体向上是一项很好的训练（图 18.29），但要以正常方式（即无辅助）完成需要较大的力量、

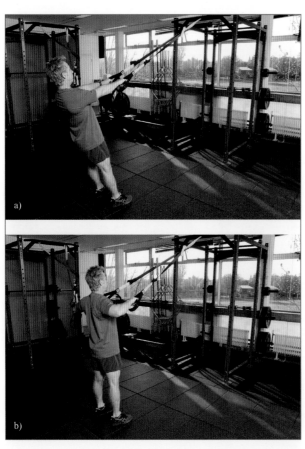

图 18.26a, b 使用 TRX 系统立位拉。a. 起始位置；b. 结束位置

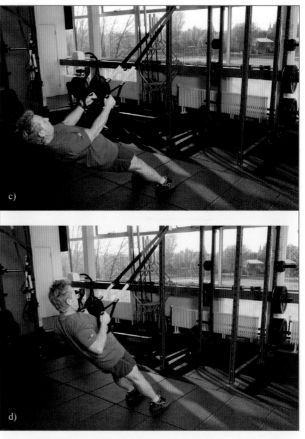

图 18.26c, d c. 患者进一步向后倾斜身体；d. 患者后伸肩关节拉起自己

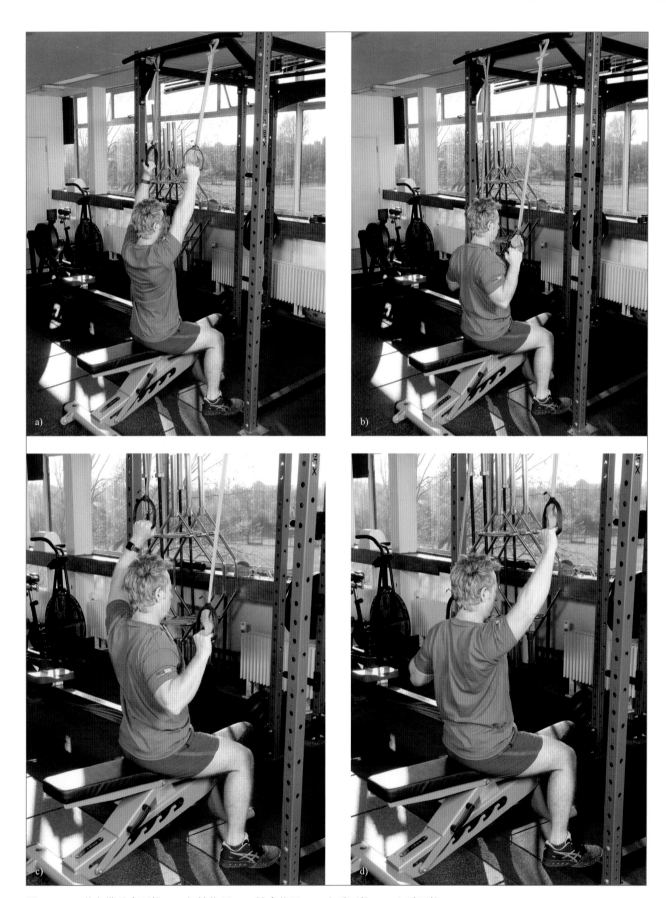

图 18.27　弹力带垂直下拉。a. 起始位置；b. 结束位置；c. 右手下拉；d. 左手下拉

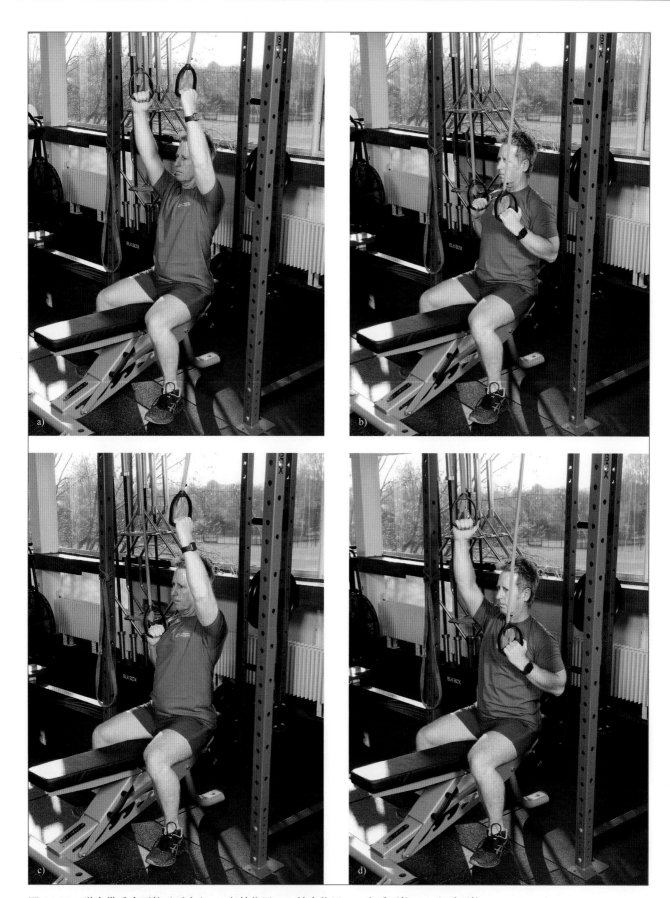

图 18.28 弹力带垂直下拉（反向）。a. 起始位置；b. 结束位置；c. 右手下拉；d. 左手下拉

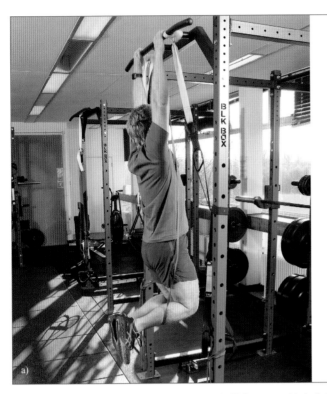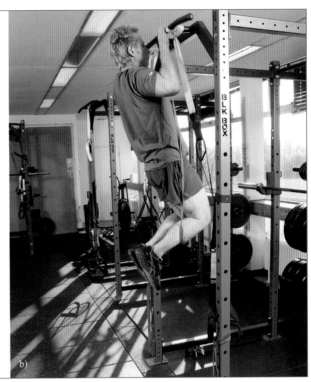

图 18.29 引体向上。a. 弹力带阻力下的起始位置；b. 结束位置

良好的协调性和稳定性。有时你会听有人说他们可以做多少个引体向上，更常见的说法是，"我一个也做不了！"

如果你是很难正确完成一个引体向上的人，那么不管是借助机器、依靠伙伴或者弹力带的帮助完成引体向上，都是有好处的。

运动方案

如果患者肩部活动受限且疼痛，则进行以下一些运动会很困难，并且对他们来说会很痛苦。但是长期目标必须是改善完全关节活动范围。运动受限是由于肌肉紧张还是关节僵硬所致，或二者兼而有之？如果二者都存在，则必须处理引起限制的所有问题。我经常对我的学生甚至对患者说：

"关节僵硬会导致肌肉紧张，而肌肉紧张会进一步导致关节僵硬。"

我相信，如果你的关节有问题，那自然会影响肌肉，反之亦然；因此术语称之为"肌肉骨骼限制"。

当我看到肩部僵硬、疼痛的患者时，我通常使用数字疼痛量表，该量表上的"10"表示最为疼痛，而"0"表示完全没有疼痛。我建议疼痛评分应低于"5"时再进行训练，因为如果当你正在进行运动且疼痛评分处于"8"或"9"时，那么运动时肩关节可能会对过度的疼痛做出反应并产生代偿。有句老话是"没有疼痛就没有收获（no pain, no gain）"，但是在肩关节训练时，绝对不能将这种想法用于改善功能。

核心球活动性练习

进阶运动 1：站立位推球

患者采取站立位并用双手轻轻抓住一个健身球，将该健身球置于肩部高度并紧贴墙壁（图 18.30a）。要求患者向球施加轻微压力，然后执行一系列规定练习。首先将球向天花板方向滚动（肩关节屈曲），然后向地板方向滚动（肩关节伸展）

（图 18.30b）。接下来，患者将球从一侧滑到另一侧做水平外展和水平内收动作（图 18.30c）。再要求患者先沿顺时针方向，再沿逆时针方向（图 18.30d）旋转健身球。最后要求患者将球斜向右，然后斜向左推动（图 18.30e）。

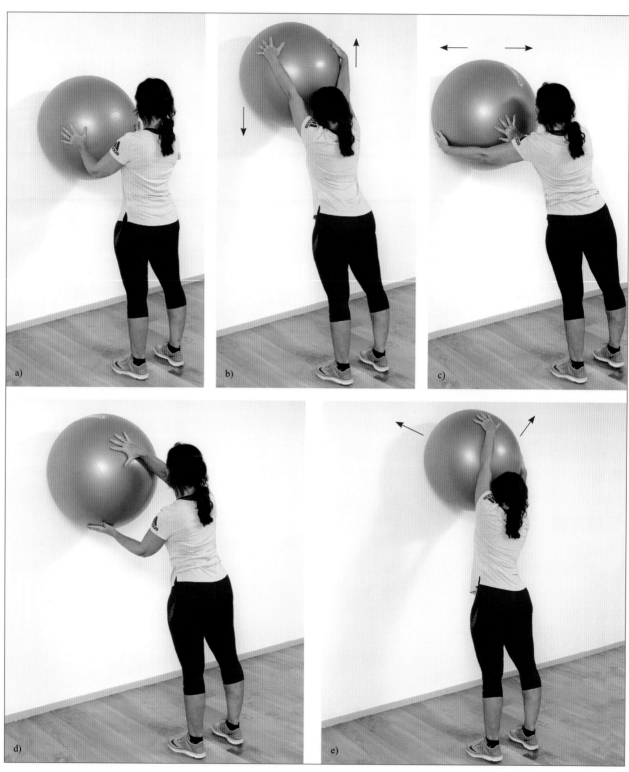

图 18.30　站立位推球。a. 患者双手抓住并移动球；b. 肩关节屈曲和伸展；c. 水平外展和水平内收；d. 顺时针方向旋转球；e. 斜向右和斜向左移动球

进阶运动 2：仰卧位持球

患者仰卧，大腿平放并用双手抱住球（图18.31a）。从这个位置开始，患者举起球，肩关节屈曲至90°（图18.31b），然后继续在舒适活动范围内屈曲肩关节（图18.31c）。从肩关节屈曲90°的位置开始，患者可以顺时针和逆时针在空中画圈（图18.31d），也可以水平内收和水平外展肩关节或进入斜向运动（图18.31e）。

进阶运动 3：跪位持球

设计此练习的想法类似于站立推。但是通过跪在地板上，可以将身体部分重量靠在球上以增加阻力。可以通过变化身体倾斜的角度改变阻力大小，倾斜角度越大，阻力增加就越大。

患者跪在垫子上，控制好健身球，然后身体逐渐倾斜到球上（图18.32a）。从这个位置开始，他们可以重复站立位训练的一些练习，如向前后（图18.32b）、左右运动（图18.32c）及做圆周运动（图18.32d）。

泡沫轴活动性训练

进阶运动 1：坐位滚动泡沫轴

患者采取坐位，将手放在泡沫轴上（图18.33a）。要求患者沿着桌子或治疗床表面在感觉舒适范围内尽可能向前滚动泡沫轴（图18.33b），越远越好，然后再将泡沫轴滚回起始位置。双肩双肘屈曲，这可以改善肩关节的屈曲活动性。

进阶运动 2：站立位滚动泡沫轴

患者采用站立位，双手分开与肩同宽，放在泡沫轴上并抵住墙面（图18.34a）。要求患者沿着墙壁在舒适范围内尽可能向上滚动泡沫轴，越高越好（图18.34b），然后将泡沫轴滚回起始位置。可以通过改变手的位置来变换形式，手掌可以由向内（旋前）变为向外（旋后），这有助于肩关节的外旋（图18.34c）。

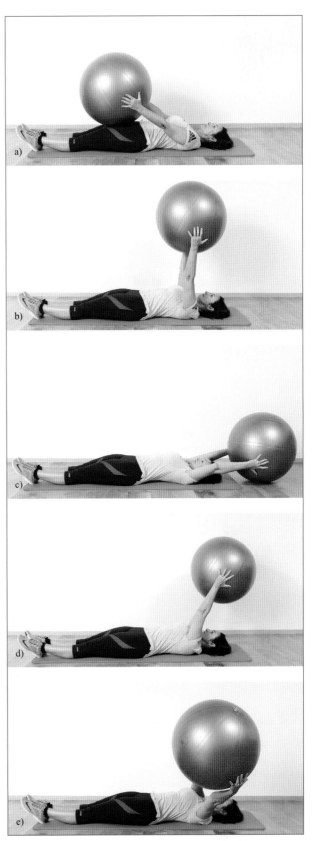

图 18.31 仰卧位持球。a. 双手抱住球放在大腿上；b. 肩关节屈曲至90°；c. 肩关节屈曲至180°；d. 空中画圈；e. 水平外展和内收

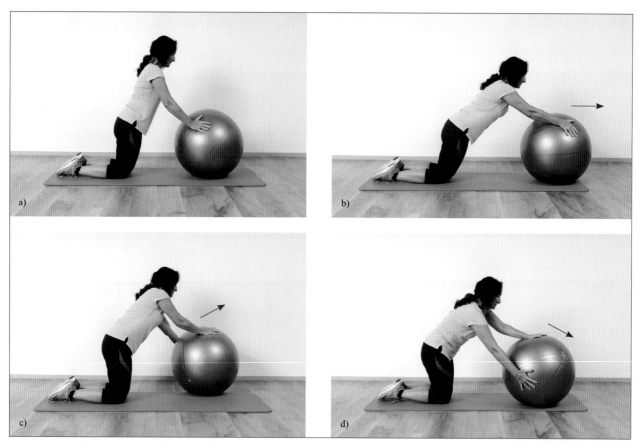

图 18.32　跪位持球。a. 起始位置，患者跪位，双手放在球上控制好球；b. 肩关节屈曲和伸展；c. 肩关节水平外展和水平内收；d. 沿顺时针方向和逆时针方向旋转球

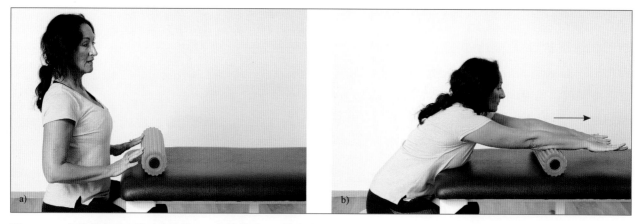

图 18.33　在治疗床面上滚动泡沫轴。a. 起始位置；b. 结束位置

进阶运动 3：跪位滚动泡沫轴

患者采用跪位，将手放在泡沫轴上（图 18.35a）。要求患者沿着运动垫在舒适范围内尽可能向前滚动泡沫轴，越远越好，这会改善肩关节的屈曲活动性

（图 18.35b），然后将泡沫轴滚回至起始位置。

上面演示的练习做起来可能比看起来难，因为它是一种灵活性训练，但身体向前倾斜的距离、姿势的改变会使这些练习变成针对稳定性和力量的训练，而不主要是灵活性训练。

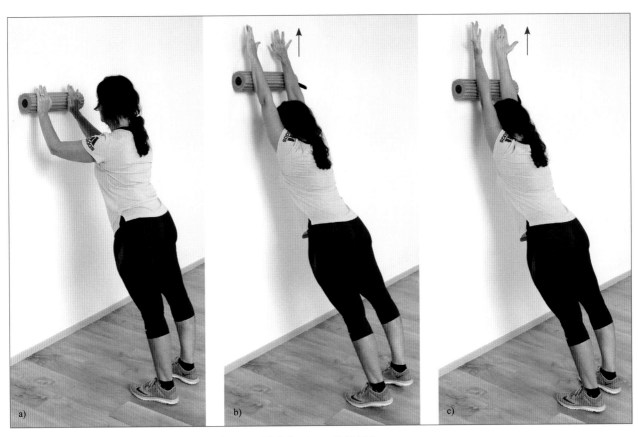

图 18.34　在墙面上滚动泡沫轴。a.起始位置；b.结束位置；c.掌侧朝上

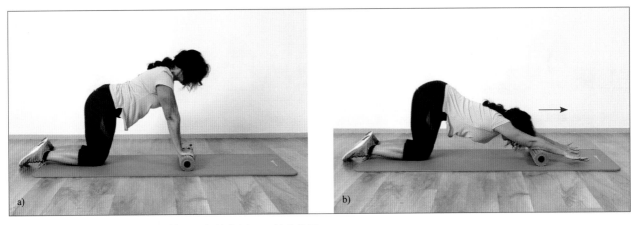

图 18.35　在运动垫上滚动泡沫轴。a.起始位置；b.结束位置

胸廓运动

　　我之前提到过胸椎对肩关节复合体活动的重要性，如果这部分脊柱活动受限，那么肩关节复合体的末端运动也会受到影响，因此我们需要保持胸椎良好的活动性。实际上，这不是一个简单的过程，因为对于大多数人（包括我自己）而言，这是一个相对刚性的结构，特别是胸椎曲度增加时（驼背）则更为僵硬。因此，至少可以说，试图后伸胸椎不是一件容易的事。

　　一种可能有用的方法是使用泡沫轴或更加坚硬的滚筒。

　　患者在运动垫上仰卧，泡沫轴水平放置在肩胛骨之下（图18.36a），患者将双手抱在胸前，并在泡沫轴上缓慢后伸胸椎（图18.36b）。患者可以向下或向上滚动泡沫轴，也可以将手指放在耳边（图18.36c），也可以屈曲肩关节（图18.36d），增加杠杆作用以进一步增加胸廓的活动性。

木杆活动性训练

不用专门准备，一根扫帚柄（不带刷子）就可以成为很有用的灵活性训练道具。这些训练可以在家中地板上或床上进行。

患者仰卧，双手抓住木杆并将其放在大腿上。第一步是将肩关节简单地屈曲90°（图18.37a）。如果这个动作做起来很痛苦，那么患者在舒适状态下将木杆尽可能抬起即可。患者可以将此肩关节屈曲90°的运动重复5次。接着，患者可以继续在舒

适范围内增加肩关节屈曲活动性（图18.37b）直到180°的最大范围，并重复5次。

将肩关节屈曲90°作为起始动作，然后要求患者手握木杆顺时针画一个小圆圈，重复5次，再逆时针画一个小圆圈，重复5次（图18.37c）。如果患者没有出现疼痛，可以在两个方向上画更大的圆圈，重复5次。

进阶水平面、肩胛骨平面运动

现在，患者可以在肩关节屈曲90°的位置进行水平内收和水平外展（图18.38a）。接下来，要求患者进行木杆左右斜向的肩胛骨平面运动（图18.38b）。

如图18.39所示，也可以建议患者在站立位使用木杆进行灵活性训练。要求患者握住木杆，从

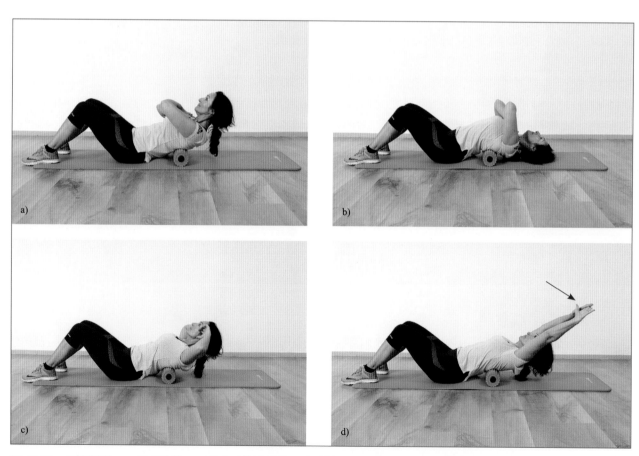

图18.36　胸廓运动。a.患者仰卧，双手交叉抱在胸前，泡沫轴放在胸椎下；b.使用泡沫轴松动胸椎；c.双手放在耳边；d.双臂伸直，肩关节屈曲以增加杠杆作用

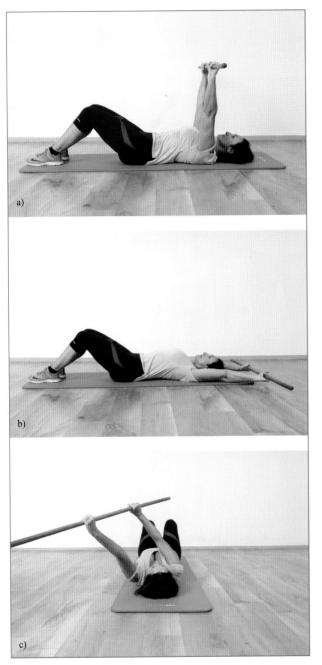

图 18.37　a. 肩关节屈曲至 90°；b. 从 90°屈曲至 180°；c. 顺时针和逆时针画圆圈，从小圆圈逐步变成大圆圈

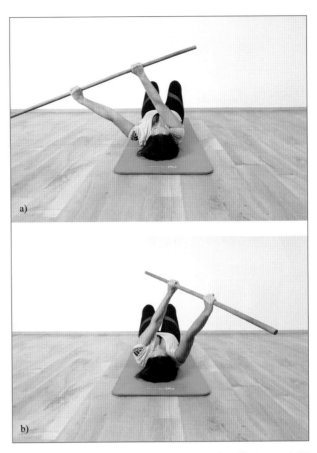

图 18.38　a. 肩关节屈曲 90°水平内收和水平外展；b. 肩胛骨平面斜向左或右运动

进阶训练和专项运动方案

在考虑为运动员提供最佳训练方法时，应当考虑他们的运动项目，选择不同的运动方式，而不仅仅是以一般运动方式强化。但是在你的职业生涯中，你有可能从来没有听说过运动员所参加的这项运动。举个例子：很多年前，当我第一次在牛津大学从事运动整骨工作时，我从未听说过像庭院网球（Real Tennis）或墙手球这样的运动。因此，我必须确保自己了解这些运动中的生物力学原理，以及对竞赛运动员而言受伤的风险是什么。

案例分析

一位 32 岁的职业拳击手来找我就诊时，他的肩胛骨之间的部位疼痛严重，右侧相对更甚。这种

大腿中部水平开始（图 18.39a），然后将肩关节屈曲至 90°（图 18.39b）。接下来，要求患者继续将肩关节屈曲至 180°（图 18.39c）。保持这个位置，患者躯干可以向左、右侧屈（图 18.39d，e）。图 18.39f 和 18.39g 演示的是患者将肩关节屈曲 90°，然后手持木杆沿顺时针和逆时针方向做旋转动作。

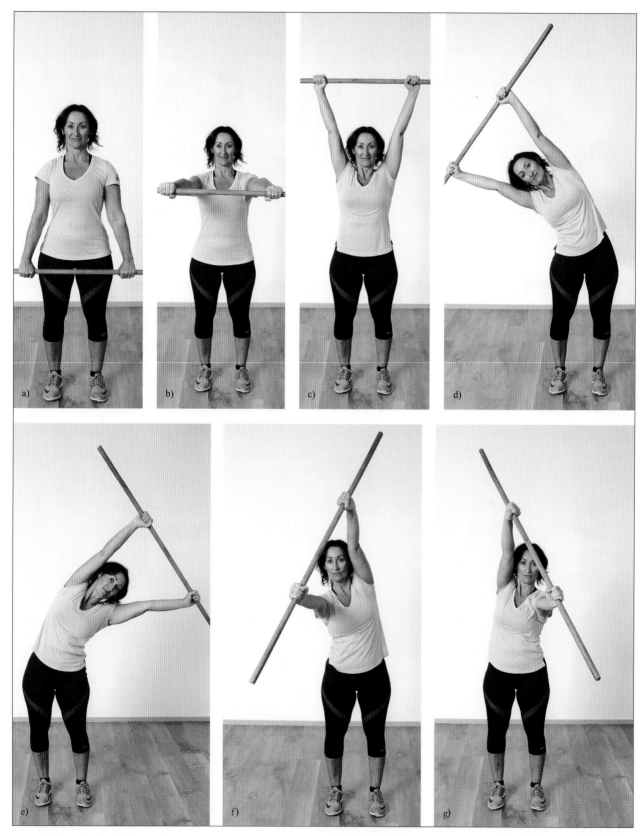

图 18.39　a. 患者手握木杆；b. 肩关节屈曲至 90°；c. 肩关节屈曲至 180°；d. 躯干右侧屈；e. 躯干左侧屈；f. 顺时针旋转；
g. 逆时针旋转

疼痛已经存在了多月。疼痛最初是在一次激烈的对打之后发生的。比赛过程中他感到自己的右臂过度前伸，然后突然感到疼痛，症状主要出现在右侧菱形肌。他服用了些药然后在疼痛区域冰敷，休息了5天。他再次尝试进行拳击运动，但由于剧烈疼痛无法进行。他到另一位整骨专家处就诊，被认为是菱形肌拉伤，被建议使用弹力带训练以逐渐增加肩胛骨后缩的力量。在接下来的2周里，患者每天认真地进行这些训练，然后尝试再次进行拳击运动。但是，每次练习几分钟后疼痛就会开始。因此他又休息了几天，进行了菱形肌收缩训练，并试图再次拳击，但是当他把右臂向前伸时，疼痛又回来了。你认为这种疼痛为什么会不断复发？问题在于他只做了一些标准的、基本上是非功能性的训练以加强菱形肌。而该患者需要的是进行与其运动有关的功能训练。我让他用弹力带做了一些与其运动时的动作有关的训练。主要训练是站立推，我们根据拳击的动作对训练进行了一些修改。我们还利用了反向运动，即采用站立拉，重点不是训练菱形肌的向心收缩而是离心收缩（肌肉收缩但肌肉长度延长）。不到2周，他就恢复正常训练了，并在1个月后参加了一场职业比赛。更重要的是，之前的疼痛没有复发。我很高兴他赢得了这场比赛。

以下是一些可为运动员患者提供的进阶训练和专项运动计划。这些对于参加任何掷球类项目、游泳、网球和高尔夫球的运动员特别有用，也可以推荐给田径运动员。你甚至可以建议非运动员患者做这些训练，它们不仅对运动员有用，对所有人都有用，因为它们可以改善许多日常活动的表现。

注释： 请记住本书前面各章已描述过的训练。我演示的一些方法甚至可以被归类为专项运动的进阶训练，而其中的某些运动如果没有很好的技巧并不是很容易完成，特别是对那些运动的初学者或有一些潜在活动受限或肌力减退的人。我要强调的是运动应该分级并循序渐进的概念，也就是说我们应先从阶梯底部的一些比较简单的训练开始，然后一步步增加难度到达阶梯顶部。只有在我们可以正确地

轻松地完成训练时，我们才能进阶。

Siff（2003）指出：

"力量训练不仅要在运动全范围内进行，还应在特定的阻力方向去牵拉肌肉。"

一旦将所有7个基础训练都纳入训练方案，我们就可以开始增加一些多样性并相应地调整练习，以使它们更加明确具体并根据运动员的个人运动需求量身定制。尽管以下训练的说明和演示仅针对一侧身体进行，但可用于身体两侧（如在左侧重复右侧的练习，依此类推）。

1．推拉组合
运动员用左右手各握住前后两条一端固定的弹力带的活动端（图18.40a）。要求他们将右臂推的运动与左臂拉的运动结合（图18.40b）。建议训练前先激活内部核心肌群，以确保完成此动作时的稳定性。

2．不稳定支撑面站立推
在图18.41a所示的起始位置，右手在肩关节高度握住弹力带，左臂放在前方。训练动作如图18.41b所示：运动员将弹力带向前推动越过自己的身体，左臂向后移动，同时在不稳定的支撑面上保持稳定。

3．不稳定支撑面站立拉
在图18.42a所示的起始位置，运动员右手在肩关节的高度握住弹力带，左臂则放在身体后侧。训练动作如图18.42b所示：运动员将弹力带向后拉过自己的身体，左臂向前移动，同时在不稳定的支撑面上保持稳定。

4．不稳定支撑面躯干屈曲——直立旋转
在图18.43a所示的起始位置，运动员右手在肩关节高度握住弹力带，并将左臂置于身体后侧，同时在不稳定的平面上采取下蹲姿势。训练动作如

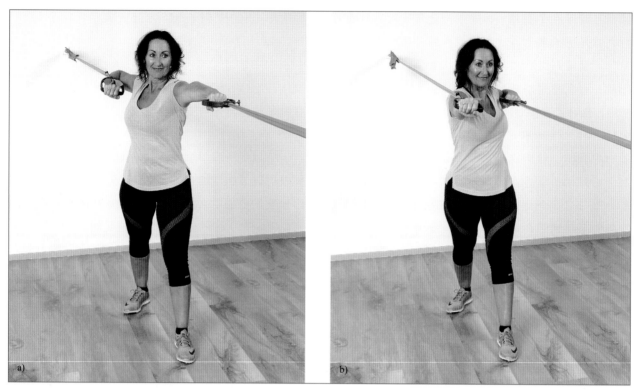

图 18.40 推拉组合。a. 起始位置；b. 结束位置

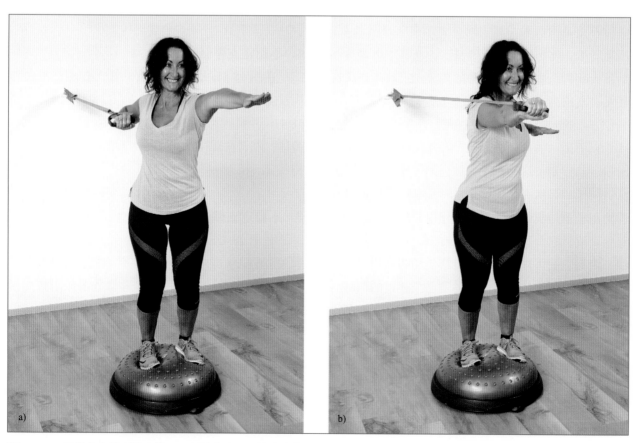

图 18.41 不稳定支撑面站立推。a. 起始位置；b. 结束位置

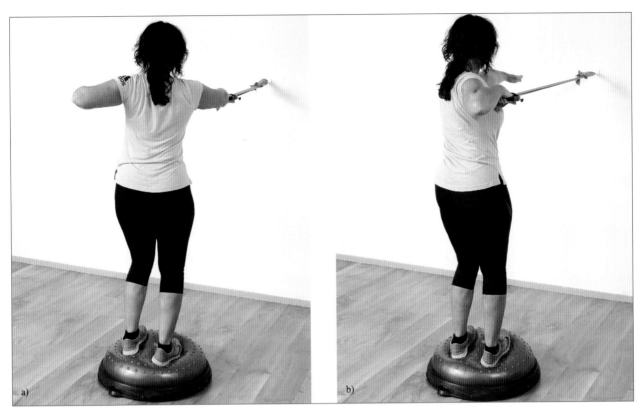

图 18.42　不稳定支撑面站立拉。a. 起始位置；b. 结束位置

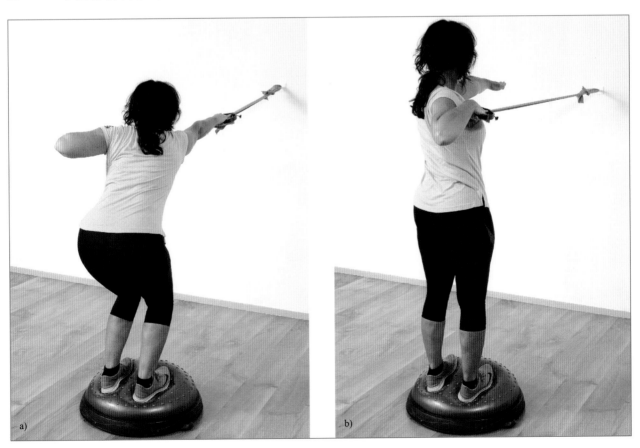

图 18.43　不稳定支撑面躯干屈曲——直立旋转。a. 起始位置；b. 结束位置

图 18.43b 所示：运动员将弹力带向后拉过自己的身体，与此同时，左臂向前移动，身体回到直立位，同时在不稳定的支撑面上保持稳定。

5．从高到低（劈砍动作）

在图 18.44a 所示的起始位置，运动员用左右手同时握住弹力带，弹力带高于肩关节的位置。训练动作如图 18.44b 所示：运动员拉弹力带越过自己的身体到达较低的位置，同时做下蹲动作。此动作类似于劈砍木头。

6．从低到高（逆向劈砍动作）

在图 18.45a 所示的开始位置，运动员蹲下，同时用双手在低于左肩关节的位置同时握住弹力带。训练动作如图 18.45b 所示：运动员拉动弹力带越过自己的身体到达高处，同时从下蹲位起立到站立位。

7．药球俯卧撑

要求患者采取典型的俯卧撑姿势（如果需要，可以从双膝着地开始）。将药球放在一侧手下（图 18.46a），然后做俯卧撑（图 18.46b）。完成一次后，球转移到另一侧手下，重复练习（图 18.46c）。

稳定性训练

以下的盂肱关节和肩胛骨稳定性训练可以与力量训练结合使用。实际上，稳定性训练和力量训练会自然重叠，因此仅关注肩关节稳定性而不合并某些力量训练是非常困难的。完成下列稳定性训练时，你应当在相关方面有足够的力量。

盂肱关节中肱骨基本上是悬吊在肩胛骨上，因此建议在进行盂肱关节稳定性训练之前，先保持肩胛骨在胸廓的稳定会更合理。我想有人可能质疑这个方案。但普遍认为，大多数撞击综合征，尤其是

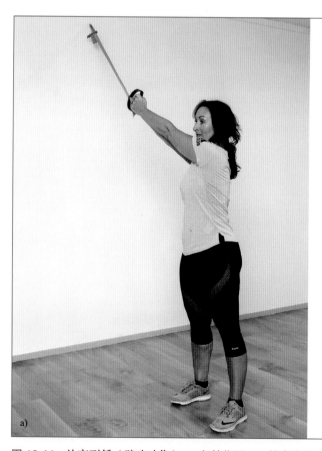
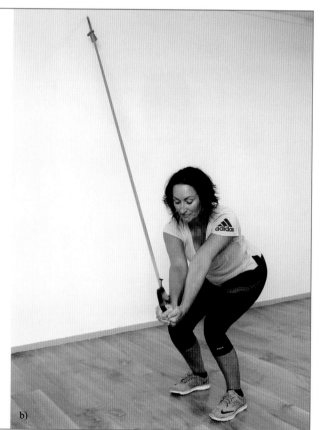

图 18.44　从高到低（劈砍动作）。a. 起始位置；b. 结束位置

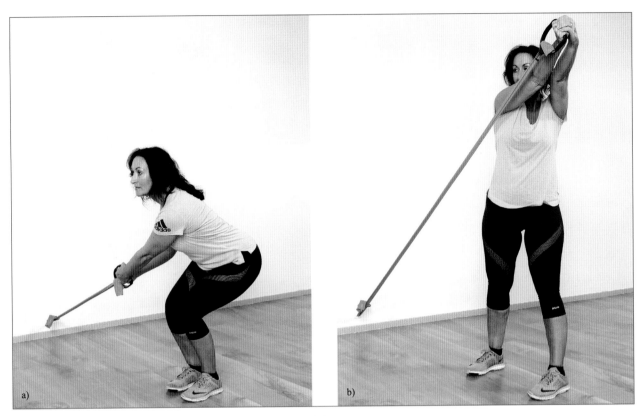

图 18.45 从低到高（逆向劈砍动作）。a. 起始位置；b. 结束位置

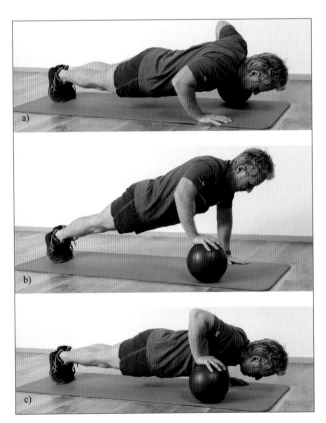

图 18.46 药球俯卧撑。a. 起始位置；b. 结束位置；c. 换手进行

对肩袖肌群的撞击，可能是由肩胛骨位置相对不稳定引起或加重的，即肩胛骨运动协调障碍。这通常由肩胛骨稳定肌减弱所致。我认为肩胛骨相当于上肢的"骨盆"。在训练内外核心肌群和功能性运动之前，正常骨盆和骶髂关节区域必须处于相对稳定和水平的位置。肩胛骨的功能应该是提供一个稳定的平台，使肩关节、肩锁关节和胸锁关节正常活动。如果肩胛骨在某方面与骨盆相似，则建议在进行盂肱关节运动之前，需要该区域也保持稳定和水平。这是我的个人观点，而到目前为止我还对此深信不疑。

肩胛骨的主要稳定肌肉是前锯肌、大菱形肌、小菱形肌、胸大肌、斜方肌和肩胛提肌。然而正是由于前锯肌和斜方肌下部的激活减弱（肌力减弱），以及肩胛骨前伸肌（胸小肌）的过度激活和收缩才使肩胛骨处于前倾位置，通常称为"翼状肩"。如果是这种情况，并且进行了肩胛骨稳定性训练，那么情况可能会恶化。因此，应该先解决肩胛骨前伸肌的过度激活问题，而这已经在前面的章节中讨论过了。值得一提的是，肩胛骨倾向于在过顶运动的下降阶段呈现出翼状（离心收缩），一些经典的运动练习（Y系动作、T系动作和W系动作训练）都是使肩胛肌群主要做向心收缩（肌肉缩短），这样不能改善肩胛骨的运动协调障碍（本章已经讨论了促进肩胛骨旋转的过顶向心和离心收缩训练）。

但是，以下训练仍在康复计划中发挥作用，因为它们可以使患者非常清楚自己肩胛骨的位置，尤其是在进阶到更多功能性运动之前的短时间内很有效。

Paine 和 Voight（2013）提到有效的肩胛骨力量训练对于一些涉及过顶运动的运动员或游泳者尤为重要，因为正常肩胛肌群的激活和控制可能会对比赛成绩产生影响，也与损伤预防有关。肩胛肌群训练计划的实施可以在康复早期就开始，然后逐步发展为更具挑战性的力量训练，并且应成为所有与肩关节复合体有关的康复计划的一部分。

在开始针对肩胛肌群矫正性力量训练之前，治疗师必须恢复肌肉正常的适应性及与肩胛骨相关所有关节的功能活动性。因为有研究表明，胸大肌和胸小肌僵硬和适应性短缩可以抑制拮抗肌群的激活。

Y系、T系和W系动作

这些肩胛骨训练的名称与这些字母Y、T和W的形状有关。以下是我目前为稳定肩胛骨后侧，即菱形肌和斜方肌下部而推荐的训练。我最初使用字母T来教导患者完成特定的训练。

T系动作训练菱形肌、斜方肌中部

要求患者跪在垫子上并将其胸廓放在健身球上，然后提示他们将手臂置于90°外展位，肘关节也屈曲至90°（图18.47a）。从这个位置开始，要求患者尽力将两侧肩胛骨靠近并保持1~2秒（图18.47b）。也可以在双臂伸直时完成此动作（图18.47c）。

进阶运动 1

重复以上练习，但这次膝关节要离开地面，因此患者要保持俯卧姿势，胸廓放在健身球上，这会增加训练的难度（图18.48）。

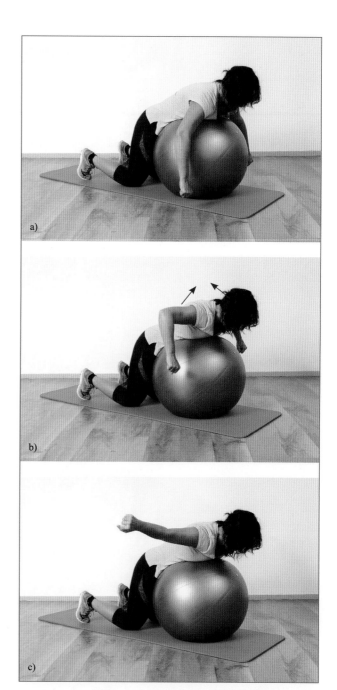

图18.47　a. 起始位置：患者在球上维持手臂屈曲90°的姿势；b. 结束位置：要求患者将双侧肩胛骨靠近；c. 患者手臂伸直时挤压双侧肩胛骨

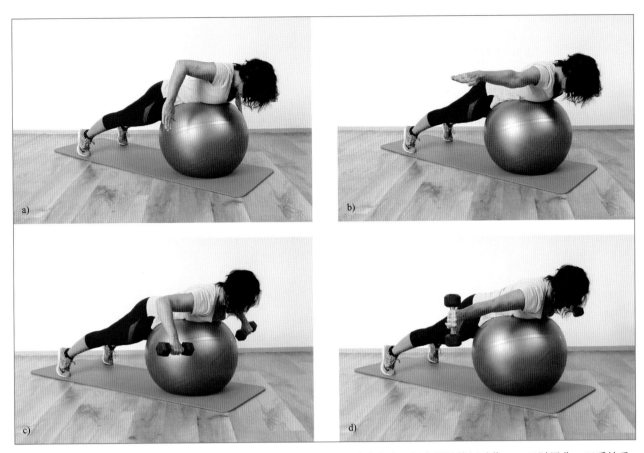

图 18.48　a. 患者在球上维持双侧肩胛骨向内挤压的姿势；b. 手臂伸直完成双侧肩胛骨挤压动作；c. 双肘屈曲，双手持重；d. 双肘伸直，双手持重

提示：在训练过程中，经常看到患者想要过伸腰椎。不建议做该额外动作，因为这可能会刺激到腰椎的关节突关节（此错误姿势如图 18.49 所示）。

Y 系动作训练斜方肌下部

这个训练类似于上面的 T 系动作。但是，Y 系动作更加着重于激活斜方肌下部。

患者开始时俯卧于健身球上，然后将胸廓置于球上。提示他们将手臂放置在大约 130° 的外展位置（这是模仿字母 Y 的姿势）。从这个位置开始，要求患者将肩部向后抬至肩胛骨平面，并用力下压球和内收肩胛骨 1~2 秒（图 18.50a）。

W 系动作训练斜方肌下部

该训练是上面所述训练起始位置的一种变体：现在，要求患者朝臀后侧方向移动双肘（内收），做像字母 W 样动作（图 18.50b）。

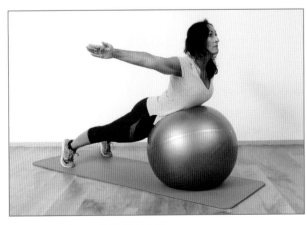

图 18.49　腰椎过伸的错误姿势

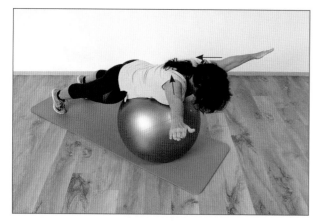

图 18.50a 双臂伸展成 Y 形挤压双侧肩胛骨

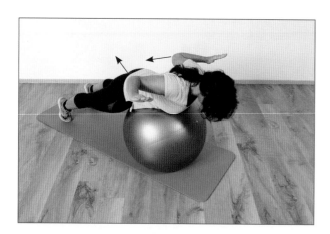

图 18.50b 要求患者将手靠近裤子后侧口袋的位置

通过使用阻力带或手拿较轻重物，可以增加上述 Y 系和 W 系动作难度。

前锯肌

患者跪位，提示其将手放在台阶上并保持手臂伸直（图 18.51a）。从这个位置开始，患者被要求在肘关节伸直的同时缓慢地后缩（retract）肩胛骨（图 18.51b），然后集中精力前伸（protract）肩胛骨 1~2 秒，此动作由前锯肌完成（图 18.51c）。

进阶运动 1

在训练中，患者保持跪位俯卧撑姿势，双手则放在健身球上（图 18.52）进行上述肩胛骨运动。

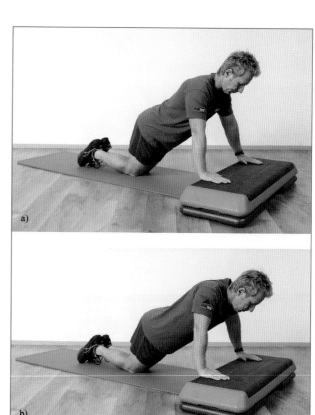

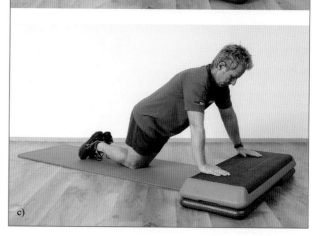

图 18.51 a. 起始位置：患者跪位，手放在台阶上保持俯卧撑的姿势；b. 患者缓慢后缩肩胛骨；c. 结束位置：要求患者尽可能前伸肩胛骨

进阶运动 2

与上述相同的训练，但是这次患者双手放在运动垫上保持俯卧撑姿势（图 18.53），进行上述肩胛骨运动。

进阶运动 3

在该训练中，患者将双手放在健身球上，维持俯卧撑姿势（图 18.54），进行上述肩胛骨运动。

进阶运动 4

此训练的开始位置与上述相同，患者双手放在健身球上维持俯卧撑姿势。治疗师用手指在健身球顶部画一个小圆，患者尝试在肘关节伸直不弯曲的情况下，身体根据所画圆沿顺时针和逆时针方向做画圆动作（图 18.55）。如果患者顺利完成，治疗师则可以用手指画第二个稍大的圆，这意味着患者必须更加努力控制肩部才能完成画圆动作。

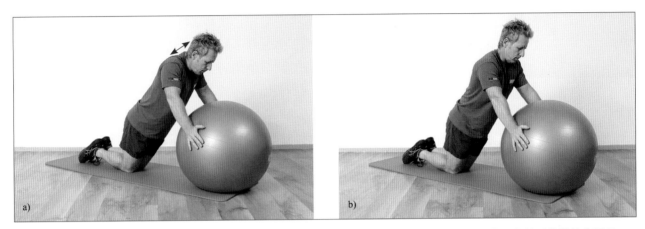

图 18.52 患者跪位，手放在球上保持俯卧撑姿势。a.患者缓慢后缩肩胛骨；b.结束位置：要求患者尽可能前伸肩胛骨

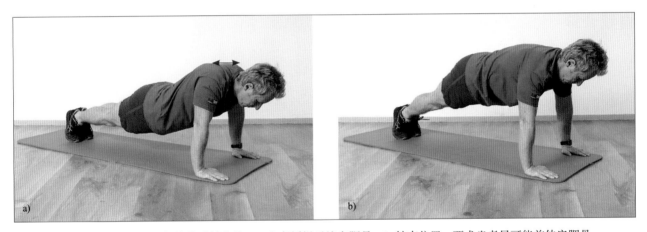

图 18.53 患者手放在垫子上保持俯卧撑姿势。a.患者缓慢后缩肩胛骨；b.结束位置：要求患者尽可能前伸肩胛骨

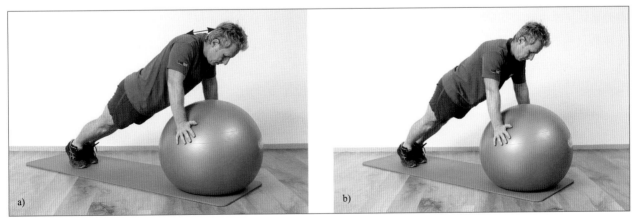

图 18.54 患者手放在球上保持俯卧撑姿势。a.患者缓慢后缩肩胛骨；b.结束位置：要求患者尽可能前伸肩胛骨

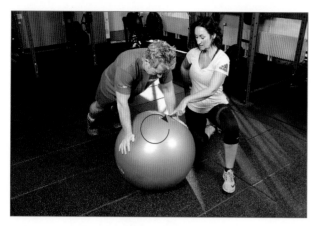

图 18.55　患者手放在球上保持俯卧撑姿势，顺着治疗师指导的方向移动身体

注释： 以上训练难度很大，因此不建议在训练计划一开始时就进行。这是我将它放在本书最后的原因。需要患者整个上半身具有良好的整体稳定机制后才能正确地完成这项训练且不出现代偿动作。

自我牵伸

运动员和患者通常在治疗后问我，他们可以在健身房做些什么训练或牵伸。在本章中，我已经介绍了很多训练，因此在本书的最后部分，我将介绍自我牵伸技术。因为不需要任何设备，这些技术可以在一天中的任何时间、任何地方进行。我喜欢在患者做训练的时候穿插一些牵伸技术。我使用 5—5—5 方法，也就是说肌肉收缩 5 秒，然后拉长并保持 5 秒，重复 5 次。这些可以在训练之前、之中甚至之后进行。我喜欢这种简单的方法，因为它会像肌肉能量技术（MET）中的等长收缩后放松（PIR）一样激活肌肉，然后利用交互抑制（RI），使拮抗肌（相反）激活，即使我们正在利用收缩来拉长拮抗肌，依然有助于增强肌力。

以下是一些例子。

技术 1：胸肌主动延伸

患者坐位或站立位，双手都放在下背部。然后提示患者保持该姿势等长收缩胸肌，使用约 20% 的力，持续 5 秒（图 18.56）。

收缩 5 秒后，要求患者使用菱形肌和斜方肌中部将两侧肩胛骨挤压在一起（肩胛骨后缩），并保持收缩 5 秒（图 18.57）。这会牵伸胸肌，菱形肌和斜方肌中部力量也会增强。此运动重复大约 5 次。

技术 2：水平面胸肌主动延伸

患者坐位或站立位，伸直双臂，在水平面将两只手掌放在一起。然后提示患者保持该姿势等长收缩胸肌，使用约 20% 的力，持续 5 秒（图 18.58）。

收缩 5 秒后，要求患者水平外展双臂，收缩菱形肌和斜方肌中部将两侧肩胛骨挤压在一起（肩胛骨后缩），并保持收缩 5 秒（图 18.59）。这会牵伸胸肌，菱形肌和斜方肌中部力量也会增强。此运动重复大约 5 次。

技术 3：肩内收肌主动延伸

患者坐位或站立位，将手掌放在髋关节上。然后提示患者保持该姿势等长收缩肩内收肌，使用约 20% 的力，持续 5 秒（图 18.60a）。

收缩 5 秒后，要求患者以拇指引导运动，收缩冈上肌和三角肌将肩关节外展到最大活动范围，并保持收缩 5 秒（图 18.60b），这会拉长肩内收肌。此运动重复大约 5 次。

技术 4：肩屈肌主动延伸

患者坐位或站立位，双臂伸直，肩关节屈曲至 45°。然后提示患者保持该姿势 5 秒（图 18.61）。

收缩 5 秒后，要求患者在舒适范围内完全向后伸展肩关节，并保持收缩 5 秒（图 18.62），这会牵伸肩屈肌。此动作重复大约 5 次。

技术 5：肩伸肌主动延伸

患者坐位或站立位，双臂伸直，肩关节向后伸展至活动范围末端。然后提示患者保持该姿势 5 秒（图 18.63）。

收缩 5 秒后，要求患者以拇指引导运动，在舒适范围内将肩关节屈曲至最大活动范围，并保持收缩 5 秒（图 18.64），这会牵伸肩伸肌。此动作重

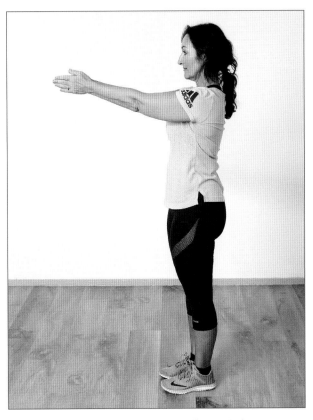

245

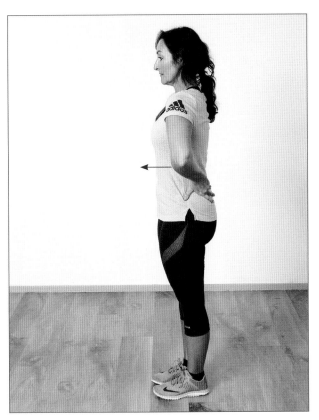

图 18.56 双手放在下背部，然后主动等长收缩胸肌

图 18.58 患者通过双手放在一起，等长收缩胸肌

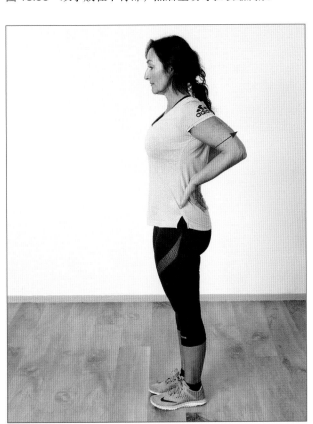

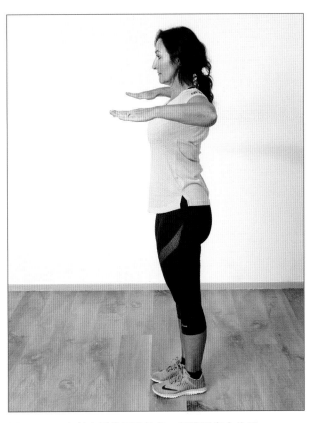

图 18.57 患者激活肩内收肌（菱形肌、斜方肌中部）5 秒
同时牵伸胸肌

图 18.59 患者水平外展肩关节 5 秒激活肩内收肌

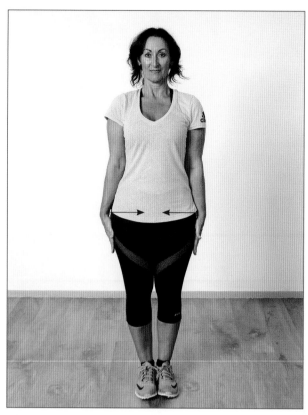

图 18.60a　患者主动等长收缩肩内收肌

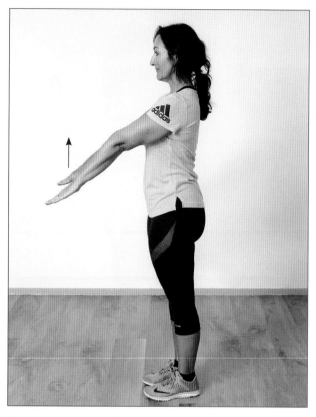

图 18.61　患者主动等长收缩肩屈肌

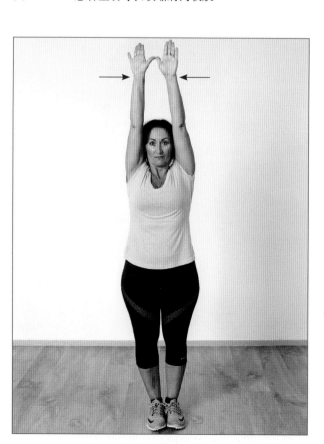

图 18.60b　患者主动收缩肩外展肌 5 秒

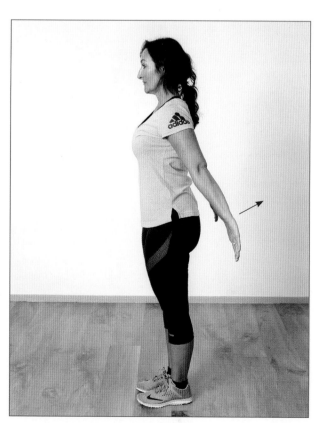

图 18.62　患者主动收缩肩伸肌 5 秒

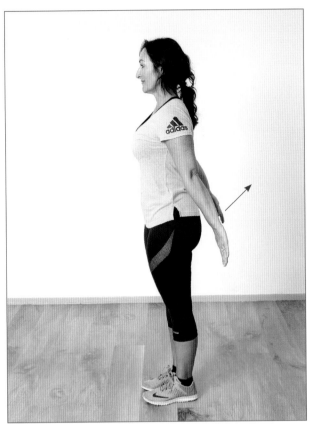

图 18.63 患者主动等长收缩肩伸肌

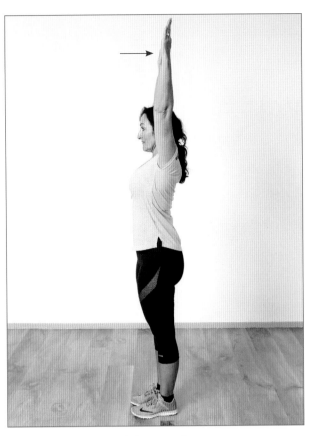

图 18.64 患者主动收缩肩屈肌 5 秒

复约 5 次。

■ 总结

现在你已经读到本书的结尾了。如果我写得还不算糟糕，我希望你会真正喜欢并掌握这些内容。更重要的是，我从内心深处希望能够帮助你更加了解肩关节复合体这一迷人却又相当复杂的身体结构。

本书初稿完成时远超过 10 万字，而且我可以很容易将内容增加一倍。但我个人不喜欢太厚的书，我喜欢使用大量彩色图片及具有可读性的文字。我认为到目前为止我写的所有书都符合这个特点，本书也不例外。我认为它包含足够的信息来指导治疗师以更有效的方式来治疗患者和运动员。之前我已经提到过，治疗师就像侦探一样，他们以合乎逻辑的方式寻找线索。我希望我可以使你的寻找之旅能轻松一点。更重要的是，在对那些肩部疼痛

的运动员和患者进行评估、治疗和康复的过程中，你可以充分享受其中的乐趣，且整个过程不会觉得很烦琐。如果这个过程变得烦琐了，那么也许说明你可能不适合从事物理治疗工作。

实际上我是在斯里兰卡完成了这本书的撰写工作的，那时正值完成迪拜授课后的假期，而最后的一些内容我是在阿联酋航空候机厅里写的。我度假时读了一本书，是由心脏病外科医师 Stephen Westaby 教授撰写的，他在退休之前也住在英国牛津。这本书叫《脆弱的生命》（Fragile Lives）。当我开始读概述时，它就极大地鼓舞并吸引了我，以至于我无法放下，在几天之内就读完了全书。我希望当你阅读我的书时也会有同样的感受（不需要读那么快），希望本书也能给你带来很多的乐趣！

再次感谢你们认真阅读本书，这对我来说意义非凡。希望有一天我们能有机会相见！

下本书再见……向你们致以敬意，John Gibbons！

附录 1
功能障碍测试

治疗师临床工作中可应用以下表格（允许复制）。

表 A1.1 髋关节伸展模式——左侧

	第 1	第 2	第 3	第 4
臀大肌	○	○	○	○
腘绳肌	○	○	○	○
对侧竖脊肌	○	○	○	○
同侧竖脊肌	○	○	○	○

表 A1.2 髋关节伸展模式——右侧

	第 1	第 2	第 3	第 4
臀大肌	○	○	○	○
腘绳肌	○	○	○	○
对侧竖脊肌	○	○	○	○
同侧竖脊肌	○	○	○	○

表 A1.3 姿势评估表——上半身

患者姓名：
E = 等长
L/R = 左侧或右侧短缩

肌肉	日期	日期	日期
斜方肌上部			
肩胛提肌			
胸锁乳突肌			
斜角肌			
喙突肌肉 • 胸小肌 • 肱二头肌短头 • 喙肱肌			
背阔肌			
胸大肌			
肩胛下肌			
冈下肌			

表 A1.4 解剖标志列表

标志	左侧	右侧
骨盆嵴（后面观）		
髂后上棘（PSIS）		
大转子		
臀和腘窝皮肤皱褶		
腿、足和踝位置 （前、后面观）		
腰椎和胸椎		
肩胛骨下角（C7）		
肩胛骨内侧缘		
肩胛骨上角		
肩峰位置（水平）		
颈椎位置		
骨盆嵴（前面观）		
髂前上棘（ASIS）		
胸锁关节		
肩锁关节		
盂肱关节		

表 A1.5 盂肱关节正常的活动范围

盂肱关节	左侧	右侧
屈曲	180°	180°
伸展	60°	60°
外展	180°	180°
内收	45°	45°
内旋	70°	70°
外旋	90°	90°
水平内收	130°	130°
水平外展	50°	50°

表 A1.6 颈椎正常的主动活动范围

颈椎	范围
旋转（左和右）	80°
屈曲	50°
伸展	60°
侧屈（左和右）	45°

附录 2
肩关节稳定性训练

物理治疗师可在临床中应用下列训练。右侧的空白区域可用于记录患者动作重复的组数和次数。

练习	组	次
1. 站立推		
2. 站立拉		

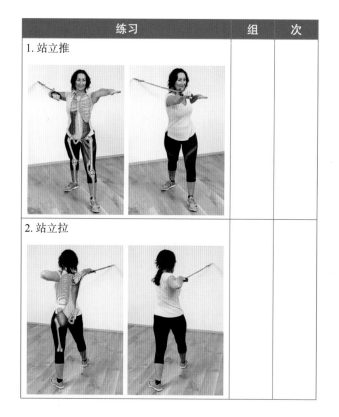

练习	组	次
3. 旋转上举 练习 1. 坐位旋转上举		

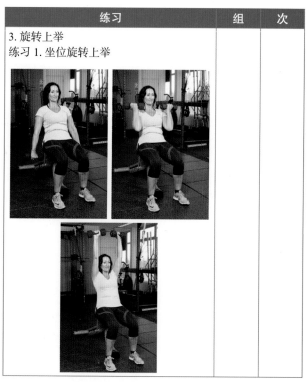

练习	组	次
练习 2. 站立位旋转上举 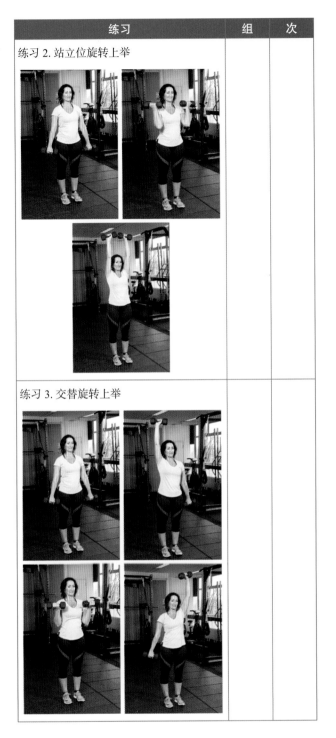		
练习 3. 交替旋转上举		

练习	组	次
4. 水平推 练习 1. 跪位俯卧撑 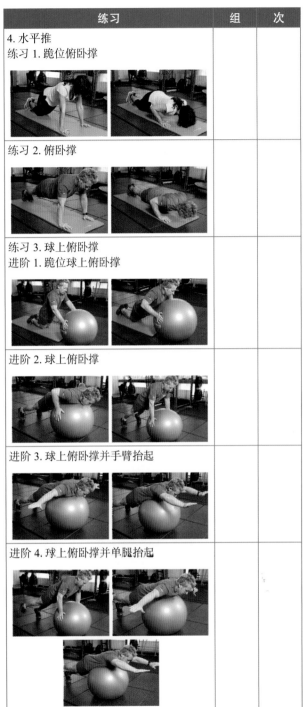		
练习 2. 俯卧撑		
练习 3. 球上俯卧撑 进阶 1. 跪位球上俯卧撑		
进阶 2. 球上俯卧撑		
进阶 3. 球上俯卧撑并手臂抬起		
进阶 4. 球上俯卧撑并单腿抬起		

练习	组	次
进阶 5.台阶俯卧撑		
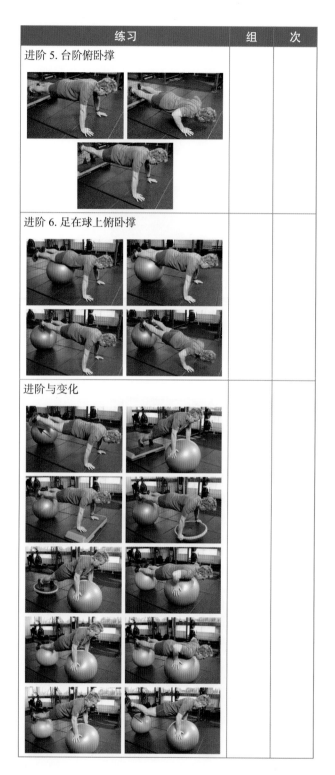		
进阶 6.足在球上俯卧撑		
进阶与变化		

练习	组	次
TRX 俯卧撑		
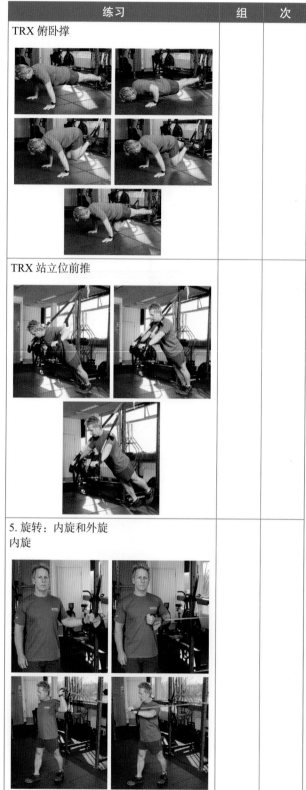		
TRX 站立位前推		
5.旋转：内旋和外旋 内旋		

练习	组	次
外旋 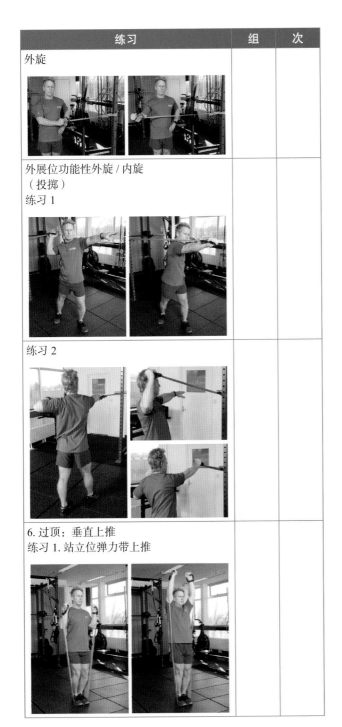		
外展位功能性外旋 / 内旋 （投掷） 练习 1		
练习 2		
6. 过顶：垂直上推 练习 1. 站立位弹力带上推		

练习	组	次
练习 2. 站立位哑铃上推 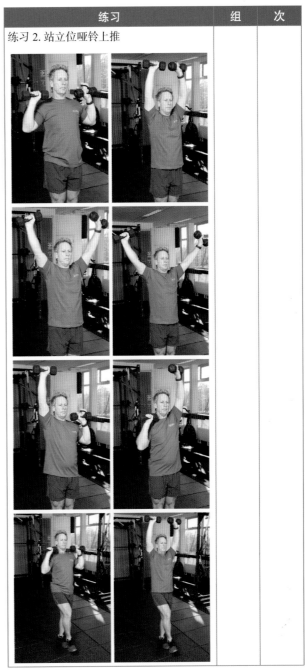		

练习	组	次	练习	组	次

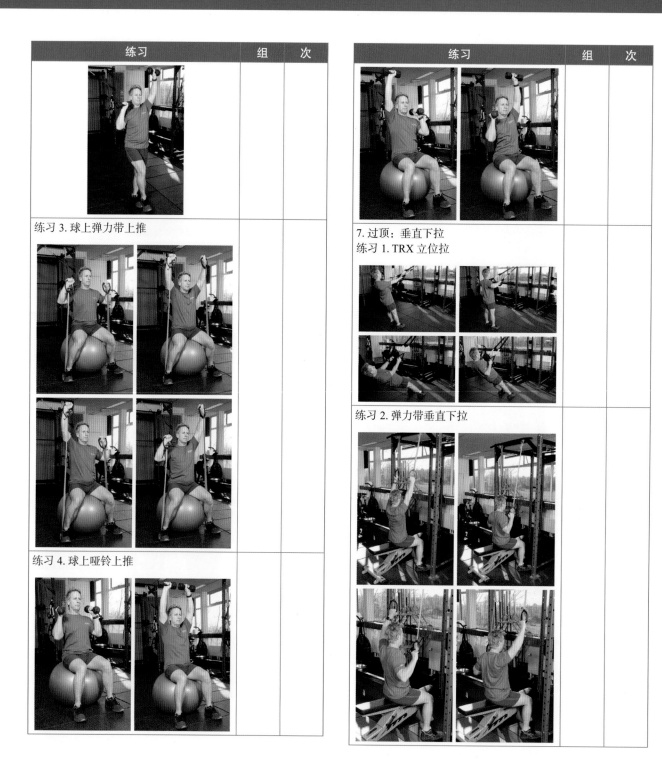

练习 3.球上弹力带上推

练习 4.球上哑铃上推

7.过顶：垂直下拉
练习 1.TRX 立位拉

练习 2.弹力带垂直下拉

练习	组	次

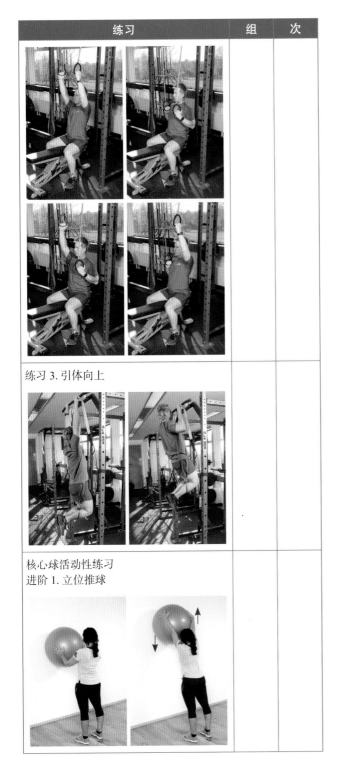

练习 3. 引体向上

核心球活动性练习
进阶 1. 立位推球

练习	组	次

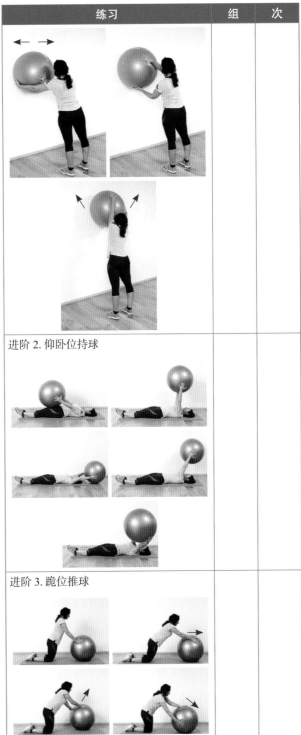

进阶 2. 仰卧位持球

进阶 3. 跪位推球

练习	组	次
泡沫轴活动性训练 进阶 1. 坐位滚动 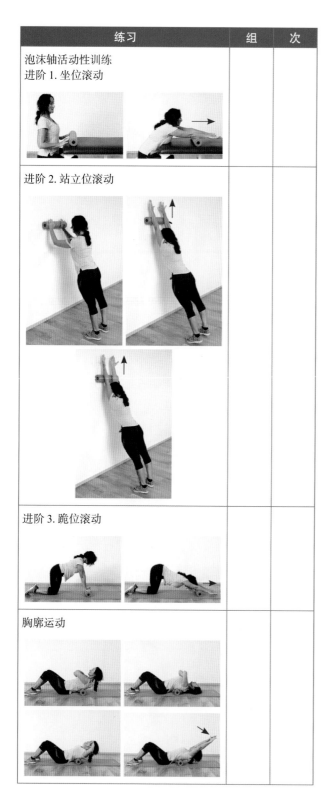		
进阶 2. 站立位滚动		
进阶 3. 跪位滚动		
胸廓运动		

练习	组	次
木杆活动性训练 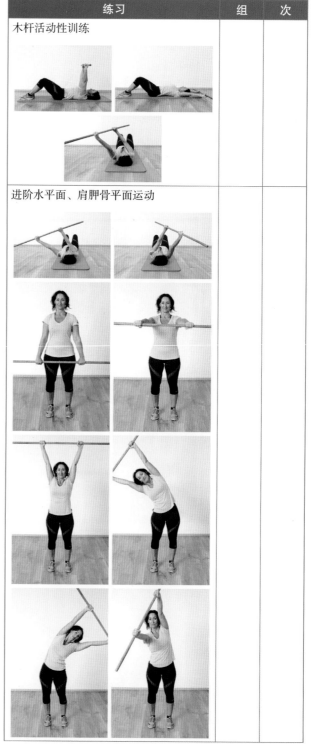		
进阶水平面、肩胛骨平面运动		

练习	组	次
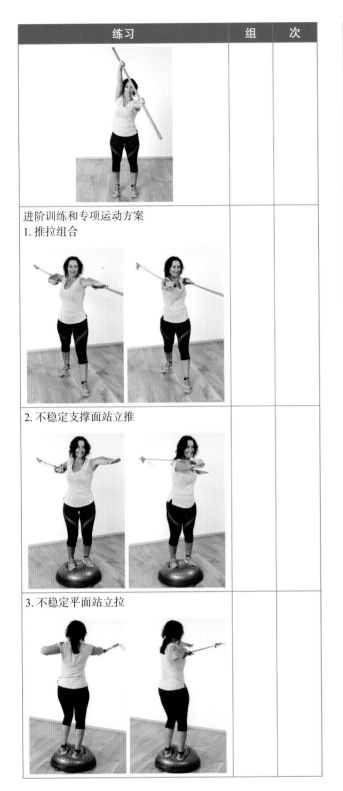 进阶训练和专项运动方案 1. 推拉组合		
2. 不稳定支撑面站立推		
3. 不稳定平面站立拉		

练习	组	次
4. 不稳定支撑面躯干屈曲 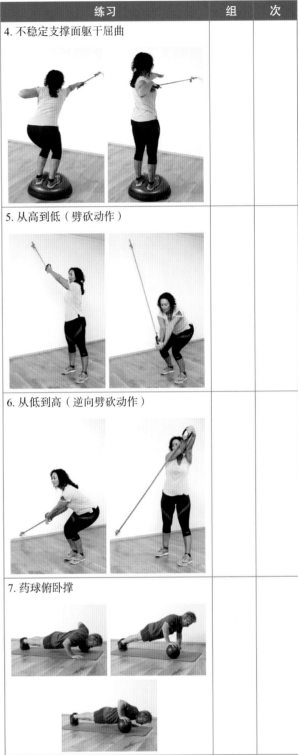		
5. 从高到低（劈砍动作）		
6. 从低到高（逆向劈砍动作）		
7. 药球俯卧撑		

练习	组	次
稳定性训练 T 系动作训练菱形肌、斜方肌中部 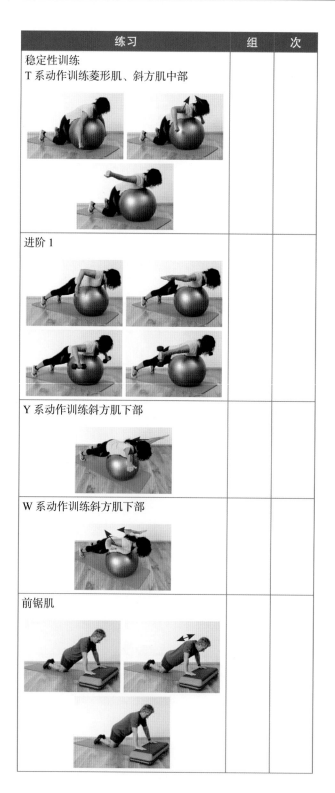		
进阶 1		
Y 系动作训练斜方肌下部		
W 系动作训练斜方肌下部		
前锯肌		

练习	组	次
进阶 1 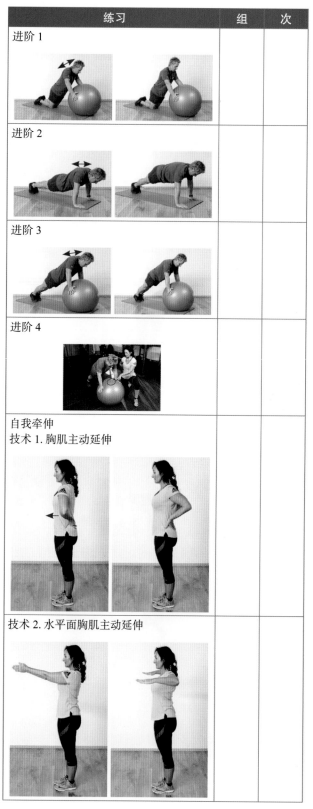		
进阶 2		
进阶 3		
进阶 4		
自我牵伸 技术 1.胸肌主动延伸		
技术 2.水平面胸肌主动延伸		

练习	组	次
技术 3. 肩内收肌主动延伸		
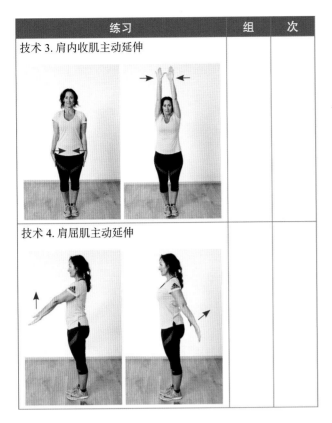		
技术 4. 肩屈肌主动延伸		

练习	组	次
技术 5. 肩伸肌主动延伸		
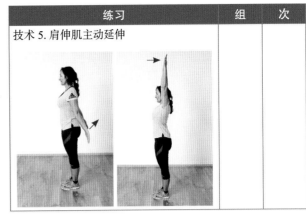		

参考文献

Abernethy, B., Hanrahan, S., Kippers, V., et al.: 2004. *The Biophysical Foundations of Human Movement*. Human Kinetics, Champaign, IL

Adson, A.W., Coffey, J.R.: 1927. 'Cervical rib. A method of anterior approach for relief of symptoms by division of the scalenus anticus.' *Ann Surg*; 85:839–857

Anekstein, Y., Blecher, R., Smorgick, Y., Mirovsky, Y., et al.: 2012. 'What is the best way to apply the Spurling test for cervical radiculopathy.' *Clin Orthop Relat Res*; 470(9): 2566–2572

Aszmann, O.C., Dellon, A.L., Birely, B.T., et al.: 1996. 'Innervation of the human shoulder joint and its implications for surgery.' *Clin Orthop Relat Res*; 330:202–207

Basmajian, J.V., De Luca, C.J.: 1979. *Muscles Alive: Their Functions Revealed by Electromyography*, 5th edn. Williams & Wilkins, Baltimore, MD, pp. 386–387

Bigliani, L.U., Levine, W.N.: 1997. 'Subacromial impingement syndrome.' *J Bone Joint Surg Am*; 79:1854–1868

Bigliani, L.U., Morrison, D.S., April, E.W.: 1986. 'The morphology of the acromion and its relationship to rotator cuff tears.' *Ortho Trans*; 10:228

Boyle, J.J.: 1999. 'Is the pain and dysfunction of shoulder impingement lesion really second rib syndrome in disguise? Two case reports.' *Man Ther*; 4(1):44–48

Bridgman, J.F.: 1972. 'Periarthritis of the shoulder and diabetes mellitus.' *Ann Rheum Dis*; 31:69

Brossmann, J., et al.: 1996. 'Shoulder impingement syndrome: influence of shoulder position on rotator cuff impingement – an anatomic study.' *Am J Roentgenol*; 167(6):1511–1515

Calliet, R.: 1991. *Shoulder Pain*, 3rd edn. F.A. Davis Company, Philadelphia

Capobianco, S., van den Dries, G.: 2009. *Power Taping*, 2nd edn. Rocktape inc., USA

Chek, P.: 2009. *An Integrated Approach to Stretching*. C.H.E.K. Institute, Vista, CA

Codman, E.A.: 1934. *The Shoulder*. Thomas Todd, Boston

Colvin, A.C., Egorova, N., Harrison, A.K., Moskowitz, A., Flatow, E.L.: 2012. 'National trends in rotator cuff repair.' *J Bone Joint Surg Am*; 94:227–233

Duplay, S.: 1906. 'De la Peri-arthrite scapulo humerale.' *Reveue Practicien de trav de Med*; 53:226

Earl, J.E.: 2005. 'Gluteus medius activity during three variations of isometric single- leg stance.' *J Sport Rehabil*; 14:1–11

Fratocchi, G., Mattia, F.D., Rossi, R., et al.: 2012. 'Influence of Kinesio Taping applied over biceps brachii on isokinetic elbow peak torque. A placebo controlled study in a population of young healthy subjects.' *J Sci Med Sport*; 16(3):245–249

Gerber, C., Krushell, R.J.: 1991. 'Isolated rupture of the tendon of the subscapularis muscle: clinical features in 16 cases.' *J Bone Joint Surg Am*; 73:389–394

Gibbons, J.: 2008. 'Preparing for glory.' *International Therapist*; 81:14–16

Gibbons, J.: 2009. 'Putting maximus back into the gluteus.' *International Therapist*; 87:32–33

Gibbons, J.: 2011. *Muscle Energy Techniques: A Practical Guide for Physical Therapists*. Lotus Publishing, Chichester, UK

Gibbons, J.: 2014. *The Vital Glutes: Connecting the Gait Cycle to Pain and Dysfunction*. Lotus Publishing/North Atlantic Books, Chichester, UK/Berkeley, CA

Gibbons, J.: 2015. *A Practical Guide to Kinesiology Taping*. Lotus Publishing/North Atlantic Books, Chichester, UK/Berkeley, CA

Gibbons, J.: 2016. *Functional Anatomy of the Pelvis and Saroiliac Joint*. Lotus Publishing/North Atlantic Books, Chichester, UK/Berkeley, CA

Gillard, J., Perez-Cousin, M., Hachulla, E., et al.: 2001. 'Diagnosing thoracic outlet syndrome: contribution of provocation tests, ultrasonography, electrophysiology, and helical computed tomography in 48 patients.' *Joint Bone Spine*; 68:416–424

Gleason, P.D., Beall, D.P., Sanders, T.G.: 2006. 'The transverse humeral ligament: a separate anatomical structure or a continuation of the osseous attachment of the rotator cuff.' *Am J Sports Med*; 34:72–77

Gonzalez-Iglesias, J., Fernandez-de-les-Penas, C., Cleland, J., et al.: 2009. 'Short term effects of cervical kinesiology taping on pain and cervical range of motion in patients with acute whiplash injury: a randomized clinical trial.' *J Orthop Sports Phys Ther*; 39(7):515–521

Goodman, C., Snyder, T.: 2007. 'Differential diagnosis for physical therapists.' Saunders Elsevier, Pennsylvania, USA

Gracovetsky, S.: 1988. *The Spinal Engine.* Springer-Verlag, New York Hammer, W.: 1991. *Functional Soft Tissue Examination and Treatment by Manual Methods.* Aspen Publishers, New York, USA

Hawkins, R.J., Kennedy, J.C.: 1980. 'Impingement syndrome in athletes.' *Am J Sports Med*; 8:151–158

Holtby, R., Razmjou, H.: 2004. 'Validity of the supraspinatus test as a single clinical test in diagnosing patients with rotator cuff pathology.' *J Orthop Sports Phys Ther*; 34(4):194–200

Hsu, Y.H., Chen, W.Y., Lin, H.C., et al.: 2009. 'The effects of taping on scapula kinematics and muscle performance in baseball players with shoulder impingement syndrome.' *J Electromyogr Kinesiol*; 19(6):1092–1099

Ide, K., Shirai, Y., Ito, H.: 1996. 'Sensory nerve supply in the human subacromial bursa.' *J Shoulder Elbow Surg*; 5:371–382

Inman, V.T., Saunders, M., Abbott, L.C.: 1944. 'Observations on the function of the shoulder joint.' *J Bone Joint Surg Am*; 26:1–30

Inman, V.T., Ralston, H.J., Todd, F.: 1981. *Human Walking.* Williams & Wilkins, Baltimore, MD

Ireland, M.L., Wilson, J.D., Ballantyne, B.T., Davis, I.M.: 2003. 'Hip strength in females with and without patellofemoral pain.' *J Orthop Sports Phys Ther*; 33:671–676

Janda, V.: 1983. 'On the concept of postural muscles and posture.' *Aust J Physiother*; 29: S83–S84

Janda, V.: 1987. 'Muscles and motor control in low back pain: assessment and management', in L.T. Twomey (ed.), *Physical Therapy of the Low Back.* Churchill Livingstone, New York, pp. 253–278

Janda, V.: 1988. 'Muscles and cervicogenic pain syndromes', in R. Grand (ed.), *Physical Therapy of the Cervical and Thoracic Spine.* Churchill Livingstone, New York, pp. 153–166

Janda, V.: 1992. 'Treatment of chronic low back pain.' *J Man Med*; 6:166–168

Janda, V.: 1993. 'Muscle strength in relation to muscle length, pain, and muscle imbalance', in *Muscle Strength*, vol. 8 of *International Perspectives in Physical Therapy*, ed. K. Harms-Ringdahl. Churchill Livingstone, Edinburgh, pp. 83–91

Janda, V.: 1996. 'Evaluation of muscular imbalance', in C. Liebenson (ed.), *Rehabilitation of the Spine: A Practitioner's Manual.* Lippincott, Williams & Wilkins, Baltimore, MD, pp. 97–112

Jobe, F.W., Moynes, D.R.: 1982. 'Delineation of diagnostic criteria and a rehabilitation program for rotator cuff injuries.' *Am J Sports Med*; 10(6):336–339

Jobe, F.W. et al.: 1983. 'An EMG analysis of the shoulder in throwing and pitching: a preliminary report.' *Am J Sports Med*; 2(1):3

Judge, A., Murphy, R.J., Maxwell, R., Arden, N.K., Carr, A.J.: 2014. 'Temporal trends and geographical variation in the use of subacromial decompression and rotator cuff repair of the shoulder in England.' *Bone Joint J*; 96-B:70–74

Karatas, N., Bicici, S., Baltaci, G., et al.: 2011. 'The effect of Kinesio Tape application on functional performance in surgeons who have musculo-skeletal pain after performing surgery.' *Turkish Neurosurgery*; 22(1):83–89

Kaya, E., Zinnuroglu, M., Tugcu, I.: 2011. 'Kinesio taping compared to physical therapy modalities for the treatment of shoulder impingement.' *Clin Rheumatol*; 30(2):201–207

Kelly, B.T., Kadrmas, W.R., Speer, K.P.: 1996. 'The manual muscle examination for rotator cuff strength. An electromyographic investigation.' *Am J Sports Med*; 24(5):581–588

Kendall, F.P., McCreary, E.K., Provance, P.G., et al.: 2010. *Muscle Testing and Function with Posture and Pain*, 5th edn. Lippincott, Williams & Wilkins, Baltimore, MD

Lee, D.G.: 2004. *The Pelvic Girdle: An Approach to the Examination and Treatment of the Lumbopelvic-Hip Region.* Churchill Livingstone, Edinburgh

Lewis, J.: 2009. Rotator cuff tendinopathy/subacromial impingement syndrome: is it time for a new method of assessment. *Br J Sports Med*; 43:259–264

Lewis, J.S., Tennent, T.D.: 2007. 'How effective are diagnostic tests for the assessment of rotator cuff disease of the shoulder?', in D. MacAuley, T.M. Best (eds), *Evidence-Based Sports Medicine*, 2nd edn. Blackwell Publishing, London

Lewis, J.S., Wright, C., Green, A.: 2005. 'Subacromial impingement syndrome: the effect of changing posture on shoulder range of movement.' *J Orthop Sports Phys Ther*; 35:72–87

Lollino, N., Brunocilla, P., Poglio, F., et al.: 2012. 'Non-orthopaedic causes of shoulder pain: what the shoulder expert must remember.' *Musculoskeletal Surg*; 96(Suppl 1):S63–S68

Ludewig, P.M., Cook, T.M.: 2002. 'Translations of the humerus in persons with shoulder impingement symptoms.' *J Orthop Sports Phys Ther*; 32(6):248–259

Malanga, G.A., Nadler, S.F.: 2006. *Musculoskeletal Physical Examination: An Evidence-Based Approach.* Mosby, Philadelphia, pp. 50–51

Martin, C.: 2002. *Functional Movement Development*, 2nd edn. W.B. Saunders, London

Naffziger, H.C., Grant, W.T.: 1938. 'Neuritis of the brachial plexus mechanical in origin. The scalene syndrome.' *Surg Gynecol Obstet*; 67:722

Neer, C.S., 2nd: 1972. 'Anterior acromioplasty for the chronic impingement syndrome in the shoulder: a preliminary report.' *J Bone Joint Surg Am*; 54(1):41–50

Neer, C.S., 2nd: 1983. Impingement lesions. *Clin Orthop Relat Res*; 173:70–77

Novak, C.B., Mackinnon, S.E.: 1996. 'Thoracic outlet syndrome.' *Occupational Disorder Management*; 27(4):747–762

O'Brien, S.J., Pagnani, M.J., Fealy, S., McGlynn, S.R., Wilson, J.B.: 1998. The active compression test: a new and effective test for diagnosing labral tears and acromioclavicular joint abnormality. *Am J Sports Med*; 26:610–613

Osar, E.: 2012. *Corrective Exercise Solutions to Common Hip and Shoulder Dysfunction.* Lotus Publishing, Chichester, UK

Ozaki, J., Fujimoto, S., Nakagawa, Y., Masuhara, K., Tamai, S.: 1988. 'Tears of the rotator cuff of the shoulder associated with pathological changes in the acromion. A study in cadavera.' *J Bone Joint Surg Am*; 70:1224–1230

Page, P., Frank, C.C., Lardner, R.: 2010. *Assessment and Treatment of Muscle Imbalance: The Janda Approach.* Human Kinetics, Champaign, IL

Paine, R., Voight, M.L.: 2013. 'The role of the scapula.' *Int J Sports Phys Ther*; 8:617–629

Perry, J.: 1988. 'Biomechanics of the shoulder', in C.R. Rowe (ed.), *The Shoulder*. Churchill Livingstone, New York, pp. 17–33

Plewa, M.C., Delinger, M.: 1998. 'The false positive rate of thoracic outlet syndrome shoulder maneuvers in healthy individuals.' *Acad Emerg Med*; 5:337–342

Rezzouk, J., Uzel, M., Lavignolle, B., Midy, D., Durandeau, A.: 2004. 'Does the motor branch of the long head of the triceps brachii arise from the radial nerve?' *Surg Radiol Anat*; 26(6):459–461

Richardson, C., Jull, G., Hodges, P., Hides, J.: 1999. *Therapeutic Exercise for Spinal Segmental Stabilization in Low Back Pain: Scientific Basis and Clinical Approach.* Churchill Livingstone, Edinburgh

Richardson, C.A., Snijders, C.J., Hides, J.A., et al.: 2002. 'The relationship between the transversely oriented abdominal muscles, sacroiliac joint mechanics and low back pain.' *Spine*; 27(4):399–405

Rob, C.G., Standeven, A.: 1958. 'Arterial occlusion complicating thoracic outlet compression syndrome.' *Br Med J*; 2:709–712

Roos, D.: 1996. 'Historical perspectives and anatomic considerations. Thoracic outlet syndrome.' *Semin Thorac Cardiovasc Surg*; 8(2):183–189

Rundquist, P., Anderson, D.D., Guanche, C.A., et al.: 2003. 'Shoulder kinematics in subjects with frozen shoulder.' *Arch Phys Med Rehabil*; 84:1473–1479

Sherrington, C.S.: 1907. 'On reciprocal innervation of antagonistic muscles.' *Proc R Soc Lond [Biol]*; 79B: 337

Siff, M.: 2003. *Supertraining.* 5th edn. Supertraining Institute, p. 244

Spurling, R.S., Scoville, W.B.: 1944. 'Lateral rupture of the cervical intervertebral discs: a common cause of shoulder and arm pain.' *Surg Gynecol Obstet*; 78:350–358

Thelen, M.D., Dauber, J.A., Stoneman, P.D.: 2008. 'The clinical efficacy of kinesio tape for shoulder pain: a randomized, double-blinded, clinical trial.' *J Orthop Sports Phys Ther*; 38(7):389–395

Thomas, C.L.: 1997. *Taber's Cyclopaedic Medical Dictionary*, 18th edn. F.A. Davis, Philadelphia, USA

Umphred, D.A., Byl, N., Lazaro, R.T., Roller, M.: 2001. 'Interventions for neurological disabilities', in D.A. Umphred (ed.), *Neurological Rehabilitation*, 4th edn. Mosby, St Louis, MO, pp. 56–134

Vanti, C., Natalini, L., Romeo, A., Tosarelli, D., Pillastrini, P.: 2007. 'Conservative treatment of thoracic outlet syndrome: a review of the literature.' *Eura Medicophys*; 43:55–70

Vleeming, A., Stoeckart, R.: 2007. 'The role of the pelvic girdle in coupling the spine and the legs: a clinical-anatomical perspective on pelvic stability', in Vleeming et al., *Movement, Stability and Lumbopelvic Pain: Integration of Research and Therapy*, Churchill Livingstone, Edinburgh, pp. 113–137

Vleeming, A., Stoeckart, R., Snijders, D.J.: 1989a. 'The sacrotuberous ligament: a conceptual approach to its dynamic role in stabilizing the sacroiliac joint.' *Clin Biomech*; 4, 200–203

Vleeming, A., Van Wingerden, J.P., Snijders, C.J., et al.: 1989b. 'Load application to the sacrotuberous ligament: Influences on sacroiliac joint mechanics.' *Clin Biomech*; 4, 204–209

Vleeming, A., Stoeckart, R., Volkers, A.C.W., et al.: 1990a. 'Relation between form and function in the sacroiliac joint. Part 1: Clinical anatomical aspects.' *Spine*; 15(2):130–132

Vleeming, A., Volkers, A.C.W., Snijders, C.J., Stoeckart, R.: 1990b. 'Relation between form and function in the sacroiliac joint. Part 2: Biomechanical aspects.' *Spine*; 15(2):133–136

Vleeming, A., Snijders, C.J., Stoeckart, R., et al.: 1995. 'A new light on low back pain.' *Proceedings of the Second Interdisciplinary World Congress on Low Back Pain, San Diego, CA*

Vleeming, A., Mooney, V., Dorman, T., et al. (eds): 1997. *Movement, Stability and Lower Back Pain: The Essential Role of the Pelvis.* Churchill Livingstone, Edinburgh, pp. 425–431

Vleeming, A., Mooney, V., Stoeckart, R. (eds): 2007. *Movement, Stability and Lumbopelvic Pain: Integration of Research and Therapy.* Churchill Livingstone, Edinburgh

Willard, F.H., Vleeming, A., Schuenke, M.D., et al.: 2012. 'The thoracolumbar fascia: anatomy, function and clinical considerations.' *J Anat*; 221(6):507–536

Yasojima, T., Kizuka, T., Noguchi, H., Shiraki, H., Mukai, N., Miyanaga, Y.: 2008. 'Differences in EMG activity in scapular plane abduction under variable arm positions and loading conditions.' *Med Sci Sports Exerc*; 40(4):716–721

索 引